一起读《内经》（三）

主　编　孙　洁

副主编　李秋芬　应敏丽

编　委（以姓氏笔画为序）

王茹一　李东旭　杨德威

岑秉融　俞海跃　徐裕坤

龚瑜轩

全国百佳图书出版单位

中国中医药出版社

·北　京·

图书在版编目（CIP）数据

一起读《内经》. 三 / 孙洁主编 . —北京：中国中医药
出版社，2021.11
ISBN 978 – 7 – 5132 – 7020 – 5

Ⅰ . ①一⋯　　Ⅱ . ①孙⋯　　Ⅲ . ①《内经》—研究
Ⅳ . ① R221

中国版本图书馆 CIP 数据核字（2021）第 109369 号

中国中医药出版社出版

北京经济技术开发区科创十三街 31 号院二区 8 号楼
邮政编码　100176
传真　010-64405721
河北品睿印刷有限公司印刷
各地新华书店经销

开本 880×1230　1/32　印张 10.5　字数 244 千字
2021 年 11 月第 1 版　2021 年 11 月第 1 次印刷
书号　ISBN 978 – 7 – 5132 – 7020 – 5

定价　49.00 元
网址　www.cptcm.com

服 务 热 线　010-64405510
购 书 热 线　010-89535836
维 权 打 假　010-64405753

微信服务号　zgzyycbs
微商城网址　https://kdt.im/LIdUGr
官 方 微 博　http://e.weibo.com/cptcm
天猫旗舰店网址　https://zgzyycbs.tmall.com

如有印装质量问题请与本社出版部联系（010-64405510）
版权专有　侵权必究

周　序

　　《黄帝内经》（简称《内经》）是中医学理论体系的渊薮，是一部综合论述中医理论的经典著作，全面总结了秦汉以前的医学成就，奠定了中医学的发展基础，系中医四大经典之首。它的著成标志着中国医学达到了由经验医学上升为理论医学的新阶段；它以生命为中心，从宏观角度论述了天、地、人之间的相互联系，讨论和分析了医学科学最基本的命题——生命规律，并创建了相应的理论体系，确立了防治疾病的原则；它不仅是一部经典的中医名著，更是一部博大精深的文化巨著，包含了哲学、天文、历法、地理、农业、生物、物候、气象、兵法、心理等多个学科的丰富知识，是一部围绕生命问题而展开的百科全书。

　　《内经》在中医学界具有崇高的地位，后世有成就的医家无不尊此书为瑰宝，奉之为"医家之宗"。但是，《内经》文词古奥，旨意深邃，故唐代王冰谓"其文简，其意博，其理奥，其趣深"，给中医初学者带来诸多不便，甚至成为初学者的拦路虎。爱徒孙洁副教授有感于此，潜心研习《内经》，感悟颇多，在繁忙的临床诊疗工作之余，组织了《内经》读书会活动，引领医院内有志一同的中医规培学员和研究生一起学习《内经》。学习交流的音频则被学员自发整理，而形成《一起读〈内经〉》一书。综览该书样稿，着实爱不释卷。是书言简意赅，要而不繁，深入浅出，通俗易懂，既为初习《内经》者之入门阶梯，又乃刚入医门者之临证参考。中医爱好者若能获此一书，专心学习，致力实践，定将步入提高中医理论水平、启发临床思路的通衢大道。

因此，乐为之序。

周安方

2021 年 7 月 26 日于武汉

王　序

　　随着中医药事业的发展，其在防病治病中的独特优势和作用越来越得到显示。中医药事业要快速高质量发展，培养人才是关键，将"读经典、跟名师、重临床"作为培养中医人才的重要途径，已成为人们的共识。其中，学习经典，居其首位。但是如《内经》《伤寒论》《金匮要略》《神农本草经》等经典著作大多成书于汉末以前，文辞古奥，初学者往往望而生畏。尤其是作为中医学理论渊源的《内经》，多论理法，而鲜论方药。很多青年中医虽然有心学习，却往往粗读数页，便觉枯燥，感觉难以用于临床而弃之，殊为可惜。

　　孙洁副教授是我工作室的主要成员之一。他性好岐黄，耽于典籍，在诊务之余，最喜抄、读《灵》《素》。在跟随我临诊期间，切磋交流，常以《内》《难》立论，辨析各种临床问题，显示出他扎实的经典理论功底。他勤奋好学、思维敏捷，给我留下深刻的印象。尤为可贵者的是，他热心传承，还带领青年中医师们共同进行了"经典温课"，一起学《内经》、用《内经》，坚持不懈，时达三年之久。他发布在微信公众号上的讲稿，我十分关注，时有读之，不乏颇有新见者。近闻他预备将讲稿整理付梓，心甚慰之。

书稿既成，揽卷读之，则较当初之讲稿，又多了一分严谨。更重要的是，该书从临床实践为切入点，用通俗的语言，较为系统地讲解了《内经》重点条文，既有理论探讨，更重视临床应用，可作为经典指导临床，培育中医思维方式的蓝本，很适合于注重学习《内经》的临床中医人员。

作为一位名临诊多年的中医，我很愿意将这本书推荐给各位初上临床的青年中医后继人才，故而乐为之序。

王坤根

2021 年 8 月 30 日于杭州

前　言

　　读书的时候，听李今庸老先生讲，当年还是青年教师的他，和湖北中医学院（现湖北中医药大学）最早几届的学生一起在夏日的傍晚讨论《内经》，当真是心向往之。

　　那时的我，年轻气盛，总觉如果不能深研《内经》，就不必开口言医。后来才知道，《内经》之博大精深，略通已不易，遑论深研。于我本人而言，虽然从本科到博士，《内经》选读这门课反反复复地上了三次，却实在谈不上有深入的研读；反倒是真正走上临床岗位后，才渐渐地有了一些体悟。于是，也会在有意无意之间，运用《内经》的思想去解决一些临床问题。但是在研读《内经》的时候，总还是有一种浮于表面、难以深入的感觉。即使是耳熟能详的条文，也仅仅停留在对文字的熟悉，仿佛条文是条文、临床是临床，不能将二者连贯起来。

　　对于这种困境，我一直没有找到很好的解决方法。

　　在 2015 年的一次晨间查房提问中，我发现新来的规培学员竟然不知道"诊法常以平旦"这样最经典的《内经》原文，并且再一次从他们的口中得知很多学校的一些专业已经不再开设《内经》相关课程了。于是，怀着试试看的心理，我集结了一批有兴趣的中医规培学员和研究生，开始了我们的《内经》读书会。

虽然最开始只是以老师的身份，带领他们重新学习《内经》，但是在这个过程中，我却惊喜地发现这种读书会的形式正是将条文与临床打通的良法。既然于人于己都有益，这个完全自发的活动也就一直坚持了下来。而每次交流的音频，也逐渐有学员自发或有组织地整理了出来——时间既久，竟然渐成规模。虽然这些文字终究还是浅陋，但对于初学《内经》者来说，却胜在平实而易懂。相信也有很多和我们一样的朋友，或者没能系统学习《内经》，欲入门径却望而生畏的；或者是虽然反复研读，却始终难解真意的；或者是面对各家注言解说，莫衷一是，不知所从者。因此，我们反复讨论，决定把这本记载了我们所惑、所思、所悟、所得的读书交流"笔记"结集出版。

希望本书的出版，对那些和我们一样喜欢《内经》的青年中医师和学生，甚至中医爱好者有所裨益，激发出读者对于条文更深的理解和更新的思路。

这是一件有趣、有意义的事情。

如果这本书确实让您对《内经》有新的理解，或者是产生了一些有意思的想法，可以通过我的公众号"从头学中医"随时和我联系。

让我们一起成长！

孙 洁

2021 年 4 月

编写说明

　　本书选取《黄帝内经素问》(简称《素问》)和《灵枢经》中重点条文，分为三册。第一册包括人与天地、阴阳、五行、脏腑、精气神等内容；第二册重点阐释病因病机；第三册包括病证、诊治、治法、养生等内容。

　　本书旨在帮助初学者理解《内经》重点条文的文意，结合临床应用，开阔思路。本书所做校勘解释，凡未特殊说明者，皆遵照湖北中医药大学李今庸先生主编的《新编黄帝内经纲目》。李老精于小学、校勘，其书中对原文的校释皆有详细说明，于我们这样一本书来说，相信是足够用了。

　　书中对历代注家的引用，均在文中直接给予说明，而不是按大多数学术著作那样以注释的形式出现，这样也许更显得亲切，更方便阅读。

孙　洁

2021 年 4 月

目　录

第十四讲　诊　法

一、望诊

（一）颜面五官望诊

帝曰：愿闻五官。岐伯曰：鼻者，肺之官也；目者，肝之官也；口唇者，脾之官也；舌者，心之官也；耳者，肾之官也。

黄帝曰：以官何候？岐伯曰：以候五脏。故肺病者，喘息鼻胀；肝病者，眦青；脾病者，唇黄；心病者，舌卷短，颧赤；肾病者，颧与颜黑。

黄帝曰：五脉安出，五色安见，其常色殆者如何？岐伯曰：五官不辨，阙庭不张，小其明堂，蕃蔽不见，又埤其墙，墙下无基，垂角去外。如是者，虽平常殆，况加疾哉。

黄帝曰：五色之见于明堂，以观五脏之气，左右高下，各有形乎？岐伯曰：腑脏之在中也，各以次舍，左右上下，各如其度也。（《灵枢·五阅五使》）

这段文字有两个地方需要校正一下。"肺病者，喘息鼻胀"的这个"胀"字，要改作"张"。"鼻张"就是鼻孔张大，鼻翼扇动的意思。第二个地方是"舌卷短"的这个"短"字，可以根据《针灸甲乙经》删掉。

望诊是四诊之首，《难经》有"望而知之谓之神"的说法。初学诊法的人，往往首重问诊，因为问诊最直接和明确，病人有何症状，一问可知，一清二楚。至于望诊，可能顶多就是看看舌象。问诊加上半个望诊，就是很多初学中医者的主要诊法。

但是医生做久了，自然就会越来越重视望诊，尤其是望面色，观神气。有经验的医师，往往只是抬眼看了一下病人，就已经获取了很多信息。所以古人讲望神，常有"有神无神，只在一眼之间"的说法。

对于望五官、颜面而言，我们今天要学习的这段经文是基础之基础。主要的学习障碍并不在于对文义的理解，而是在一头一尾。一头，是说这段原文有一些字的字义，我们不熟悉，甚至有几个字还不认识，所以初读的时候，往往望而生畏，就不太想认真读它，只想跳过去完事，反正考试也不太考这部分。一尾是说，文义搞清楚以后，能用于临床还需要一段时间的磨炼。等到纯熟之后，自然就可以得心应手了。

1. 望五官

前两个自然段的文字比较简单，没有什么生僻字，我们就把重点放在文义理解上。首先是确定了五官与五脏的关系，即"鼻者，肺之官也；目者，肝之官也；口唇者，脾之官也；舌者，心之官也；耳者，肾之官也"。确定这种关系的依据主要是经脉的循行路线和五脏气化的特点。比如心脉布于舌，所以心开窍于舌。又如，肺主气，通于天气；而鼻通天气，所以肺开窍于鼻。

确立了这种对应关系以后，就可以据此诊病，也就是候五脏之气。不用担心五脏以外的疾病没法儿用这个方法。要知道《内经》的人体观是以五脏为核心的，无论是哪个部位的病，或者是什么性质的病，最后都一定能落实到五脏上，那么也就可能在五官上有所反映，而被医师观察到，成为重要的四诊资料。按这个理论，如果鼻子有异常，就要考虑是肺有病变；舌头有异常，就要考虑是心的病变，依此类推。

第二自然段的意义在于，它分别列举了五官典型的异常表现，使学习者可以按图索骥，举一反三。

"喘息鼻张"是指呼吸气急，鼻翼扇动。出现这些症状，往往提示肺有疾病。《灵枢·本神》说"肺气虚则鼻塞不利，少气；实则喘喝，胸盈仰息"，与这里的"喘息鼻张"是非常类似的。临床所见也是这样。比如肺热壅盛的患者，不但会鼻孔张大，而且鼻翼还会不停扇动，热盛的时候，甚至还扇得比较急。我们非常熟悉的麻杏石甘汤证，往往就有这个表现。至于一些较轻症状，比如肺气不利而见鼻塞，风寒袭肺而见鼻流清涕，更是大家经常可以看到的肺病引起的鼻部症状。

"肝病者，眦青。"肝属木，木色为青。肝开窍于目，所以"肝病者，眦青"。这个"眦"并没有特指是内眦还是外眦，所以都可以。

"脾病者，唇黄。"脾属土，开窍于口，其华在唇四白。土色黄，所以脾病则唇黄。这个唇黄，当然不是指嘴唇的颜色变黄。嘴唇的颜色一般是淡红的，顶多是不那么红，淡一些，甚至呈淡青、青紫色，但不会是黄色。这个黄，是黄在唇周四白，就是嘴唇周围的这个位置。

"心病者，舌卷，颧赤。"心属火，开窍于舌，火色为赤。颧为面上大骨，肾主骨，与心有水火相济的关系，所以心病则舌卷而颧赤。颧属肾之分部，颧赤是心火反侮肾水的表现。舌卷，是舌体挛缩而卷的一种表现，但没有达到舌头短缩而不能伸的程度，不过严重者仍可影响到说话，如《素问·脉要精微论》说："心脉搏坚而长，当病舌卷不能言。"

"肾病者，颧与颜黑。"这个"颜"要解释一下。"颜"这个部位是特指前额而言，此处是人体最高处之一，在上属阳。肾病则色黑，肾邪上干清阳，所以阳部见黑，表现为"颜黑"。"颧"本来就属肾，肾病则自然会颧色黑。这就是"肾病者，颧与颜黑"的缘故。临床所见，肾阳虚，尤其是阳虚水泛、水气内停的病人，往往在前额部可以看到成片的淡黑乃至黑色的色素沉着，可以视为这句经文的佐证。

前面这两段主要是讲五官与五脏的关系。五脏开窍于五官，因此通过五官的症状来推断五脏气血阴阳的变化是中医辨证的常用方法。这两段经文中略微特殊一点的地方主要有两个：

一个是心病可以出现颧赤，反映了心火反侮肾水的病机。其实据此我们也可以推及其他四脏，比如肝病可以出现鼻青，脾病可以出现目黄等等。验之于临床，也是可用的。

第二个是肾病表现为"颧与颜黑"，却没有说耳的变化。颧与颜是肾在面部的分部，所以肾病可以通过这两个地方反映出来，这一点前面已经说过了。这里要强调的是，虽然这两段经文没有说肾病时两耳有何变化，但是在《内经》其他地方还是有所论述的。比如《灵枢·本脏》就有"高耳者，肾高；耳后陷者，肾下。耳坚者，肾坚；耳薄不坚者，肾脆。耳好，前居牙车者，肾端正；耳偏高者，肾偏倾也"的论述。

临床上观耳以辨肾中精气阴阳，也是很常用的方法。比如耳轮肉厚而润，则肾气充盛；耳轮枯薄，则多为肾气不足；耳轮焦黑，则多见肾精亏虚；耳轮萎缩，则为肾气竭绝。所以林之翰在《四诊抉微》中说"察耳之好恶，知肾之强弱。肾为人之根本，肾绝者，未有不死者也。故耳轮红润者生，或黄、或白、或黑、或青而枯者死。薄而白，薄而黑或焦如炭色者，此为肾败，肾败者必死也"，确实是经验之谈。

我初上临床时，觉得看耳朵，实在看不出什么玄机，什么厚薄枯肥，有点儿分不太清。但时间久了，就发现观察两耳的状态，确实对推断肾中精气状态有很大的帮助。当然，因为胆经绕耳而行，所以望耳还可以诊肝胆之疾。

2. 望颜面

第三、四自然段主要是讲了面色望诊及其基本的面部分部原则。这两段有几个字不太常见，要解释一下。"又埤其墙"，"埤"音 pí，即"卑"，是低下的意思。还有几个字比如阙、庭、蕃、蔽等，虽然比较常见，但在这里的意思却和我们熟知的不太一样。

"五官不辨"，有的注家比如马莳，认为就是五官无法明辨的意思。这种理解和下文的"阙庭不张，小其明堂，蕃蔽不见，又埤其墙"比较合拍，是比较合乎原文的解释的。也有解释为五官的外形不端正，色泽欠鲜明。这个也是符合中医诊法原则的。我们在临床上时不时就可以看到五官外形不端正、不对称的病人，至于色泽不鲜明的就更多了。这些可能都是疾病的外在表现。

我印象比较深刻的一个病人，他的鼻梁就是歪的，使得整张脸看上去很不对称。鼻柱属肝，所以诊断这个人可能有肝病。四诊之后，确实是肝郁血瘀证。治疗一段时间以后，肝郁血瘀的表现是好得多了，但鼻柱始终还是不正。后来，可能是症状都好起来的缘故，他也就没来复诊。我就一直想，这个鼻柱还能不能再正过来呢？这也是有可能的。因为病人自己并不知道这个情况，歪得也不明显，说明以前很可能是正的，在得病以后，才渐渐歪过去的。

"阙庭不张，小其明堂。"这个可以"以经解经"，《灵枢·五色》说："明堂者，鼻也；阙者，眉间也；庭者，颜也。""阙"指两眉之间。"庭"指前额，也就是我们前面所说的"颜"。"明堂"则是指鼻子。这句话的意思是前额、眉间狭小而不宽广，鼻子也小。

"蕃蔽不见，又埤其墙。"还是可以参考《灵枢·五色》，它说："蕃者，颊侧也；蔽者，耳门也，其间欲方大。""蕃"就是指两侧面颊。"蔽"是指耳门。"墙"在这里是指面颊的肌肉。这句话是说面颊和耳门这里的空间很小，小到都快看不见了，而两颊的肌肉也薄而不丰满。

"墙下无基，垂角去外。""基"是指地基，这里就是指下颌骨了。"垂"是耳垂，"垂角"就是耳朵上的角，那只能是上角了。现在有些国外的魔幻剧里有尖耳朵的精灵，可以参照一下那个形象。其实有的正常人也可以看到耳轮的上缘有点像尖角的样子。"去外"就是离"外"有点距离，不够外，所以是向内紧缩而不张开的意思。这句话就是说，下颌骨既窄又小，耳朵向内紧贴。

从"五官不辨"一直到"垂角去外"，这段经文描述了一个典型面相：脸不大，小小的，五官都挤在一起，不舒展。两颊无肉，下颌骨小，耳朵也没有张开。像这种面相的人，五脏气血都有不足，所以说"虽平常殆"。这样的人即使面部没有病色，也往往是身体不太好，有点儿疾病的。如果有病色，那就说明病情更加严重了。

在现实生活中，真的长成这个模样的人当然是少的，但这个典型面相给了我们一个标准，那就是头面五官要清晰、舒展，各居其位，以"从容不迫"为佳。如果哪个位置不符合这个标准，就说明相应的脏腑可能有异常。

这段经文的最后一句话，讲了面部分部的基本原则："脏腑之在中也，各以次舍，左右上下，各如其度也。"什么意思？《灵枢·五色》解释得最清楚："五脏次于中央，六腑挟其两侧，首面上于阙庭，王宫在于下极。"就是说，脏腑居于体腔内，按其所在位置而在面部相应地各有分部。分部，可以简单地理解为脏腑在面部或者其他体表部位的分管区域。分部的基本原则就是"左右上下，各如其度"，左侧脏腑在面部左边，右侧脏腑在面部右边,上焦的脏腑在面部的上面,下焦的脏腑在面部的下面。在这个大规律之下,五脏居于面部中央,六腑则夹其两侧而分布。至于具体的面部分部,在《灵枢·五色》中有更详细的论述,大家可以对照一下,看看是不是符合这个基本原则。

(二)面部分部望诊

雷公再拜曰:善哉!其死有期乎?黄帝曰:察色以言其时。雷公曰:善乎!愿卒闻之。黄帝曰:庭者,首面也;阙上者,咽喉也;阙中者,肺也;下极者,心也;直下者,肝也;肝左者,胆也;下者,脾也;方上者,胃也;中央者,大肠也;挟大肠者,肾也;当肾者,脐也;面王以上者,小肠也;面王以下者,膀胱、子处也;颧者,肩也;颧后者,臂也;臂下者,手也;目内眦上者,膺乳也;挟绳而上者,背也;循牙车以下者,股也;中央者,膝也;膝以下者,胫也;当胫以下者,足也;巨分者,股里也;巨屈者,膝膑也。此五脏六腑肢节之部也。(《灵枢·五色》)

前面讲了面部望诊分部的基本原则,这段经文就具体说明了面部望诊的分部规律。基本上还是按照"五脏次于中央,六腑挟其两侧"来分部的。我们先解读一下原文的文义。

"庭",就是前额,位置最高,所以与身体上部的头面(首面)相应。

"阙上"者,"阙"为眉间,那么"阙上"就是眉间之上,这里与头面之下的咽喉相应。

"阙中"就是两眉之间，与咽喉之下的肺相应。从这里开始，按位置高低，从上到下，依次排列五脏之分部。

"下极"是指两目之间的这个位置，也叫山根。"下极"是说这里的位置凹陷而显得最低；"山根"是以鼻为山，那么这儿就是山脚下的位置。"下极"比之"阙中"又要低一些，所以主心。如上所说，"阙中"对应于肺，肺为五脏之华盖，位置最高，肺再往下，不就是心了吗？面诊的分部与五脏的位置相对应，心肺如此，其余三脏也是遵循这个规律。

鼻根再往下是鼻梁，《内经》称之为"直下"，古人又称鼻柱、年寿，都是指同一个位置。"直下"为肝之分部。

鼻梁再往下就是鼻尖了。鼻尖是脸上最高的地方，所以又称为"面王""准头""明堂"。"面王"，即面上之王，当然是在最高的地方。因为位置最高，所以面诊分部以之为准，故称"准头"。如果把整个面部看成是一个四合院，鼻尖的位置正好是大厅，过去称为"明堂"的那个地方，所以又称其为"明堂"。这个词我们应该很熟悉的。小时候学《木兰辞》，里面有一句"归来见天子，天子坐明堂"，这个"明堂"就是类似的意思。面王在鼻柱之下，脾在肝之下，所以面王是脾的分部。

五脏之中，已经有四脏是顺中央而下这么排列了。按照这个规律，再往下应该是肾的分部。但是到了鼻尖，再往下就是人中和口唇了。那么是人中或口唇为肾的分部吗？并不是。原文说："挟大肠者，肾也。"这是在哪个位置呢？在颧骨的外下方，颊的内侧。《类经》注曰："四脏皆一，惟肾有两；四脏居腹，惟肾附脊。故四脏次于中央，而肾独应于两颊。"这是从肾的位置和生理特点，对这个例外的分部做了解释。对我们临床应用来说，最重要的是记住这个特例。至于例外的原因，则可能有很多解释。张介宾的这个解释，相对来说是比较合理的。

以上是五脏的分部规律，再来看其他部位。我们就不再按脏腑的顺序来讲，而是按原文顺序来解释一下。

"肝左者，胆也。"胆附于肝之小叶间，所以在肝之分部的两侧，即是胆的分部。因为肝左应胆，所以说"肝左者，胆也。"但实际上讲分部，却是鼻柱之两侧的位置为胆所主。

"方上者，胃也。""方"，就是鼻孔。马莳注："方者，鼻隧也。"鼻孔上面，那就是两个鼻翼，所以说鼻翼为胃之分部。

"中央者，大肠也。"这个"中央"不是指整个面部的中央，而是指一侧面部的中央，大约就是鼻翼外侧，颧骨下方，下颌角前方这个位置。此处为大肠的分部。

"当肾者，脐也。""当"在这里是"对应"的意思，就是指位置前后相对。肾与脐相对，肾附于脊在后，而脐位于腹在前。所以肾之分部下方，就是脐的分部。

"面王以上者，小肠也。"在鼻尖上方，鼻柱和两颧之间这个位置，是小肠的分部。这个位置实际上正好是在大肠的内上方，和小肠与大肠的相对位置是一致的。

"面王以下者，膀胱、子处也。"面王以下，就是人中了，这里是膀胱和胞宫的分部。"子处"就是胞宫，对男性来说就是精室了。后世医家还有人再细分：人中的上半部分为膀胱所主，下半部分为胞宫所主。这还是基于"上者在上，下者在下"的基本原则来的。

　　说完脏腑，再看四肢（肢节）。肢节在面部的分部规律是："颧者，肩也；颧后者，臂也；臂下者，手也；目内眦上者，膺乳也；挟绳而上者，背也；循牙车以下者，股也；中央者，膝也；膝以下者，胫也；当胫以下者，足也；巨分者，股里也；巨屈者，膝膑也。"这段文字多数地方都比较好懂，我们就挑几个有难度的讲一下。

　　"膺"就是胸部，"膺乳"可以泛指前胸。前胸之分部在两目内眦的上方。

　　"挟绳而上者，背也。""绳"是指耳屏前面这个位置。"挟绳而上"就是大约在两侧耳前，上关穴直上的部位。这是背的分部。我们在心里想象一下这张脸，就可以知道，"挟绳而上"这个位置正好是在肾之分部的外侧。所以《类经》注曰："颊之外曰绳，身之后曰背，故背应于挟绳之上。"这个对应位置是不是还是根据"上者在上，外者在外"来的？只是它把立体的人体摊开成为平面的了，于是在后面的背，就变成在面部两侧的"挟绳而上"了。

　　"循牙车以下者，股也。""牙车"，相当于颊车穴所在的部位。颊车穴下方，是大腿的分部。

　　"中央者，膝也。"这个"中央"是指上下牙床之间，相当于颊车穴的位置。在前文中，还有一个"中央者，大肠也"，所指位置并不相同，要注意区别一下。

　　"巨分者，股里也。""巨分"，就是口角旁边的大纹，现在所谓的法令纹的位置，相当于地仓穴那个地方。

　　"巨屈者，膝膑也。""巨屈"是指下颌角的部位。《类经》

注："巨屈，颊下曲骨也。"下颌角是膝关节的分部。

整个这段经文就是一系列知识点的集合，最后形成一张脏腑肢节在面部的分部图形。我们只要把这张图印在头脑里，就算是成功了。当然，这个记忆过程也是有规律可循的：第一原则是面部分部与脏腑肢节真实的位置相对应，上者在上，下者在下，内者在内，外者在外。第二原则是五脏居于中央，由眉间至鼻尖这个位置，六腑分居两侧，肢节就更靠外一些。

记住了这个面部的分部规律，临床上可以直接拿来用。比如鼻尖为脾之分部，那么观察到鼻尖有改变，就可以推测可能脾有问题。具体有什么问题呢？还是要本着五色诊法的基本规律来分析。这个规律，当然首先是五色与五行相应，从而也与五脏建立对应关系。比如鼻尖色黑，可能就是水气犯脾土。其次是五色诊法自身的规律，也就是我们接下来要学习的这段经文。

（三）五色诊法

沉浊为内，浮泽为外。黄赤为风，青黑为痛，白为寒，黄而膏润为脓，赤甚者为血，痛甚为挛，寒甚为皮不仁。

五色各见其部，察其浮沉，以知浅深；察其泽夭，以观成败；察其散抟，以知远近；视色上下，以知病处；积神于心，以知往今。故相气不微，不知是非，属意勿去，乃知新故。（《灵枢·五色》）

这段经文虽字数不多，但内容不少。主要包括三个方面的内容：五色诊法、望色十法、望诊必须集中精神。我们分别来看。

1. 五色诊法

五色诊法的内容，主要是"黄赤为风，青黑为痛，白为寒，黄而膏润为脓，赤甚者为血，痛甚为挛，寒甚为皮不仁"这段。字面意思比较好懂。比如"黄赤为风"，就是说病色为黄或红的时候，主人体有风证。可是道理何在呢？这个才是我们学习这段经文真正要关心的问题。道理清楚了，临床上再看到这个黄、赤之色，自然就会想到其当主何病。否则即使经文背熟了，看到黄、赤之色，最多也只是想到这句经文，未必会把经文与具体的辨证联系起来。

"黄赤为风。"《黄帝内经素问集注》曰："风乃天之阳邪，故色见黄赤。"黄、赤为阳色，风为阳邪，同气相求，所以黄、赤主风。但是热也是阳邪，黄、赤可不可以主热证呢？也可以的。同样在《灵枢·五色》中，还有"黄赤为热"的说法。《灵枢·五音五味》说："视其颜色，黄赤者多热气。"可见黄、赤既能主风证，也主热证，其依据是同气相求。这个论断是与临床所见相符的。大凡分泌物、排泄物色黄，多为热证。比如小便黄赤，主有里热；大便"出黄如糜"，主小肠热；汗出黄染，主内有湿热；咳痰色黄，那是痰热。也可以主风证，例如脾风病，"肝传之脾，病名曰脾风，发瘅，腹中热，烦心出黄。"（《素问·玉机真脏论》）

身体部位的黄、赤，既可主热（如面赤主热，颧红为肾经虚热，耳红为胆热，唇红为心脾热盛等），也可主风（如"脾风之状……诊在鼻上，其色黄。"见于《素问·风论》）后面这段经文在临床上用得比较多。如果病人鼻尖色明黄发亮的，往往就是这种脾风病。如果医生再追问，病人就会说，平时往往大便不太好，经常不成形；四肢也容易倦怠，不大乐意动。这时候，在健脾基础上，适当加用一些风药，既能助脾升清，又可以祛风，效果会比较好。

黄、赤主病之甚者，就表现为"黄而膏润为脓，赤甚为血"，反映病情还在进展。黄而润泽，是欲成脓之象。赤甚则说明血热盛极，血得热则行，脉流薄急，就会发生各种出血的症状。

"青黑为痛。"这是最好理解的。因为我们都有生活经验，不小心碰伤了，皮下就会有瘀青，还会痛。但是从中医理论来看，"青黑主痛"的主要原理还是同气相求。《黄帝内经素问集注》说："青黑乃阻塞凝滞之色，故为痛。"青黑为阴色，阴盛而气血凝滞不行，不通则痛，所以《类经》的注就把"青黑主痛"解释成了"血凝气滞"。它是这么说的："青黑色者，血凝气滞，故为痛。"在临床上，大凡看到青黑之色，多半责于寒、瘀二端。寒甚则经络收引，而为痉挛之症，所以后文又说"痛甚则挛"。如果寒证进一步加重，还会出现皮肤麻木、丧失感觉（不仁）的表现。

"白为寒。"《类经》说："白色者，阳气衰微，血不上荣，故为寒。"这个用来解释面色白、唇色白是十分合理的。《灵枢·五色》这段经文本来就是针对望面色的，所以张介宾的注是比较符合经文原义的。但是临床应用上还可以再拓展。除了面色以外，身体其他部位出现异常的白色，或者分泌物、排泄物出现白色，往往也主寒证。尤其是分泌物的白色，有的时候，要注意与"清"相鉴别。比如痰白为寒，但是尿色白就未必。要搞清楚这个尿色白，是白如米浆，还是清白如水。白如米浆往往是热，清白如水，那多半是寒。

2. 望色十法

望色十法是由《望诊遵经》首先提出来的，但其理论渊源正是这段经文。《望诊遵经》的"相气十法"说："欲识五色之精微，当知十法之纲领。十法者，浮沉、清浊、微甚、散抟、泽夭是也。"具体来说，就是浮沉分表里，清浊分阴阳，微甚分虚实，散抟分久近，泽夭分成败。

"五色各见其部"是望色的大前提。面上有分部，这个我们在前段经文已经详细介绍过了。那么生病之时，病位相对应的分部就会出现异常的五色变化。观察这些五色变化，就可以了解病位、病性、病势等相关信息。原文一共列举了四对关系。分别是浮沉、泽夭、散抟和上下。

"察其浮沉，以知浅深。"色浮于外者，病位浅；色沉于内者，病位深。病色发生浮沉之间的转变，则反映出病位浅深的变化。

"察其泽夭，以观成败。"所谓泽夭，是指病色之光泽神采而言。泽是面色明润光泽，说明气血尚充，预后就比较好。夭是面色晦暗枯槁，没有光泽，说明气血衰败，预后较为险恶。病色泽夭发生变化，就反映病者正气的强弱发生变化，预后有所不同。

"察其散抟，以知远近。"其色散漫的，病起于近；其色聚结不散的，病起于远。这里的远近主要是指病程长短而言。《黄帝内经灵枢注证发微》说："若抟聚，则久矣。"

"视色上下，以知病处。"这是说通过观察病色所在的位置和移动方向，就可以判断病位。色在上者，病亦在上；色在下者，病亦在下。色由外走内，则病位由外深入于内；色由内走外，则病位由内浅出于外。

这四组关系其实是望色的基本原则，不但适用于望面色，也适用于望一身之色。与望色十法相比，少了清浊、微甚两个部分。是不是《内经》里没有相关内容呢？当然不是，这两部分内容散见于其他段落，但是都没有像这四组关系一样，如此明确地列出来。《望诊遵经》把它们总结出来，就更方便我们学习和使用了。

3. 望诊必须集中精神

望诊得以实施的关键是什么？是专心，是集中精神。原文是："积神于心，以知往今""相气不微，不知是非。属意勿去，乃知新故。"

"积神于心"，是强调要全神贯注，集中精神，仔细地观察面色变化。这样就能了解疾病的来龙去脉，也就是所谓的"往今"。

"相气不微，不知是非"，是说观察面色如果不足够仔细，就难以辨别细微之处的变化，因而也就不能准确地诊断疾病。

"属意勿去"，是讲专心不二，集中注意力进行观察。这24个字，其实就是反复强调望诊务必要专心、细致，才能发现病色，准确判断疾病特点。这听起来很教条，但真的是经验之谈。

临床上最先学的诊法是什么？一定是望诊。望诊，一定是先看脸。这就包括望神气和望面色。望神气，是对病人状态的一个总括，医者要注意力集中，但不需要反复地观察，即所谓"有神无神，只在一眼之间"。但望面色就不同了，一定要仔细、反复地观察，才能发现细微之处的变化。

很多学生在跟诊的时候会问："老师，您是怎么注意到病人的脸上有个斑的？"因为他们没有看到。为什么看不到呢？除了与临床经验不足有关系以外，最重要的原因，就是观察不够仔细。其实老师也有这种情况，甚至有时候，在初诊时一些细节没有发现，到二诊、三诊时才发现的情况也有。这些"发现"有的时候甚至改变了我们的整个辨证思路。

比如有个病人，是来看前列腺炎的。症状很典型，舌脉也支持辨证结论，所以就一直按下焦湿热治疗。治疗有效，但病情始终迁延不愈。有一次看面色的时候，觉得病人好像有黑眼圈，就让他把眼镜摘下来仔细看。结果他并没有黑眼圈，但是在鼻柱两侧略靠上的位置有两片红斑。因为他平时戴眼镜，红斑正好在镜片边上，所以看不太清楚。现在眼镜摘掉了，一目了然。这是胆的分部，加上他本来就有湿热之象，故而考虑证属胆腑湿热蕴结，气化不利，所以出现尿频急、腹胀这些症状。遂改用温胆汤为主方，略事加减，病情就明显好转了。所以，望面色最重要的就是要仔细观察。

对于现在的医院来说，还要注意一点，就是诊室的采光条件。有的时候，诊室可能是背光的，就会非常影响望诊。如果条件允许的话，一定要选择正对自然光的地方来望诊，以免造成误判。

（四）全身望诊

夫五脏者，身之强也。头者精明之府，头倾视深，精神将夺矣。背者胸中之府，背曲肩随，府将坏矣。腰者肾之府，转摇不能，肾将惫矣。膝者，筋之府，屈伸不能，行则偻附，筋将惫矣。骨者髓之府，不能久立，行则振掉，骨将惫矣。得强则生，失强则死。（《素问·脉要精微论》）

这段经文有两个可能需要校勘的地方。一个是"夫五脏者，身之强也"。这个"脏"，吴崑认为应该改成"府"。理由是下面讲的"头者，精明之府"等，一共正好有头、背、腰、膝、骨五个，都称之为府，那不就是"五府"吗？吴崑注："下文所言五府者，乃人身恃之以强健。"这种说法看上去确实很有道理，也有人支持他。比如《黄帝素问直解》就说："以在外之形身论之，则头背腰膝骨，皆谓之府。"但是，这五府似乎也没有重要到"人身恃之以强健"的地步，而如果作"五脏"解，则精气藏于五脏，为人身强健之根，肯定是更为合理一些。下文的"背者，胸中之府""腰者，肾之府"等经文也说明，五府之所以重要，还是从五脏来的。所以这里不改也通，可以不改。

第二个地方是"头倾视深，精神将夺矣"。据《黄帝内经太素》，可以把"神"字删去，这样与后文的句法一致，也不影响文义的解读。

这段文字表面上是讲五府的重要性，其实是介绍了形体动态的望诊法。

"头者，精明之府，头倾视深，精神将夺矣。""精明"是指眼睛，也有人认为是指头上的七窍。比如《类经》说："五脏六腑之精气，皆上升于头，以成七窍之用，故头为精明之府。"总之，精气上养于头，则头目清利。如果精气不升，清窍不养，则精明之府功能异常，表现为头垂而不能举，目陷而无光彩。这是精气将夺的表现。"夺"，是夺失、丢失的意思。

"背者，胸中之府，背曲肩随，府将坏矣。"这个"胸中之府"的"胸中"是什么意思呢？它实际上是代指"胸中"之脏。如《类经》说："背乃脏俞所系，故为胸中之府。"五脏之俞（背俞穴），都分布于背上的足太阳膀胱经，所以背是胸中之府。但五脏有在胸中者（如心、肺），有在腹中者（如肝、脾），这个脏俞到底是指五脏之俞，还是仅限于胸中之脏呢？《黄帝素问直解》说："若背曲肩随，则胸中之气，不行于背，而府将坏矣。"既然是"胸中之气"，当然就是指"胸中"之脏了。心肺位于胸中，所以"背者，胸中之府"的含义就是背为心肺之气所归之处；若有"背曲肩随"的表现，则说明心肺有病。那么"背曲肩随"具体是什么表现呢？"背曲"，就是驼背，整个脊背弯曲了，不能伸直，所以叫"曲"。"随"，就是随从、跟随的意思。肩要跟随什么呢？跟随弯曲的脊背。这是说两个肩膀因为驼背而下垂的一种状态。驼着背，垂着手，这就是"背曲肩随"。

"腰者，肾之府，转摇不能，肾将惫矣。"腰为肾之外应，

　　两肾在腰部，附脊而生，所以说腰为肾之府。腰部转动不灵活了，或者不能正常转动俯仰了，往往说明肾有问题，即所谓"肾将惫矣"。

　　"膝者，筋之府，屈伸不能，行则偻附，筋将惫矣。"《黄帝内经太素》注曰"身之大筋，聚结于膝"，所以说膝为筋之府。"偻"，是指身体不能伸直的状态。"附"，通"俯"，指身体前倾。膝的功能是屈伸自如，行走如常。如果膝功能异常，表现为膝关节不能正常屈伸，走起路来弯腰俯身，腿也伸不直，则说明筋膜虚衰无力，"筋将惫矣"。

　　"骨者，髓之府，不能久立，行则振掉，骨将惫矣。"髓在骨中，故曰骨为髓之府。髓还在脑中，所以脑为髓海。肾主骨生髓通脑，肾、骨、髓、脑就这样通过肾精化髓的功能联系起来了。骨主立，如果不能久立，站久了就站不住，走起路来摇摇晃晃，往往就反映骨的功能异常了。

　　从行文来看，这五府之病，都是以先讲功能所主，比如"骨者，髓之府"。再讲症状，比如"不能久立，行则振掉"。最后讲病机，比如"骨将惫矣"。这样就给我们一个临床诊断的思路，即在功能所主的基础上，可以推知"见某症，即某病"。见到走路走不稳，就知道是骨病，是精髓不足引起的。像这样的话，通过观察病人的形体动态，就可以初步判断病机。虽然原文只列了五府，每府也只举了几个典型症状，但这个思路却可以推而广之，成为临床诊断的基本思路。比如"脑为髓之海"，那么"胫酸眩冒"就是髓将病矣。

　　因为头、背、腰、膝、骨分别为目、心肺、肾、筋、髓的

"府"，所以观察这些部位的变化就可以推知相应脏器或组织的状态。因此五府皆与运动有关，其病多表现为形体动态的异常，这就为我们进行形体望诊提供了依据。

但是，我们也要知道，五府异常当然不只是形体动态的异常，临床应用时要善于触类旁通。比如"头者，精明之府，头倾视深，精将夺矣"，那么头晕、头痛，可不可以是"精将夺矣"的表现呢？也是有可能的。

二、切诊

（一）脉诊和望诊的结合

切脉动静而视精明，察五色，观五脏有余不足，六腑强弱，形之盛衰，以此参伍，决死生之分。（《素问·脉要精微论》）

这段文字主要是讲脉色合参的重要性。"切脉动静"是说感受脉象的变化，"动静"是泛指脉象的变化。"视精明"是观察两目之神采精气。黄元御注："视精明，察五色，观目中五色也。"（《素问悬解》）"察五色"，或解为察目中五色，或解为察面上五色，实质都是一样的，强调要仔细地望诊，以知五色之变。通过切脉、观色这些手段，医者就可以推知五脏六腑的虚实状态。在此基础上进行分析、比较，进而综合判断，就可以了解病情本质，"决死生之分"。

诊法的目的就是要透过现象看本质，了解到疾病的本质是什么，然后就可以据此判断下一步的治疗方案应当如何拟定，患者将会出现怎样的治疗反应，以及预后如何。想要做到这一点，从诊法上说，必须要注重四诊合参。而本段经文即是强调切诊和望诊的合参。

四诊之中，切诊和望诊主要是依靠医者的感知，所以古人尤其重视对这两种诊法的联合应用和综合分析。比如《素问·五脏生成》篇有"能合脉色，可以万全"之语。

从现在中医临床上看，四诊之中，最易被忽视的恰好是望、闻、切三诊。所以这里重点强调切、望二诊，是有一定针对性的。另一方面，当然也不是只要望、切就够了。为什么我要强调这一点呢？因为直到现在，仍然有一部分医生，是以不开口问症为荣。舍问诊而独取切脉，和舍切脉而独取问诊又有什么本质的不同呢？都是没有全面获取临床资料，都是片面的。我想这个才是本段经文想要表达的重点。

最后，我建议把这段经文背诵下来。理由很简单，这段文字读起来真的很舒服。这样的文字在《内经》中有很多，即使只从文学角度看，也是很值得一读的。

（二）诊法常以平旦

黄帝问曰：诊法何如？岐伯对曰：诊法常以平旦，阴气未动，阳气未散，饮食未进，经脉未盛，络脉调匀，气血未乱，故乃可诊有过之脉。（《素问·脉要精微论》）

古人根据天色变化，把夜半以后分为鸡鸣、昧旦、平旦三个时段。鸡鸣就是鸡刚叫的时候，昧旦是天将亮未亮的时候，平旦就是天刚亮的时候。平旦这个时间点，正是古人早上刚起来，但还没有吃早饭这么一个时段，最适合诊脉。"诊法常以平旦"的意思就是说诊脉的时间，最好是在平旦，比较容易发现病情真相。为什么呢？下面就列举了理由："阴气未动，阳气未散，饮食未进，经脉未盛，络脉调匀，气血未乱，故乃可诊有过之脉。"

平旦时分，正是一日之内阴阳转化之际，是由阴转阳的时间点，此时天地阴阳之气都比较平和。而人与天地相应，也刚从睡梦中醒来，受到的干扰也比较少。所以说"阴气未动，阳气未散"。《读素问钞》注曰："平旦未劳于事，是以阴气未扰动，阳气未耗散。"这是最清楚明白的注解了，所以这个注解也是被引用最多的。但是也有局限。如果仅仅是因为未劳于事，所以阴气未动，阳气未散，那么任何时候刚睡醒都符合这个要求，不一定是在平旦啊。万一想睡个懒觉呢？"诊法常以平旦"的理由，除了人身阴阳之气未曾扰动以外，也与此时天地之气较为平和有关。

平旦之时，尚未进食，所以"经脉未盛，络脉调匀，气血未乱"。吃饭会对气血有很大的影响吗？是的，这是因为饮食入胃，则游溢精气，精气注于经脉，周行全身，则脉气必盛，而掩盖其原貌。经脉盛则络脉虚，亦掩盖其原貌。气血既已扰动，就难免影响诊脉结果。所以一定是在饮食未进的时候诊脉最好。

我们也要知道，所谓"诊法常以平旦"，是说平旦诊脉最能获取真相，是较好的诊脉时机。但并非必须在平旦时分诊脉。一日之中的任何时候，都可以诊脉，但是要注意两点。

第一点，是诊脉必须先让病人气血平和。病人的身体要端正，心情要平静，气息要平和，这样才能诊得真相。如果病人情绪激动，或是刚刚运动过，就应该让病人先休息片刻，安定一下，待气血调匀，再行诊脉。

其次，是要知道一日分为四时，人与天地相应的道理。在不同的时候诊脉，脉象会受到包括天、地、人等因素在内的当时多种因素的影响。诊脉之时，要把这些影响因素充分考虑进去。

初学脉诊的时候，我总觉得病人的脉是不会变化的，主要是因为脉象细小的变化我当时还感觉不出来。后来就慢慢发现，在诊脉的那么一小会儿时间，脉象也是会发生变化的。在不同的时间点，病人的脉象也有所变化，仔细体会，不但别有一番意趣，更能获取不少有用的信息。

比如心情的微小变化也能影响到脉象。一边诊脉，一边问诊的时候，我们会发现在讲到一些特定问题的时候，病人的脉象会发生明显的变化。根据这些变化，我们就可以推知这些问题对患者的意义，以及患者的一些体质特点和心理特点。

总之，平旦诊脉是基本原则，但基本原则背后隐藏的规则是，在诊脉之时务必清静平和。所谓"持脉有道，虚静为保"（《素问·脉要精微论》），就是这个道理了。

（三）为什么独取气口

帝曰：气口何以独为五脏主？岐伯曰：胃者水谷之海，六腑之大源也。五味入口，藏于胃以养五脏气。气口亦太阴也。是以五脏六腑之气味，皆出于胃，变见于气口。（《素问·五脏

别论》）

《黄帝内经太素》注："谓九候各候五脏之气，何因气口独主五脏六腑、十二经脉等气也。"所以这段经文主要就是讲为什么气口脉可以主五脏之气的。

"气口"在这里就是指寸口脉。《类经》对"气口"的含义做了辨析，蛮清楚的。"气口之义，其名有三：手太阴肺经脉也，肺主诸气，气之盛衰见于此，故曰气口；肺朝百脉，脉之大会聚于此，故曰脉口；脉出太渊，其长一寸九分，故曰寸口。是名虽三而实则一耳。"可见"气口"的含义虽多，但落实到本段经文，意思还是很明确的，就是指腕上的寸口脉。

为什么气口脉可以主五脏气？因为五脏都有赖于胃中水谷所养。但是胃要靠脾的运化功能才可以把水谷精微输布五脏。脾为太阴（足太阴），气口脉也是太阴，它是手太阴肺经的动脉。所以五脏六腑的精气变化，都可以在气口脉上表现出来。

独取寸口的原因，在《素问·经脉别论》中也有论述。基本上与本段经文的思想是一致的，只不过更强调肺经自身在水谷精气输布中的重要作用。

食气入胃，散精于肝，淫气于筋。食气入胃，浊气归心，淫精于脉。脉气流经，经气归于肺，肺朝百脉，输精于皮毛。毛脉合精，行气于府。府精神明，留于四脏，气归于权衡。权衡以平，气口成寸，以决死生。（《素问·经脉别论》）

这两段经文除了告诉我们独取寸口脉以候脏腑之气的原因，还传递了一个重要信息，那就是胃气在脉诊中的重要性。如何判断脉有胃气呢？脉来从容和缓，这就是脉有胃气的特征。如果脉无胃气了，往往就是急危重症，比如后面要讲的真脏脉。

（四）脉象及主病

夫脉者，血之府也，长则气治，短则气病，数则烦心，大则病进，上盛则气高，下盛则气胀，代则气衰，细则气少，涩则心痛。浑浑革至如涌泉，病进而色弊；绵绵其去如弦绝，死。（《素问·脉要精微论》）

这段文字有两个地方要校正一下。"浑浑革革至如涌泉，病进而色弊"，据《脉经》可以改作"浑浑革革，至如涌泉，病进而危"。

"……弊；绵绵其去如弦绝，死"，据《脉经》及《黄帝内经太素》，可改作"弊弊绰绰，其去如弦绝者，死"。

1. 脉者血之府

《灵枢·决气》曰："壅遏营气，令无所避，是谓脉。"脉是血气通行之处，血皆行于脉内，所以原文说："夫脉者，血之府也。"王冰注："府，聚也。言血之多少，皆聚见于经脉之中也。"这个"脉"的概念，系指血脉，所以讲脉为血府是完全没问题的。但是如果讲切脉能候五脏之气，就有些问题了。脉为血府，为什么可以候气呢？《内经知要》说："营行脉中，故为血府。然行是血者，是气为之司也。《逆顺》篇曰'脉之盛衰者，所以候血气之虚实'，则知此举一血而气在其中，即下文'气治''气病'，义益见矣。"认为虽说脉为血府，但是血能通行脉中，靠的是气的推动，所以切脉不但能诊血，也能辨气。费伯雄在《医醇賸义》中将李中梓的这个解释改编成歌诀，就更容易理解了："脉乃命脉，气血统宗。气能率血，气行血从。"

2. 九种病脉

（1）长则气治，短则气病

所谓长脉，是指脉体长度超过本位。《濒湖脉学》长脉的体状诗曰："过于本位脉名长。"脉是连续的，所谓"过于本位"，只能在上之寸脉，或在下之尺脉发生，或者兼而有之也可以。所以李时珍说："长，有三部之长、一部之长，在时为春，在人为肝。心脉长，神强气壮；肾脉长，蒂固根深。"

"长则气治"，是说长脉主气足而治，是常人之脉。但长脉也有病脉，这种情况下，往往是在脉位过长的基础上，还兼有其他的脉象特点。《濒湖脉学》长脉的主病诗说："长脉迢迢大小匀，反常为病似牵绳。若非阳毒癫痫病，即是阳明热势深。"认为长脉之病脉的特点是绷紧如绳，主阳热之证。

"短则气病"，正与长脉相对应，是指脉体短而不及本位。若以长脉为阳，则短脉为阴。阳脉主阳病，所以长脉主阳热之病；阴脉主阴病，可以推知短脉主诸不足、闭塞不通之证。张介宾注："气不足也。"马莳注："以气滞，故应手而短。"一说主不足，一说主气滞，与理论推断是完全相符的。《濒湖脉学》短脉的主病诗曰："短脉惟于尺寸寻，短而滑数酒伤神。浮为血涩沉为痞，寸主头疼尺腹疼。"

（2）数则烦心，大则病进

"数则烦心。"数脉是指脉来一息六至以上。王冰注："数急为热，故烦心。"动为阳，数为动之太过，是典型的阳脉，故主阳热之证。热盛于内，则扰动心神，故见烦心。热证是数脉最常见的主病。除此之外，数脉还主虚证、主正邪相争等。如《医原》辨析说，疟病脉数，但恶寒、发热交替而作。热时脉数，当然好说，可是恶寒时也是脉数，说明数脉是营卫与邪气交争的结果。更举"阳虚者，数而缓大；阴虚者，数而弦涩"的例子来说明不能一见数脉，就以为主热。

小儿为纯阳之体，故其脉常数，所以《濒湖脉学》数脉主病诗有"惟有儿童作吉看"之语。而《三指禅》则专门有一篇"室女脉数反吉论"，认为未嫁少女之脉亦多见数脉，不能视为病脉。

"大则病进。"王冰注："大为邪盛，故病进也。"《黄帝内经太素》注曰："洪盛曰大。"则此大脉可作洪脉解。洪脉主邪盛，亦主正气大虚。《濒湖脉学》曰："洪主阳盛阴虚之病。"无论是邪盛，还是正气大虚，都是疾病进展之象，所以说"大则病进"。当脉证不符而见大脉时，尤其危险。《素问·三部六候论》说"形瘦脉大、胸中多气者死"，就是个典型的例证。

要注意的是，"大脉"主要以脉形宽大为特征，大而有力为洪，大而无力则相当于现在说的虚脉。《痰火点雪》解析大脉曰："大则病进，为元气之贼，浮大表病，沉大里病，惟缓而大，则为正脉也。"是得其要者。

（3）上盛则气高、下盛则气胀

"上盛则气高，下盛则气胀。"丹波元简注："此言上、下者，指上部、下部之诸脉，详见《三部九候论》。"若依此论，则上盛是指上部人迎、寸口等脉洪盛有力；下盛是指下部趺阳、太溪等脉洪盛有力。《素问·脉要精微论》中并没有特别指出是论何种脉法。依《内经》脉法，以三部九候之全身遍诊法为主。所以，丹波元简的这个解释是合理的，也很好理解。但从《难经》以降，都是独取寸口的脉法用得多。那么这句经文还有用武之地吗？

当然有。如果是诊寸口脉，则上为寸，下为尺。上盛是寸脉洪大，下盛则是尺脉洪大。比如《类经》就说："寸为上，上盛者，邪壅于上也，气高者，喘满之谓。关尺为下，下盛者，邪滞于下，故腹为胀满。"

（4）代则气衰

"代则气衰。"《黄帝内经太素》曰："久而一至为代。"王冰注曰："代脉者，动而中止，不能自还。"因为本脏之气衰，故而脉止不能自还，则他脏之气代之，故曰代脉。如《濒湖脉学》所云："脉一息五至，肺、心、脾、肝、肾五脏之气皆足五十动而一息，合大衍之数，谓之平脉。反此则止乃见焉，肾气不能至，则四十动一止；肝气不能至，则三十动一止。盖一脏之气衰，而他脏之气代至也。"

如果五脏因病而气不能至，则此代脉为病脉。代则气衰，说明五脏之气虚已经比较严重了，多半要重用补益之剂。比如《伤寒论·辨太阳病脉证并治下》所说："脉结代，心动悸，炙甘草汤主之。"

如果五脏没有明显疾病，仍然见到代脉，反而更为危险。如滑寿所说："若无病，羸瘦脉代者，危脉也。"

（5）细则气少

"细"是指脉形细小，马莳注："脉来细细如丝者曰细。"脉为气血所充，血虚气少，脉道不充，就会表现为脉形变细，所以说"细则气少"。与"代则气衰"相比，细脉的气血虚弱程度要轻一些。因为下文有"涩则心痛"，可主血少之证，所以，可能会有人将"细则气少"与"涩则心痛"对应起来，认为细是气不足，涩是血不足。这个想法是不合适的。细主气少，其实也包含了血少的意思。

（6）涩则心痛

"涩"是指脉来艰涩。吴崑注："脉往来艰难曰涩。"《濒湖脉学》言其如"病蚕食叶慢而艰"。涩脉主血气衰少或血气瘀滞之病。这两种病机都可见心痛之症，所以说"涩则心痛"。这里主要就是要注意"涩则心痛"并非单指心血瘀阻而言，而是包括了虚、实两方面的病机。现在一谈到涩脉，或是一见到心痛，我们就容易首先想到瘀证，就有点过于标签化了。

3. 两种危脉

接下来讲了两种危脉。如果不校勘的话，这句经文确实很难搞懂。但是我们按《脉经》《备急千金要方》和《黄帝内经太素》校勘过以后，就会发现，这句经文其实很工整。"浑浑革革，至如涌泉，病进而危；弊弊绰绰，其去如弦绝者，死。"

"浑浑"是形容水流盛大的样子，"浑"要读成"滚"音。《荀子》有句话，后来演变成了一个成语，是这么说的："下得地利，中得人和，则财货浑浑如泉源。"这个"浑浑"和我们这儿的是一个意思，形容水势浩大。"革革"要读成"急急"，是形容水流疾急的样子。"浑浑革革"是用来形容"至如涌泉"的，指脉来势急，就像喷涌的泉水一样。这其实就是"大则病进"的极端表现形式，所以说主"病进而危"。

也有注家不做这种校勘的。比如《类经》就认为，"浑浑"是浊乱不明的意思，"革至"是像皮革一样坚硬，"涌泉"是说脉来"汩汩无序，但出不返"。如果脉象浊乱而硬，来而无序，出而不返，则是病进之貌。其实这样的脉象何止是病进，简直就是典型的死脉了，所以后文说"绵绵其去如弦绝，死"。算是从另一个角度的解读吧。

"弊弊绰绰，其去如弦绝者，死。""弊弊绰绰"是指脉隐隐约约，来而迟滞的样子。"其去如弦绝"，是指脉去而不来，就像弦断了一样。王冰注："如弦绝者，言脉卒断，如弦之绝去也。"这样的脉象，反映脏气已经衰竭，生机已断，所以是死脉。

本段经文一共讲了九种病脉和两种危脉，成为后世脉学的基础。下一段经文就是专讲危脉了，那就是赫赫有名的"真脏脉"。

（五）真脏脉

黄帝曰：见真脏曰死，何也？岐伯曰：五脏者，皆禀气于胃，胃者五脏之本也。脏气者，不能自致于手太阴，必因于胃气，乃至于手太阴也，故五脏各以其时，自为而至于手太阴也。故邪气胜者，精气衰也。故病甚者，胃气不能与之俱至于手太阴，故真脏之气独见，独见者病胜脏也，故曰死。（《素问·玉

机真脏论》）

这段经文的文义还是好懂的。"脏气者，不能自致于手太阴"，这个"自致"按"自至"理解就可以了。手太阴是指手太阴肺经，因为寸口脉在肺经上，所以有五脏之气要至于手太阴肺这个说法。

真脏脉是中医脉诊的重要概念，最早就出现在《素问·玉机真脏论》中。在这段经文前面，已经描写了真脏脉的具体表现：

"真肝脉至，中外急，如循刀刃责责然，如按琴瑟弦，色青白不泽，毛折，乃死。真心脉至，坚而搏，如循薏苡子累累然，色赤黑不泽，毛折，乃死。真肺脉至，大而虚，如以毛羽中人肤，色白赤不泽，毛折，乃死。真肾脉至，搏而绝，如指弹石辟辟然，色黑黄不泽，毛折，乃死。真脾脉至，弱而乍数乍疏，色黄青不泽，毛折，乃死。诸真脏脉见者，皆死不治也。"（《素问·玉机真脏论》）

这些真脏脉的共同特点是胃气不至，脏真之气独见，因此都是危险脉象。为什么称为真脏脉呢？《黄帝内经太素》注："无余物和杂，故名真也。五脏之气皆胃气和之，不得独用。如至刚不得独用，独用即折，和柔用之即固也。五脏之气，和于胃气，即得长生；若真独见，无和胃气，必死期也。欲知五脏真见为死、和胃为生者，于寸口诊手太阴，即可知之也。见者如弦是肝脉也，微弦为平好也。微弦，谓弦之少也，三分有一分为微，二分胃气与一分弦气俱动，为微弦也。三分并是弦气，竟无胃气，为见真脏也。"明确指出所谓"真脏"，是"无余物和杂，故名真也"，而此处之"余物"者，当然是指"胃气"了。后世像王冰、张介宾等《内经》注家都持此观点。《类经》即云："无胃气者即名真脏，皆为不治之脉。"所以"无胃气"是真脏脉的第一个特点。

对于无胃气之脉，除了真脏脉之外，《素问》经文还有他解。《素问·平人气象论》说："所谓脉不得胃气者，肝不弦、肾不石也。"以肝、肾二脉为例，说明"不弦""不石"亦为不得胃气之脉。这与真脏脉之"但弦不胃""但石不胃"恰好相反。

历代医家对此语的理解分歧颇大。《新校注》曰："不弦不石，皆谓不微似也。"这是承经文"春胃微弦曰平，弦多胃少曰肝病，但弦无胃曰死……夏胃微钩曰平，钩多胃少曰心病，但钩无胃曰死……长夏胃微软弱曰平，弱多胃少曰脾病，但代无胃曰死……秋胃微毛曰平，毛多胃少曰肺病，但毛无胃曰死……冬胃微石曰平，石多胃少曰肾病，但石无胃曰死……"（《素问·平人气象论》）而来，将"不弦"解为"不微弦"，于理可通，亦能自圆其说，后人多从之。比如《黄帝素问直解》就完全引用了王冰的意见："至春而肝不微弦，至冬而肾不微石也。"

李杲在《脾胃论·脾胃虚实传变论》中提出了不同意见："人以水谷为本，故人绝水谷则死，脉无胃气亦死。所谓无胃气者，非肝不弦、肾不石也。"加一个"非"字，直接就把文义给反转了。那就是说无胃气之脉，还是只见弦、石，而无胃气和缓之象。姚止庵说得可能更直白一些："若但弦、石而无和缓之，则是真脏，而并不得谓之弦、石矣，故云不弦、不石。"（《素问经注节解》）他将"不弦""不石"直接解为"但弦、石而无和缓"，还是李杲"非肝不弦、肾不石"的意思，且与"真脏脉"之象更加吻合，似乎比较好地解决了这个矛盾。

不过我们知道，《素问》行文一向简约清晰。以上这些注家要不加上一个"非"字以曲其意，要不就是把"弦石而无和缓"理解为"不弦"，总是让人感觉有点不妥。

那么还是要在原文中找出路。"脏气者，不能自致于手太阴，必因于胃气，乃至于手太阴也"，说明五脏之气必因于胃气，乃可至于手太阴而得其脉。如果胃气衰败，那么脏气不得至于手太阴。在这种情况下，太阴寸口脉不要说"微弦"脉，就连"但弦无胃"的脏气独见之脉象也看不到，只有病气之脉独见，所以称为"不弦"。这种情况应该说比真脏脉更严重、更危险。可见脉无胃气，可以表现为真脏脉，也可以表现为"不弦""不石"之死脉。

况且所谓胃气，乃和缓之意。《三指禅》曰："四时之脉，和缓为宗，缓即为有胃气也。万物皆生于土，久病而稍带一缓字，是为有胃气，其生可预卜耳。"《脉义简摩》释缓脉，"然缓有二，此乃有胃气，雍容和缓之缓也"，也是差不多的意思。其实这个说法，还是从《素问》来的。《素问·玉机真脏论》有"脉弱以滑，是有胃气，命曰易治……脉实以坚，谓之益甚"之语。这个"弱"字，就是讲脉要和缓。若"脉实以坚"，则失和缓之意，故曰"益甚"。所以无胃气之脉，以失其和缓之象为特点；诸真脏脉以"真脏之气独见"为特点，失于和缓并非其唯一特点。因此，只以"无胃气"解释"真脏脉"似乎尚嫌不足。

真脏脉的第二个重要特点也藏在原文里。"真脏之气独见"，说明真脏之气本当藏而不露，只是表现为"微弦""微石"的脏脉。如果不再潜藏于内了，而是显露于外，这也是危象之一。

精气宜藏而不露是中医诊法的重要观点，不光是指切诊，四诊都遵循这个规律。

以望诊而言，《素问·五脏生成》篇曰："生于心，如以缟裹朱；生于肺，如以缟裹红；生于肝，如以缟裹绀；生于脾，如以缟裹栝楼实；生于肾，如以缟裹紫。此五脏所生之外荣也。"五脏所生，外荣而显现五色，必须如以缟裹之，此即藏而不露之意，否则"五色精微之象，俱见于外，是露而不藏……其寿不久也"。(《黄帝素问直解》)

以问诊而言，《素问·三部九候论》曰："形盛脉细，少气不足以息者危。"张介宾注为"外有余而中不足，枝叶盛而根本虚也，故危亡近矣"，即是根本虚而精华不藏于内，反显于外而见形盛，是为危象。其所以危者，乃形、气不能相得之故，而精气不藏，则为形、气不能相得之因，是为病之本也。其余如真阴枯竭，龙火不制之阳强；虚阳浮越，面如敷脂之戴阳；胃气已绝，残灯复明之除中，皆是作为精气之根本的真阴、真阳、胃气等，衰竭而不能藏，反出于外所造成的危证。

所以真脏脉之"真脏之气独见"，不但是因为胃气衰败，更是因为五脏之气衰而不藏，独露于外，故为危证，此即《素问·脉要精微论》所云"五脏者，中之守也……得守者生，失守者死"之意。

《内经》言真脏脉，并非只是简单列出此五种脉象，更是示人以规矩。一则以从容、和缓判断胃气之有无，人有胃气则生，无胃气则死；二则以含蓄、内藏判断脏气之盛衰，真脏之气得藏则生，失藏则死。正是"从容含蓄方为平，不可只执一端论"。我们只要抓住"无胃气"和"脏气不藏"这两个重点，就可以理解真脏脉了。

（六）虚里切诊

胃之大络，名曰虚里，贯膈络肺，出于左乳下，其动应衣，脉宗气也。盛喘数绝者，则病在中；结而横，有积矣；绝不至曰死。乳之下其动应衣，宗气泄也。（《素问·平人气象论》）

这段文字主要是讲虚里触诊法。还是先来校勘文字，"其动应衣，脉宗气也"，这个"应衣"要依据《针灸甲乙经》改作"应手"。"应衣"是说虚里的搏动可以带动它附近的衣服随之起伏，能够明显看出来；"应手"是用手触摸可以感觉到虚里搏动。对于正常人来说，当然是只可能应手，不可能应衣。再加上有版本上的依据，所以现在基本上都公认应该这么修改了。

最后一句，"乳之下其动应衣，宗气泄也"，按《新校正》的观点，这是后世的注语混入了正文，应当删去。

1. 虚里所在的部位

"胃之大络，名曰虚里"，这个"胃之大络"有点意思。我们知道，十五络脉是指十二经脉和任督二脉各自别出一络，加上脾之大络，一共十五条络脉。其中足阳明的络脉是由丰隆穴处从足阳明经脉分出，称为丰隆，与虚里好像没有关系。所以马蒔说："……而不知胃络丰隆之外，亦有大络曰虚里者，则不止于十五络，而当谓之十六络矣。"可见这个"胃之大络"是在十五络脉之外的。

按照络脉以所发出之处的穴位来命名的原则，"胃之大络"则应由虚里而出，所以"名曰虚里"。但是"虚里"并不是一个穴位，它是指哪个部位呢？按照《黄帝内经太素》注解里的"虚里，城邑居处也"，虚里应是宫城所在。宫城就是膻中的别称，《灵枢·胀论》说："膻中者，心主之宫城也。"所以虚里即是在心包络之外，在心尖搏动处这个位置。胃之大络，当起源于胃。它由胃脘发出之后，向上贯膈进入胸腔，络于肺，再向外，出行于左乳之下，即虚里。

"其动应手，脉宗气也"是说，以手掌触按虚里部位，感知胃之大络的搏动，据此可以诊断宗气的情况。

2. 虚里搏动异常

接下来，原文举了几个"脉宗气"的例子。

"盛喘数绝者，则病在中。""盛喘"是指虚里搏动洪大而急迫。《类经》说："虚里动甚而如喘。"现在有很多人在引用这句经文时，把它说成是心衰引起的喘息。这种理解是不对的。"数绝"，是说虚里之动"数急而兼断绝"。(《类经》)这两个词连起来，就是虚里动甚而急迫，不但跳得快，而且时不时还停一下。这种情况反映"病在中"。

"中"是哪里呢？胃之大络，源于胃脘，那么是指中焦吗？虚里可"脉宗气"，那么是指胸中吗？对"中"的理解确实有不同的看法。比如杨上善的《黄帝内经太素》，就认为"中"是指胸中之脏。他在书中说："其脉动如人喘数而绝者，病在脏中也。"宗气积于胸中，那我们推测"脏中"是指胸中之脏，也就是心、肺二脏。而《类经》则认为"中"是指中焦之气，是"由中气不守而然"；《灵素节注类编》也认为是"病在中脘阻逆"。还有第三种观点，《黄帝素问直解》认为是"病在膈中也"。

那么这三种观点，到底哪个对呢？病在心肺，与"宗气"关系最密切；病在中焦，与"胃之大络"关系最密切；病在膈中，在部位上讲最接近。但具体到原文，"盛喘数绝"是指虚里之搏动异常，虚里可候宗气，所以把"中"理解为心肺可能最合适。

"结而横，有积矣。""结"，是指搏动缓而时止。"横"，是指脉形宽大。脉结主气滞；脉横主积。对"横"的理解也有一些不同意见，但多数都是随文衍义，比如《灵素节注类编》说："若痞结而横且有形，则内有邪积矣。"将"横"理解为"痞结横而有形"，那就与"脉宗气"没有关系了。况且，都已经可以触摸到横而有形的积块了，也就不需要候虚里之脉了。

"绝不至，曰死。"这是说，虚里的搏动摸不到了，是胃气已绝的表现。人无胃气则死，所以主死证。

三、问诊

（一）问诊以察神的重要性

帝曰：余闻其要于夫子矣，夫子言不离色脉，此余之所知也。岐伯曰：治之极于一。帝曰：何谓一？岐伯曰：一者因得之。帝曰：奈何？岐伯曰：闭户塞牖，系之病者，数问其情，以从其意。得神者昌，失神者亡。（《素问·移精变气论》）

1. 一者因问得之

对于学中医的学生来说，有一个很奇怪的现象，那就是他们常常在只凭脉诊和只凭问诊这两个极端之间跳来跳去。有的学生说，脉诊没有用，我们的老师就从来不摸脉。另一些学生则说，我家乡的某老中医只需要看脉，不用问症，也能断症如神。有的学生甚至在读了一些脉书以后，也开始学着只看脉，不问症。可是这两种学生在考试的时候，都会毫不含糊地回答，诊法的要点在于四诊合参。之所以会出现这种情况，除了对四诊掌握不够，不能完全理解四诊的意义之外，很显然就是没学好《内经》。

前面我们已经讲过色脉合参的重要性，那么这段经文，就是讲问诊的重要性。这个关于问诊重要性的问题，是由黄帝的疑惑引出来的。在讲这个疑惑之前，我们先来看看校勘问题。

这段经文有一个地方是需要校勘的，"一者因得之"。据王冰注，可以改为"一者因问得之"。这个校勘很重要，因为它直接影响到对文义的理解。

黄帝说："我已经从老师那里学到诊法的精华了。老师说诊法不离于望色、诊脉，这就是我的学习心得。"但是岐伯却说："治疗疾病的最高境界归于一点。"是哪一点呢？是"得神"。所以后文说"得神者昌，失神者亡"。怎样才能达到"得神"这个目的呢？"一者因问得之"。原来，岐伯要告诉黄帝，最重要的一环是问诊。

于是就有人引用这句经文说，问诊最重要。这个观点是不合理的。岐伯讲"一者因问得之"，是承接黄帝"不离色脉"而来的，并不是说问诊最重要，而是望色、诊脉再加上问诊最重要。他强调的还是一个"四诊合参"。

接下来，岐伯又详细解释了如何问诊："闭户塞牖，系之病者，数问其情，以从其意。"

"户"是门，"牖"是窗。"闭户塞牖"就是把门窗都关上。"系之病者"是说医生要将心思都系于病者，全神贯注、全心全意地诊疗病者，反复询问，仔细交谈。"以从其意"是什么意思？这其实是一个非常重要的问诊技巧。

怎样问诊才能够既问得详尽，又不使病者厌烦呢？核心技巧就是"从其意"，即顺着病人来，顺着病人的思路和情绪，引导病人把病情详尽地说出来。这个简单吗？不简单。因为容易陷入两个极端。

一种极端是医生完全顺着病人来，造成医生在问诊的时候引导得不好，结果问了半天也不得要领。这种情况在给中老年妇女看病时比较常见，在男科病人也不少见。病人往往非常主动，会从 20 年前的一次发病讲起，历述诸年从医经历和惨痛教训，中间还时不时拿一张检查报告出来作为佐证。这个时候，如果不加以引导，病人就能讲一个下午。医生应该顺其意而加以引导，让病人把我们最需要知道的、最有价值的信息呈现出来。

还有一种极端是医生过度地引导，结果病人顺着医生来，给出的就难免有虚假信息。这种情况在一些主观性比较强的医生，甚至一些地方名医身上都可以看到。病人才给出一些信息，医生就侃侃而谈，说还应见某症某症。病人若是点头称是，则医生愈加得意，历数某症，病人则无不称是。看上去医生的判断很神奇，但事实上，中国人讲究一个礼字，很多情况下，是患者不好意思说出实情而随声附和。一些症状本来就不典型的患者，甚至会受医生言语的诱导，表述出与实际不符的症状。这种情况在诊断学课程上反复强调是要避免的。所以大家有这个警惕性就可以了。

这种关门闭窗、医患独处以详细问诊的方式是对我们实施问诊的基本要求。有的时候，限于条件，诊室之内往往人员杂多，有医生若干，有病者满屋。那么此时，主诊医生应该主动维持秩序，让无关人员退出诊室，实施"一医一患一诊室"的诊疗原则，以保证问诊质量。否则一来交流不清，二来患者的隐曲之症，往往难以出口，严重影响问诊质量。

更高境界的问诊，则当如《黄帝素问直解》所注："临病人，观死生，视听不妄，言动不苟，一似闭户塞牖，其心专系之病者然。"书中把"闭户塞牖"进一步地延伸到医生自身。医生专心致志，视听都只系于病者，以获取病人的四诊信息。

2. 得神者昌，失神者亡

通过以上这种详尽的问诊方式，医生才能准确而全面地获得病人的信息。而诊法最重要的任务是什么呢？是"得神"。这是四诊的最终目的。

我们在诊病时，对病人施以四诊，就是想知道病人的神气所在，有何改变。明白了病人的神气状态，就能知道疾病的轻重和转归，就可以推知应当用什么方法来治疗。所以说"得神者昌，失神者亡"。

从这个角度讲，"得神"者是医生，或昌或亡者是病人。但也有注家认为，得神、失神都是指病者而言，医生经过四诊判断，若病人得神，则知其预后较好；若病人失神，则知其预后较差。这个理解也通。

（二）问诊的重点内容

诊病不问其始，忧患饮食之失节，起居之过度，或伤于毒，不先言此，卒持寸口，何病能中？妄言作名，为粗所穷。(《素问·征四失论》)

这段经文强调了问病因的重要性，同时还指出了只依靠脉诊，而不重视问诊的错误。

第一句话，我们可以把它简化一下，变成"诊病不问其始……何病能中？"说明在诊病的时候，寻找病因是非常重要的，而想要明确病因，问诊是最直接、最准确的方法。比如颜面红肿，我们当然可以从红肿的部位、大小、是否有压痛及其兼症来判断是什么疾病，但是通过简单的问诊，可能就会明确颜面红肿的病因。

我就曾经有过这样的经历。记得我在外科急诊室值班的时候，一个小姑娘被一群青年男女簇拥着闯进了诊室。其中一个男青年很着急地说，"医生，你赶紧给看看她这是怎么了，脸突然就肿成这个样子了。"再看病人，用手捂着右脸，很痛苦的样子。让她把手拿开，仔细观察红肿部位，发现红肿位于右侧颊部，范围局限，中央高起，色泽红而略暗，压痛明显，手不可近。这是个什么病呢？其实一问就知道了。原来这群青年傍晚时分在景区游玩，走入了一条无人小径。小姑娘不小心被一只马蜂给蜇了。你看问诊重不重要？

再比如，我们给一个中年男性看病，诊得滑脉，舌略红，苔黄腻而厚。结合他有腹胀、厌食、嗳气酸腐、大便不爽等症状，很容易考虑到是伤食证。但患者具体是伤于什么食物呢？却只能通过问诊得知。伤于米面用炒二芽（即炒麦芽和炒谷芽），伤于肉食用炒山楂，伤于酒食用神曲、葛花，这样的治疗就更有针对性了。

就问病因而言，原文列举了"忧患""饮食""起居""草木金石、禽虫诸毒"等因素。这些因素基本上概括了常见病因，也为我们在临床上问病因提供了一个基本思路。

"不先言此，卒持寸口，何病能中？妄言作名，为粗所穷。"这句话的"卒"字用得好。"卒"通"猝"，《说文解字》说："猝，犬从艸暴出逐人也。"形容很突然的样子。用"卒持寸口"来形容这位医生慌慌张张地把脉的样子，真是形象极了。

说明什么问题？说明这个医生的水平其实也有限得紧。这种医生是看不出疾病的真相的，于是只好胡乱编造一些病名来欺骗病人。这种"妄言作名"的行为，只能让医生和病人陷入困境，怎么可能治得好病呢？"为粗所穷"就是被粗鄙的医术所困，陷入困窘之境况。

四、闻诊

> 五脏者，中之守也。中盛脏满，气胜伤恐者，声如从室中言，是中气之湿也。言而微，终日乃复言者，此夺气也。衣被不敛，言语善恶，不避亲疏者，此神明之乱也。仓廪不藏者，是门户不要也。水泉不止者，是膀胱不藏也。得守者生，失守者死。（《素问·脉要精微论》）

（一）五脏者，中之守也

这段经文讲了闻诊和问诊的一些例子，从中论述诊法之要，在于从证候推断脏腑病机。

闻诊是经常会被忽视的一类诊法。有一次在给学生讲四诊合参的时候，有学生说："老师，闻诊是不是不太常用？"其实，闻诊不是不常用，而是太过于"润物细无声"了，经常是我们不知不觉地用了，自己还不知道。正因为这个缘故，用闻诊来诊断疾病有时候就显得非常神奇，给人一种"生而知之"的感觉。

比如，宋代儿科名医钱乙曾经有个故事，说是有个大户人家请钱乙去给家中的小孩看病。钱乙看完小病人以后，说："小孩的病并不重，开几天药吃，很快就会好起来。但是不晓得隔壁的孩子是谁家的，好像病得很重。"家长回答说是患儿的孪生弟弟，这两天光顾着照顾他得病的哥哥了，对他关注得少，这会儿正闹脾气呢。钱乙很严肃地说："病儿的病情并不重，屋里正在哭的那个倒是病重将死，还是赶紧抱出来我看看吧。"家长以为钱乙贪图多得一份诊金，故意危言耸听，就委婉地拒绝了。钱乙也没有办法，只能先回去了。结果没过几天，那家人急急忙忙地来请钱乙，说上次那个小儿果然如钱乙所说，突发大病，已经危在旦夕了，请钱乙赶快上门救治。但还没等钱乙赶到，小孩就去世了。自此一事，钱乙医名更盛。这个故事听起来很神奇，其实就反映了钱乙对闻诊非常精通。

回到这段经文。"五脏者，中之守也。"《类经》注曰："五脏者各有所藏，藏而勿失则精神完固，故为中之守也。"意思是五脏藏精气，故为在内之守护。"中"在这里是"在内""在里"的意思。既然五脏这么重要，我们在诊断疾病时，就要善于通过分析各种症状来判断五脏的情况。下文就举了几个例子。

"中盛脏满，气胜伤恐者，声如从室中言，是中气之湿也。""中"指胸腹之内，"脏"即脏腑，"盛"和"满"都是胀满之意，这是说胸腹胀满之症。"气胜"是呼吸声重，在这里代指喘息。"伤恐"是指因恐而伤肾，肾主水，肾伤不能主水，则水气上逆而为喘息。《素问·逆调论》说："肾者水脏，主津液，主卧与喘也。""声如从室中言"，就是说声音含混不清，好像是在另一个房间里说话一样。这些症状反映了体内有水湿之邪，困阻胸腹诸脏，所以说"是中气之湿也"。那么这个"中气"就是指脏腑之气，而不是专指中焦脾胃。

"言而微，终日乃复言者，此夺气也"，是指说话声音很低，一整天也说不了两句话。这种情况是肺气大虚的表现。"夺"是丢失的意思，"夺气"是指气大虚。肺出音声，所以说是肺气大虚。

《香草续校书》是清代经学大师于鬯的著作。他在这本书里对《内经》里的一些经文进行了校勘，其中就包括这段经文。于鬯认为，"'日'字当衍""……终者，一言一语之终，非终日也"。这样的话，就是"终乃复言"，文义大变，是指声音低微，反复说同样的话。这个症状称作郑声。《伤寒论·辨阳明病脉证并治》说："实则谵语，虚则郑声。郑声者，重语也。"这也是正气大虚的表现。

其实，无论校勘不校勘，本条所指病机都是类似的，就是声音低微、说话断断续续的这种症状，反映的是气大虚的病证。这种情况在临床上还是很常见的。很多病人说话声音很低微，长一点的句子都很难一口气说完。这个往往是气虚，尤其是肺气虚的表现。如果是郑声，那就多半是心气虚了。

"衣被不敛"，是说衣服、被子都不晓得收拾整齐，甚至弃衣被而去。"言语善恶不避亲疏"是说言语错乱，虽对至亲之人也恶语相向。这属于神明内乱，是狂病的表现。这类症状在《内经》多处都有记载，比如《素问·阳明脉解》说："弃衣而走，登高而歌，或至不食数日，踰垣上屋，所上之处，皆非其素所能也。"还有《灵枢·癫狂》说："狂始发，少卧不饥，自高贤也，自辩智也，自尊贵也，善骂詈，日夜不休。"他们的病机都是类似的，为热邪内盛，扰动心神，神明内乱所致。《素问·病能论》提出用生铁落饮来治疗。

"仓廪不藏者，是门户不要也。"《黄帝素问直解》注得简单明了："若仓廪不藏而洞泄者，是魄门幽户之不要也。""要"通"约"，就是约束的意思。老是洞泄（拉肚子），这是由于门户失于约束的原因。但门户为什么会失于约束呢？《类经》说："门户不能固则肠胃不能藏，所以泄利不禁，脾脏之失守也。"认为"门户失要"主要是脾虚引起的。

"水泉不止"就是小便不禁，或者是尿失禁，或者是遗尿。这是"膀胱不藏"引起的。但膀胱是六腑，本来就是传化物而不藏的，何以收藏"水泉"呢？所以《素问经注节解》说："是膀胱不能收藏，然其所以不能收藏者，则皆肾虚，气不能摄之故也。"将本病的根源归结于肾，这是符合临床实际的。比如治疗小便不禁的经典方菟丝子散，即以补肾之菟丝子为君药，合温、补、涩三法而组方。

治小便多，或不禁，菟丝子散方。

菟丝子（二两，酒浸三日，曝干，别捣为末） 牡蛎（一两，烧为粉） 肉苁蓉（二两，酒浸一宿，刮去粗皮，炙干用）附子（一两，炮裂，去皮脐） 五味子（一两） 鸡肶胵中黄皮〔二（三）两，微炙〕

右件药，捣细，罗为散。每于食前，以粥饮调下二钱。（《太平圣惠方·卷五十八》）

菟丝子散在很多方书中都有，方剂组成各有少许的不同，我们选的这段记载是《太平圣惠方》里的。方中用菟丝子补肾固涩，肉苁蓉温肾，再加附子以助温阳之力，牡蛎、鸡内金、五味子以助固涩之力。全方以补为主，兼以温涩下焦，所以可以治疗肾阳不足、失于固摄的小便失禁诸病。我经常用这个方子治疗尿失禁患者，效果确实不错。

记得有个女病人，因为压力性尿失禁来就诊，后来就住院做了"尿道中段无张力悬吊术"，这是西医治疗压力性尿失禁的标准方案。结果手术后下床的第一天，她刚走到洗手间想要洗脸，没想到稍一用力，小便"哗啦"一下全流出来了。这和没手术差不多。患者很绝望，只好来找中医治疗，我给她用的就是这个方子。吃了大约两个星期，就有明显的效果，只要不太用力，就不会漏尿。后来断断续续又治疗了几个月，最好的时候，她可以做到基本不漏尿。但是她从事的工作是重体力劳动，回到工作岗位以后又有复发。反过来说，长期的重体力劳动，也是她脾肾阳气大虚的病因，这个病因不解除，确实很难有持久之效。

（二）得守者生，失守者死

既然五脏为"中之守"，那么五脏功能正常，则得其守；五脏精气、神气外泄，则失其守，此时正不胜邪，则病进而危。所以《类经》说："五脏得守，则无以上诸病，故生；失守则神去而死矣。"这就是"得守者生，失守者死"的含义，实际上是再一次强调了五脏精神内守的重要意义。

五、察色按脉，先别阴阳

善诊者，察色按脉，先别阴阳。审清浊，而知部分；视喘息，听音声，而知所苦；观权衡规矩，而知病所主；按尺寸，观浮沉滑涩，而知病所生。以治无过，以诊则不失矣。(《素问·阴阳应象大论》)

"善诊者"的这个"诊"，是泛指所有的诊法，并不限于后面说的"察色按脉"，而是望闻问切，尽在其中。如马莳所注："诊之为义，所赅者广，凡望闻问切等法，皆可以言诊也。"这种"善诊者"，诊病水平当然是非常之高了。他们的诀窍是什么呢？是"察色按脉，先别阴阳。"

和前面的"诊"字一样，这里的"察色按脉"也只是一个代称，是代指所有诊法，并不限于望、切二诊。也就是说，诊法的关键之处，就在于分别阴阳。从阴阳学说的角度讲，这是在强调阴阳学说在诊法上的运用。但从诊法来说，这句话却是道出了诊法至真至重的一点。我们采用望闻问切也好，吸收现代医学的诊察手段也好，其目的就是在于发现疾病的真相。真相是什么呢？我们不能像陶渊明一样，吟一句"其中有真意，欲辨已忘言"。我们必须得从认识观、方法论的层次回到意识和文字的层次，对这个所谓的"真相"做一个概括。而中医概括这个"真相"的唯一方法就是"阴阳"。何止是诊法上要先别阴阳，治法、方药、针刺无一不是先分阴阳。这当然是有哲学基础的，但更重要的是有实际应用意义。正因为诊法、治法、方药都分阴阳，所以诊、治、方、药就能一以贯之，阳病治阴，阴病治阳，形成一个完整体系。从临床来说，这个体系的开端，就是诊法上的阴阳。

所以，"察色按脉，先别阴阳"的重要性，不仅在于它是我们识别疾病真相的最直接方法，还在于它是连接后续治法、方药的基础。无论何种疾病，四诊之后，都可以对其阴阳属性进行区分，绝无例外。只有把阴阳属性先明确下来了，才可能进一步分析寒热、表里、虚实等特性。

比如色诊，黄、赤为阳，青、黑、白为阴；脉诊则是浮、数、实、大为阳，沉、迟、虚、小为阴；闻诊以声高气粗为阳，声低气怯为阴；问诊所得诸症，亦各有阴阳。这样的内容之所以举不胜举，是因为但有一症，即有阴阳之分。把握这个基本观点，我们在诊病的时候就能直击本质，而不至于被表象迷惑。

那么"先别阴阳"的具体方法又有哪些呢？照旧还是举例子。为什么说是举例子呢？因为下面这四句话既没有概括所有诊法，也没有按四诊分别排列，只是对临床常用诊法的意义举了一些例证。因为言辞过于优美，以至于我们已经习惯于用这句话来指代四诊合参了。

"审清浊，而知部分。""清浊"是病色之清、浊，望诊十法以清、浊分阴阳。而这里的"知部分"是说清、浊之色见于何处，则知病位所在。例如准头色红，则知病在脾。其色清则病为阳，其色浊则病为阴。

"视喘息，听音声，而知所苦。""视喘息"，是观察病人呼吸之体态，是气短不足息，还是善太息，或者"胸盈仰息"，各个不同。这是望诊的内容。还有闻诊的内容，"听音声"包括了声音的自身特点，比如"声如从室中言"，或是"言而微，终乃复言"，或是"言语善恶，不避亲疏"。另外也包括了声音所反映的内容，这就是问诊。既然听得仔细，问得认真，当然就能细辨病人所苦之处。

"观权衡规矩"主要是指切脉。《素问·脉要精微论》说："四变之动，脉与之上下，以春应中规，夏应中矩，秋应中衡，冬应中权。"所以这里就以权衡规矩来指代四时脉象。四时与五脏相对应，所以知四时脉象之常变，就可以推知病变所在何脏，故而能"知病所主"。

"按尺寸，观浮沉、滑涩，而知病所在。"浮沉是借指脉象，滑涩是借指诊尺肤。诊寸口脉，按尺肤，则可以诊得疾病所生。

这四句经文读下来一气呵成，完全是一个整体。那我们理解的时候，也不能把它们割裂开来。所谓的知病所苦、所在、所主、所生，其实是一种互文的结构，也就是结合以上的"审清浊""视喘息，听音声""观权衡规矩"和"按尺寸，观浮沉、滑涩"，就可以探知病机，明确其病因、病机、病性等病理元素。

通过这样的四诊合参，医者就能明确病机，然后据此立法施方，就有针对性，而不会产生差错。所以说"以治无过，以诊则不失矣"。

六、虚实以决死生

黄帝曰：余闻虚实以决死生，愿闻其情。岐伯曰：五实死，五虚死。帝曰：愿闻五实五虚。岐伯曰：脉盛，皮热，腹胀，前后不通，闷瞀，此谓五实。脉细，皮寒，气少，泄利前后，饮食不入，此谓五虚。帝曰：其时有生者，何也？岐伯曰：浆粥入胃，泄注止，则虚者活；身汗得后利，则实者活。此其候也。（《素问·玉机真脏论》）

有人讲，"决死生"是中医看病的最高境界。比如，《针灸甲乙经·序》中记载，张仲景望王仲宣之色，说他四十岁将发病，具体表现是掉眉毛。眉毛掉上个半年以后，就得死了。王仲宣不相信，不肯吃张仲景的药。后来果然在四十岁就发病死了。无论这个故事的真假，反正听上去挺神，感觉很高级的样子。

实际上，做医生最紧要的一件事就是"决死生"。为什么呢？如果一个医生连病人的大致预后都看不出来，就妄开方药，一旦病人猝然而死，于病者当然是巨大灾难，死有不甘；于医者来说，那就是庸术害人，难脱干系。假设我们可以知道这个病人已属危证，就可以投入更多的精力，给予更周密的观察、更周到的治疗，或许还能救人命于万一。这样的例子实在太多了，即使是名医，也常常吃到没能明辨死生的亏。

江苏省的著名儿科专家、老中医江育仁在《名老中医之路》里回忆过他的一次医疗教训，就充分说明了掌握"决死生"的知识，并且时时有"决死生"的意识是多么的重要。

　　曾治一患儿，五个月，因泄泻三天，干恶不进乳食而就诊。此时患儿"安睡"在摇篮里，既不哭，又不闹，颇似"安静"，两目张开，若有"左右盼顾"之状，微有摇首，额有微汗，前囟不高，舌干，偶有弄舌状，肌肤干滑，并不灼热，肢端欠温，呼吸时不粗亦不急，偶有叹气状。询之家长，云：前两天大便如稀水，日夜二十余次，刻已减少，夹有绿色黏液，本有哭闹烦躁，现已安静，唯有干恶不食。当时其家长认为病情已在好转，再服些药，可以好得快一些。而我未细致审察，仅凭家长代诉而处方，不料家属上街买药尚未回来，而孩子已经死了。第三天消息传来，外面沸沸扬扬地对我评头论足："连快要死的人都看不出来，还医得好病？"（《名老中医之路》）

　　在《内经》中，涉及"决死生"的经文很多。我们选的这条是比较有名，也比较好懂的，主要是从虚实的角度来"决死生"。

　　开篇黄帝就问："余闻虚实以决死生，愿闻其情。"意思是说，我听说虚实之证，可以决死生，您能给详细介绍一下吗？于是岐伯详细介绍了五实、五虚的病状及预后判断方法。

　　首先，我们要了解一下什么是"五实""五虚"。所谓五实、五虚，就是五脏实和五脏虚。正如王冰所说："五实谓五脏之实，五虚谓五脏之虚。"但这样就有一个问题："五实死，五虚死"，是但见一症便是死证呢？还是必须五实或五虚齐备才是死证呢？当然是后者。马莳说："然必五实、五虚各备，方可曰死；而虚实只见一证，未可以轻决也。"五脏主藏精，五脏受病，无论虚实，都是严重的病证。《素问·阴阳应象大论》说：

"治五脏者，半死半生也。"现在五脏俱病，当然预后比较差了。

具体来说，五实的症状是"脉盛，皮热，腹胀，前后不通，闷瞀"，五虚的症状是"脉细，皮寒，气少，泄利前后，饮食不入"。既然是五脏之虚实，而这些症状又恰好都是五个一组，我们不难想到是一症对应一脏。我们分别来看看，是不是这样。

先看五实。"脉盛"，心合脉，脉来盛大，是心盛之象；"皮热"，肺合皮毛，皮肤发热，是肺实之象；"腹胀"，脾之外应在大腹，腹部胀满是脾实之象；"前后不通"，肾开窍于前后二阴，大小便秘而不通，则肾实之象；"闷瞀"，肝经贯膈而上，昏闷不堪，是肝实之象。五脏皆实，故为死证。

也有人从五个症状出发，阐释其预后必然较差。比如《灵素节注类编》就认为："脉盛，皮热，腹胀，是邪盛于表里也，前后便不通则邪结无出路，而昏瞀躁闷，则元气绝而死，名五实也。"这是完全从临床角度进行分析，也很有道理。

再来看五虚。"脉细"，是心虚；"皮寒"是肺虚；"气少"，是指精疲力竭的样子，肝为"罢极之本"，所以这是肝虚之象；"泄利前后"是肾虚；"饮食不入"是脾虚。

单从症状上分析，这段经文其实很好理解。而且这么分析过以后，也很容易记忆——就按五脏来记就可以了。

但这段经文最有意思的却不是五实、五虚的具体表现，而是如何判断预后，及其背后所反映的思想。即使出现了"五实""五虚"，病人也不是必死，仍然有好转乃至痊愈的。对于"五虚"患者来说，"浆粥入胃，泄注止，则虚者活"。"浆粥"是指像米汤、稀粥一类容易消化的流质饮食，这类食物有养胃气的作用。若是食用"浆粥"之后，脾气渐苏，而肾气渐固，"泄利前后"的症状消失，则气血有化源，元气得以渐复，病人因而有一线生机。

从行文上看，"浆粥入胃"是在"泄注止"之前的，必是先能进饮食，然后肾气才有复苏的可能。而从临床上看，危重病人，设若胃气尚存一线，浆粥有可进之机，那生机还不算完全断绝。如果胃气已败，水谷难进，那就真的是危在旦夕了。

我们经常讲《伤寒论》最重胃气，有"留得一分胃气，便有一分生机"的说法。其实《内经》才是重胃气思想的源头。除了脉诊以外，《内经》重胃气的思想在生理、病理、治疗、预后、养生等各个方面都有体现。尤其体现在胃气对"决死生"的预后判断的重要性上，如《素问·平人气象论》说："人无胃气曰逆，逆者死。"还有《素问·玉机真脏论》说："胃气不能与之俱至于手太阴……故曰死。"五脏皆受胃中水谷之气以养，现在虽然五脏俱虚，但倘若胃气尚存，能受"浆粥"而运化精微，那么就有一线生机。而我们在治疗这种五虚证的时候，也就必须把"护胃气"放在最重要的位置上。

"身汗，得后利，则实者活。""身汗"，是邪从表出，说明在表之阴阳和；"得后利"，是邪从二便而出，说明在里之阴阳和。"邪气盛则实"，五实的治疗重点还是在于祛除邪气。对邪气致病的治疗，最要紧的是使邪气有出路。得"汗"与"后利"，是邪气外出的表现。邪气得去，则正气自安，所以"实者活"。这句经文提示我们在治疗实证时，务必要给邪气以出路。

第十五讲 治 法

一、治法总纲

谨守病机，各司其属，有者求之，无者求之，盛者责之，虚者责之，必先五胜，疏其血气，令其调达，而致和平。(《素问·至真要大论》)

这段经文是紧接在"病机十九条"之后的，因为提出"谨守病机，各司其属"这个治则总纲，所以常被后世引用，作为中医的治法总纲。而这个"病机"的含义，当然也就与前文"审察病机，无失气宜"中的"病机"是一致的，系指疾病发生、演变过程中最关键的环节。但就《至真要大论》来说，主要内容是论述六气的变化及其致病和诊治规律。所以这里的病机，在原义上更偏重于指六气之变所致疾病的机制。这样，我们就可以理解"各司其属"的含义了。

"各司其属。""司"是审查之意，"属"指归属。意指分别审察病人的致病之机归属何处。这不就是"审察病机"的意思吗？"谨守病机"是强调病机的重要性，"各司其属"还是在强调病机的重要性。甚至有人说，病机包括病因、病位、病性、病势等不同方面，"各司其属"就是强调要把病机的这些特性都了解清楚，才可以有针对性地立法、用方。这个说法当然没错，也很适合初学者理解，但并不符合《内经》原义。《内经》行文至简，一般是不会重复地说同一句话的。所以"各司其属"应当另有深意。

回到"病机十九条"。我们之前已经说过，这十九条都是举例说明六气致病的病机。所以"各司其属"当指分别审察疾病的发生原因归属于六气中的何气。正如黄元御在《素问悬解》中所云："各司其属，谓六气各主司其所属之病。"

"有者求之，无者求之。"这里的"有、无"是针对什么来说的呢？

有人认为是病证之有无，例如《素问经注节解》说："有、无皆以证言，人但知有是证之为病，而不知无是证之为病，或隐伏也。故即于有者求之，尤当于无者求之也。"

有人认为是邪气、正气之有无，例如《黄帝内经素问集注》说："有者，谓五脏之病气有余；无者，谓五脏之精气不足。"认为邪气有余为"有者"，正气不足为"无者"。

有人认为是心肾水火之有无，例如王冰认为："有无求之，虚盛责之，言悉由也。夫如大寒而甚，热之不热，是无火也；热来复去，昼见夜伏，夜发昼止，时节而动，是无火也，当助其心。"

　　有人认为是六气之有无，例如《素问灵枢类纂约注》说："或有热有湿，或有风有寒……或无水，或无火，或非热，或非寒。"

　　有人认为是病机十九条中是否提及，如《素问悬解》说："有者求之，即上文所谓求其属也。"

　　说法很多，莫衷一是。但如果我们能理解"各司其属"是审察病机归属六气之变，问题就很简单了。六气之变当然重要，当然是引起疾病的重要因素，但是不可能以此概括所有疾病的病机。"谨守病机……"这段经文，是《至真要大论》引用上古文献《大要》的。《大要》在本篇共出现五次，都是在讲五运六气。那么，六气可以致病，五运也会致病。所以这里"有无"应当是指有无六气的胜复变化。

　　"盛者责之，虚者责之"，是说无论实证、虚证，都要仔细分析，搞清楚虚实之证形成的机理。在疾病的六气归属、其发病有无六气胜复的因素、是虚是实、因何而来等关键问题弄明白了以后，就可以确立治法了。具体的原则就是"必先五胜"。王冰注："五胜，谓五行更胜也。"意指治疗疾病时，必须根据五行生克乘侮的基本规律来制定治则。五行是中医认识世界的基本方法论。天之五运，地之六气，人之五脏，都可以归于五行。因此，根据它们之间五行更胜的规律来确立治法，就可以抓住核心，纲举目张，最终达到"疏其血气，令其调达，而致和平"的目标。

　　"疏其血气"，"疏"是疏通的意思。人身气血，贵在流通。邪气入客人体，必然导致气血不畅，而生百病。因此，治疗疾病的时候，首先就要想办法让血气正常流通，这就是"令其调达"的意思。气血畅达，则肢体得养，脏腑得安，阴阳平和，疾病得愈。

二、诊治疾病的基本要求

审其阴阳，以别柔刚，阳病治阴，阴病治阳。定其血气，各守其乡，血实宜决之，气虚宜掣引之。（《素问·阴阳应象大论》）

（一）审其阴阳

阴阳是天地万物的根本。《素问·阴阳应象大论》曰："黄帝曰：阴阳者，天地之道也，万物之纲纪，变化之父母，生杀之本始，神明之府也。治病必求于本。"这个"本"，就是阴阳。具体到临床实践中，就是诊法必须本于阴阳，治法也必须本于阴阳。依据诊法所见，知病之阴阳，再分别治之。这段经文就是讲治法必本于阴阳。

"审其阴阳，以别柔刚"，这里的"阴阳"主要是指病位概念。腑为阳，脏为阴；表为阳，里为阴；上为阳，下为阴；如此等等，以此类推。审察脏腑表里、上下内外之病位的目的是什么呢？是要明白疾病的阴阳属性。所谓"柔刚"，实际上也是代指阴阳。《类经》说："形证有柔刚，脉色有柔刚，气味尤有柔刚。柔者属阴，刚者属阳。知柔刚之化者，知阴阳之妙用矣，故必审而别之。"

明辨疾病的阴阳属性以后，就可以有针对性地进行治疗，就是所谓的"阳病治阴,阴病治阳"。按《内经》原义,这里的"阳病治阴,阴病治阳"主要还是指部位而言。如王冰所注:"所谓从阴引阳,从阳引阴,以右治左,以左治右者也。"但疾病的阴阳属性显然不仅包括病位,还包括病因、病性、病势等多个方面。所以后世把此句拓展成为基于阴阳的普适治则。如《黄帝内经素问吴注》说:"刺法有从阴引阳,从阳引阴;汤液有阳盛养阴,阴盛养阳,皆谓之阳病治阴,阴病治阳。"从这个角度看,所有调和阴阳的治法都可以包含其中了。

(二)定其血气

"定其血气,各守其乡",这两句还是在强调辨别病位。"乡",是所在之处的意思,这里是指病位。"各守其乡"就是分别确定不同疾病的病位。《类经》注曰:"病之或在血分,或在气分,当各察其处而不可乱也。"这是说临床诊断的重点在于辨别气血病位,要搞清楚疾病是在气分,还是在血分。王冰注曰:"乡谓本经之气位。"则是说在气血之外,还要强调经络所属。实际上,原文既然说"定其血气",那肯定首先是在强调气分、血分之别,但推而广之,脏腑、经络、四肢、百骸都应该包括在病位辨析的范围之中。

辨清病位是确定治法不可或缺的重要前提。只有病位明确了,治疗才能有针对性。比如温邪伤人,先在卫分,渐入气分,这都是广义的气分。如果病情没有得到及时的治疗,温邪进一步深入,就会深入营分、血分,这是广义的血分。在卫分,可以发汗;在气分,可以清热;在营分,可以清营,也可以透热转气;在血分,就必须凉血活血。如果不分清温邪所在,不知道病在气分还是血分，就无法准确治疗疾病。

而从更广义的角度上讲，一切疾病，无论外感、内伤，都只有在明确病位以后，才能知道应当如何治疗。比如头痛，就有病在太阳、阳明、少阳、厥阴、少阴的不同。病在太阳者，痛在枕项；病在阳明者，痛在前额；病在少阳者，痛在头角两侧；病在少阴者，痛则连齿；病在厥阴者，痛在颠顶。辨清了病位所在，就能分经用药以治头痛。张元素的《医学启源》说："头痛须用川芎，如不愈，各加引经药。"像这样的例子还有很多，比如在原文中就举了一对例子："血实宜决之，气虚宜掣引之。"

"血实"是血壅脉内，或溢于脉外而不行。"决"，本义是水流，后来引申为排除阻塞物以疏通水道。"血实者宜决之"是指祛其实邪，以使血流通畅。《黄帝内经素问吴注》曰："血实，邪气凝结于血，血瘀血实也，宜决破其经而出之。"具体用什么方法呢？在这里主要是指用针和砭石一类的器具来放血、破瘀。如《黄帝内经太素》所云："泻乃用针刺去实血。"

对中医来说，刺络放血可以称得上历史悠久。早在马王堆出土的《五十二病方》中就有相关记载，称为"启脉"。《内经》里有很多用刺络放血的治疗方法。比如我们前面讲水肿治疗时提到的"去宛陈莝"。再比如在《素问·刺腰痛》中也有多处记载刺血的治法："足太阳脉令人腰痛，引项脊尻背如重状，刺其郄中。太阳正经出血，春无见血。"不但记载了用刺血的方法治疗足太阳经病所致腰痛，还特别提出刺络放血的禁忌：在春天的时候，不可以用这种刺络放血方法治疗足太阳经病的腰痛。

　　"气虚者宜掣引之。""掣"就是提的意思。《内经知要》说："提其上升，如手掣物也。""引"是牵引，引导之意。《类经》说："气虚者，无气之渐，无气则死矣，故当挽回其气而引之使复也。如上气虚者升而举之，下气虚者纳而归之，中气虚者温而补之，是皆掣引之义。"因此，"掣引"主要是指以针引气，从而达到调补经气的刺法。如果是用药，则温、补、升提等顺应气机之性的治疗方法，都可以称为"掣引"法。因为气属阳，喜升，所以气不足，不但可以直接用补益的方法来治疗，也可以用温养、升提的方法"顺其性以为补"，这就是"气虚者宜掣引之"的意思。

　　对于这句经文用得最得心应手的，当然首推补土派的代表人物李杲了。他创立的名方"补中益气汤"，不但用黄芪、人参、白术以补气，更使用升麻、柴胡等药物以升提气机，以顺应脾气升清的特点。不但对中气下陷的病人有效，补脾胃的效果也非常好。李杲的其他一些名方，例如升阳益胃汤、益气聪明汤都充分展现了他重视脾气升清之性、善用升提掣引之法的特点。

　　当然，只要能让气机升提，既不用药，也不扎针，也可以使用掣引法。比如《古今医统大全》就指出："掣引，犹言升提也。脾胃不足，阳气下陷，而用升提之药，补中益气之类是也。又导引家使其气行通畅亦是。"用补中益气汤当然很好，可是导引法也不错。八段锦的第一式"双手托天理三焦"，不就有升提气机的效果吗？

（三）治则举例

病之始起也，可刺而已；其盛，可待衰而已。故因其轻而扬之，因其重而减之，因其衰而彰之。形不足者，温之以气；精不足者，补之以味。其高者，因而越之；其下者，引而竭之；中满者，泻之于内；其有邪者，渍形以为汗；其在皮者，汗而发之；其慓悍者，按而收之；其实者，散而泻之。（《素问·阴阳应象大论》）

这段经文是在举例说明"审其阴阳，以别柔刚"的具体治则。在《阴阳应象大论》原文里，这段经文是在"审其阴阳，以别柔刚"前面的，我们这里把顺序倒了一下。先讲了总纲，再来看具体举例，会比较容易理解一些。

1. 病之始起也，可刺而已；其盛，可待衰而已

"病之始起也，可刺而已。"疾病的发展，一般都要经历一个由表入里的发展过程。同样是在《阴阳应象大论》，有"善治者治皮毛，其次治肌肤，其次治筋脉，其次治六腑，其次治五脏"的说法。病在经脉之中，是病位相对较浅的，属于病之始起的阶段，此时以针刺方法治疗是最合适的。所以《类经》说："凡病之始起者，邪必在经络，故可刺之而已。"

"其盛，可待衰而已。"这个主要是针对疟疾这类具有周期性特点的疾病，当病势正盛的时候，就不要正面对抗，以免损伤正气，应该待病势衰退以后，再顺势加以治疗。正如《黄帝内经素问吴注》所言："病邪方盛，则正气微，可待其衰也刺而止之，则不伤正气。"《黄帝内经太素》曰："病盛不可疗者，如堂堂之阵，不可即击，待其衰时然后疗者，易得去之，如疟病等也。"

自从《黄帝内经太素》以"疟病"举例之后，各注家都喜欢用"疟病"做例子来解释这句话。但也有持不同意见的。比如《类经》就说："及其既盛，则必待其盛势衰退而后已。已者，止针止药之谓，即《五常政大论》所谓十去其八、十去其九之意。"张介宾对这句话的理解与前面那些医家就完全不同。他认为病势较盛，不但要治，而且要坚持治疗，直到病势衰退才可以停止。

这两种不同的观点并不矛盾。因为它们的适用范围并不一样。待病势衰退以后再治疗，只能适用于具有周期性特点的疾病，比疟疾、潮热、盗汗、月经病、季节性疾病等。如果是持续进展的疾病，不及时治疗的话，疾病根本就不会自行衰退，"待衰而已"就无从谈起了，一味等待，只能是贻误战机。而张介宾的说法，正适用于进展性疾病。当其病盛之时，不但要治疗，而且要持续跟进，直到病情确实得到缓解为止。我们要注意的是，这种持续治疗过程中，必须要根据病情变化，随时调整治法，以契合病机，不能犯刻舟求剑的错误。

2. 因其轻而扬之，因其重而减之，因其衰而彰之

"因其轻而扬之。""扬"，是发散的意思。《类经》注曰："轻者浮于表，故宜扬之。"这个轻，是指病邪轻浅。轻浅之邪，多居于表，所以用发散的方法来治疗。这样理解的话，我们很容易联想到，这个"轻而扬之"，莫非就是汗法？还真有人这么说的。《素问灵枢类纂约注》的注解就很直白："汗而散之，不使传变。"但是，发散的方法也有很多，肯定不止汗法一种。比如《伤寒论辨证广注》说的范围就更广一些："谓吐、汗，以发扬寒热之邪也。"

也有人强调"轻而扬之"主要有轻清上扬的意思。只有那些气味轻薄之剂，才称得上是"扬"。例如《素问识》说："因其邪气轻浮于表，而用气轻薄之剂，而发扬之。如伤寒一二日用葛根之类是也。"

"因其重而减之。"这里的"重"与前文之"轻"相对，是指邪气深重。《素问经注节解》说："重者病邪深入也，势难顿去，先其急者，令其渐减，毋伤于激。"对于邪气深重之病，则当以泻法令邪气渐减。

"因其衰而彰之。"这个"衰"和"彰"分别指代什么？注家观点不一样。有认为是指代邪气的，例如《黄帝内经素问集注》的观点："因其病势少衰，而彰逐之。……避其来锐，击其隋（惰）归，此之谓也。"《黄帝素问直解》也支持这个观点，认为："因其衰减而彰明之，乃衰而刺已之意也。"这一派的观点是随着邪气渐衰，就应该想办法祛除邪气，帮助邪气进一步衰退，则邪退而正复，疾病得愈。

有认是指代正气的。例如《类经》说："彰者，补之益之而使气血复彰也。"这一派的观点是因为有正气衰弱，就应该补益正气，使气血复盛，而得以彰明正气。

还有认为是邪衰而正气彰的。例如王冰注："因病气衰，攻令邪去，则真气坚固，血色彰明。"当邪气渐衰之时，顺势攻邪，则正气坚固而气血彰明。

这三种解释都关注正邪的关系，都强调祛除邪气，扶助正气，只是理解角度不同而已。从医理上讲，三说都可以并立。但从经义理解的角度上讲，只能是仁者见仁，各有千秋了。

3. 形不足者，温之以气；精不足者，补之以味

在所有这些治法举例中，这两句经文的"被引率"应该是最高的了。文义很简单，就是形体不足的人，用气厚之品以温之；精血不足的人，用味厚之品以补之。道理何在呢？还在从同气相求来的。就形和精来说，形为阳，精为阴；气和味来说，气为阳，味为阴。以阳补阳，以阴补阴。所以《类经》说："形不足者，阳之衰也，非气不足以达表而温之……精不足者，阴之衰也，非味不足以实中而补之。"对于这两句经文，最有意思的地方是如何具体应用于临床。

阳气虚衰的病人，往往会因为阳气不足以充养形体而表现为形体的不足，这个时候可以用气厚的药物如黄芪、人参、附子之类温阳。但是我们熟悉的情况不是"胖人多阳虚"吗？这是对"形"的理解有偏差了。这里的"形"是与"精"相对而言的，精藏于里为阴，形施于外为阳。所以形不足，其实是指表不足。既包括表气不足，也包括在外所见之形体不足。例如《类经》说："故形不足者，阳之衰也，非气不足以达表而温之。"既然要"达表而温之"，那么这儿的"形"乃"表"之意是非常明显了。

另一方面，《内经》所谓"形不足"，未必指形体胖瘦，也指形体是否充盛。

一个典型的例子是《素问·汤液醪醴论》说水肿是"气拒

于内，而形施于外"。这个时候，病人的身形肯定是肿胀而胖大的，但"形"是否充盛呢？不充盛！此时正是一种"形不足"的表现，是阴邪水气充斥于形体，阳气阻遏而不能温养，所以形体独施于外而不足。经过"开鬼门、洁净府"等方法治疗以后，水气得去，则"精自生，形自盛"，而水肿告愈。这类水肿病人就是虽然外形很盛大，但实际却是"形不足"，需要"温之以气"的典型例子。

当然，确实也有阳气不足而体瘦的情况。毕竟阳气的充养是气血调和、肌肉满盛的重要基础嘛。比如《金匮要略》的《痰饮咳嗽病脉证并治》篇讲痰饮证的表现是"其人素盛今瘦，水走肠间，沥沥有声"。为什么会"素盛今瘦"呢？不就是因为痰饮阴邪留于肠胃，水谷不化，气血不生吗？"病痰饮者，当以温药和之"，这和"温之以气"是不是有异曲同工之妙呢？

再比如，小建中汤证是不是也可以见到形体消瘦呢？方中桂枝、生姜等药物，也是性温气厚之品。所以"形不足者，温之以气"，主要是指表气不足，或形体不盛，可以用气厚之药、食以治之。

相对来说，"精不足者，补之以味"可能更好理解一些。精，泛指精血。精血不足之证，可以用厚味之药以填补之。这里的关键点是：有哪些厚味药可以有"补之以味"的作用，又有哪些厚味药可以担得起"补之以味"的名头？

所谓"味厚者为阴……味厚则泄"。典型的厚味药并不以补益而见长。《医学启源》讲气味厚薄时，味厚之药是以大黄为例的。这样的厚味药，当然不能补精血之虚。那么，哪些厚味药有填补精血的作用呢？甘则能补，味甘而厚，质地肥润的药物往往有填补精血的作用。比如熟地黄，《汤液本草》说它是"甘，微苦，味厚气薄"，所以能补精血。但同样是补血药，当归气味俱薄，所以就算不上是厚味填补药。其他如黄精、枸杞子、桑椹、芝麻都可以算得上是厚味填精药。这些都是草木之品。

我们平时讲得最多，用得最广的厚味填精却是动物药。这些血肉有情之品味厚而尤善补益精血，比如鹿茸、龟甲、鳖甲、淡菜、海参之类。各种的动物胶类药，更是填补佳品，比如鹿角胶、龟甲胶、鱼鳔胶、阿胶等。但是也有特例。黄明胶是黄牛皮熬的胶，善于补益气血，增长气力，但填精的效果并不好，一般就不把它作为填精药。而鱼鳔胶现在很难找到，往往就用鱼鳔来替代，也就是俗称的"花胶""鱼肚"。

用血肉有情之品以行厚味填补之用，在明清温补学派兴起后非常流行。尤其是叶天士，特别善于用这些血肉有情之品。由于这些医家的影响力太大，现在有一些医家就认为，只有血肉有情之品，才配得上厚味填补四个字。草木之药，是担不起"味不足者，补之以味"之盛名的。这其实也算是一个偏见。

4. 其高者，因而越之；其下者，引而竭之；中满者，泻之于内

此三句是讲治病要善于因势利导。因势利导是中医治病的重要思想之一，包括因病位、病性、病势等多方面特性而利导之。其中，最为我们熟悉的当然是因病位之势而利导之。病位在上者，借其势而发越之，是所谓"其高者，因而越之"。病位在下者，顺其势而利导之，是所谓"其下者，引而竭之"。病位在中者，上不可越，下不可竭，则取其中而泻之，是所谓"中满者，泻之于内"。

这三种治法在我们刚开始学中医的时候，老师就讲过，只是未必引用了这三句原文而已。但其应用之广泛、方式之灵活，却不是我们当时初学所能想象的。

"其高者，因而越之。"我们首先想到的肯定是涌吐法。一个非常有名的故事是关于叶天士和薛雪的——他们俩的传说特别多，很多是后人编的。但是无论故事真假，都蛮有意思，也能给我们启发。这个故事是说有一次，叶天士在出诊途中遇到一个病人，是非常典型的食积症，胀满难当，药食难下。因为病人药入即吐，完全无法用药，所以虽然诊断很明确，但叶天士却无法治疗，加之出诊事急，就让病人暂时不要用药，等他出诊回来再说。结果等他晚上回来再看这位病人时，却惊讶地发现病人已经好了。原来，他离开以后不久，正巧薛雪有事到这个村子来，乡民就请薛医生也给这个病人看看。薛雪听说是叶天士都没办法治的病，就非常感兴趣。一看到病人，就哈哈大笑说："叶天士真是浪得虚名，怎么连这个病都不会看。《内经》说：其高者，因而越之。这个病人应该用吐法呀。虽然药食不能入，用鹅翎扫喉取吐不就可以了吗？"于是，病人顺利得吐之后，腹中宽松，再服用薛雪开出的健胃消食药，人就感觉好多了。

其实，除了吐法之外，放血、取嚏、涌涎等治法都可以达到"因而越之"的目的。我们只要把握住"病位在上"这个关键点就可以了。比如，肝阳上亢之猝然昏厥症，是气逆在上。这个时候，可以采用耳垂放血的方法泻其血气，这是不是也是一种"因而越之"呢？实际上，耳垂放血这个简单的方法还可以治疗头痛、面瘫、咽炎、睑腺炎等很多疾病。有没有发现这些病的共同特点？它们都具有风火在上的共同病机。这不就是"其高者"吗？

取嚏法也是一种常见的"因而越之"方法。一般是将药物研末以后，涂在鼻孔下面，或者吹到病人鼻腔里去，让病人打喷嚏。我这么一描述，大家首先想到的是不是鼻烟？有一次我去昆明，看到他们那里有一个非物质文化遗产，居然就是鼻烟。在所有鼻烟店的门口，都会用很大的牌子，上面写着几个经典款鼻烟的主治范围，供游客选择。有开窍的，有醒神的，还有治头痛的，基本上也都是一些病位在上的疾病。

当然，取嚏也不是一定得用鼻烟这类外用药，也可以内服。比如王孟英的这则医案，就是用取嚏治疗上焦不宣，身体羸弱。

戊戌春，张雨农司马必欲孟英再赴环山，孟英因其受病之深，且公事掣肘，心境不能泰然，诚非药石之可以为力也，固辞不往。司马泣然哀恳，但冀偕行，旋署则任君去留可耳。并嘱赵兰舟再四代陈曲悃。孟英感其情，同舟渡江，次刿溪，司马谈及体气羸惫情形，孟英忽曰：公其久不作嚏乎？司马曰：诚然有年矣。此曷故也？孟英曰：是阳气之不宣布也，古惟仲景论之，然未立治法，今拟鄙方奉赠，博公一嚏如何？司马称善。遂以高丽人参、干姜、五味、石菖蒲、酒炒薤白、半夏、橘皮、紫菀、桔梗、甘草为剂。舟行抵嵊，登陆取药，煎而服之。驾舆以行，未及二十里，司马命从人诣孟英车前报曰：已得嚏矣。其用药之妙如此。(《王孟英医案》)

对于"因而越之"理解最深刻的，可能还是善用吐法的张子和。他在《儒门事亲》里明确提出："如引涎、漉涎、嚏气、追泪，凡上行者，皆吐法也。"这些方法也都属于"其高者，因而越之"的应用。

"其下者，引而竭之。"这主要是指用通利二便的方法，使在下之邪从下而出。这个方法我们其实用得特别多，只不过有的时候可能是"用之而不知之"罢了。比如我们用茯苓、猪苓这样的淡渗利湿药治疗水湿内停，用承气汤之类治疗肠腑结滞，其实都属于"引而竭之"的方法。明白了这一点，我们在使用这些治法的时候就可以更有针对性。比如，对于下焦湿热所致的遗精、白浊、阳痿等男科病症，即使病人没有淋沥不通的症状，我们也可以用滑石、萆薢、瞿麦、茯苓之类的利水通淋药，使湿热由前阴而去；即使病人没有便秘，我们也可以用虎杖、蒲公英、槟榔、大黄等通泻肠腑的药物，使湿热由后阴而去。

对于妇科病患者，因为胞宫居于下焦，所以还可以用通下瘀血的方法使寒、湿、瘀、浊之邪从前、后二阴而出。比如下血法，仲景用桂枝茯苓丸治妇人癥瘕，病人往往会经血增多，排出血块，而病亦随之而愈。不过，"引而竭之"用于妇科，可不止下血法，其他如祛痰、利湿、化浊等法皆可随证用之。比如孙文垣的这个医案：

温巽桥子妇,吴车驾涌澜公长女也。发热恶心,小腹痛,原为怒后进食,因而成积,左脚酸已十日矣。南浔有陈女科,始作瘟疫疗治,呕哕益加。又作疟治,粒米不能进,变为滞下,里急后重,一日夜三十余行。陈技穷而辞去,且言曰:非不尽心,犯逆症也。下痢身凉者生,身热者死;脉沉细者生,脉洪大者死。今身热脉大,而又噤口,何可为哉?因请予治。脉之,两手皆滑大,尺部尤搏指。予曰:症非逆,误认为疫为疟,治者逆也。虽多日不食,而尺脉搏指,《内经》云:在下者引而竭之。法从下可生也。即与当归龙荟丸一钱五分,服下,去稠积半盆,痛减大半,不食者十四日,至此始进粥一瓯,但胸膈仍饱闷不知饿。又与红六神丸二钱,胸膈舒而小腹软,惟两胯痛,小腹觉冷,用热砖熨之,子户中白物绵绵下,小水短涩。改用五苓散加白芷、小茴香、白鸡冠花、柴胡服之,至夜满腹作疼。亟以五灵脂醋炒为末,酒糊为丸三钱,白汤送下,通宵安寝。次日,精神清健,饮食大进,小水通利矣,而独白物仍下。再用香附炒黑存性,枯矾各一两,面糊为丸,每空心益母草煎汤送下二钱,不终剂而白物无,病痉愈矣。专科赧然称奇而服,录其案验而去。(《孙文垣医案》)

一个女病人因为生气以后复受食积,出现了发热恶心,小腹痛,左脚酸等症状。这本来是气滞食积的表现。当地医生却当成了瘟疫,误治之后,出现了"滞下"病。"滞下",即下利重坠、便出不畅之病。一天一夜,大便有三十多次。孙文垣根据她脉象滑大,尺部尤甚,断定病在下焦,宜"引而竭之",用当归龙荟丸。病人服后，"去稠积半盆"。这个"稠积"是从肠道还是子户而出，文中没有说明。但如果是从肠道而出，应该会用"得下""便出"等字眼。而且下文记载，经后续治疗后，"子户中白物绵绵而下"，说明这个"稠积"应当也是由子户而出的。因为"小水短涩"，孙文垣又用五苓散加味，遂使"小水通利"。最后用疏气涩脾收功，其病遂愈。这个医案治下焦湿热，用清肝泻下法，结果浊邪反而先后由子户、前阴而出，说明"引而竭之"的核心是使邪气顺势而出。二便通利、前阴流出秽浊之物等都只是邪气外出的表象，而非治疗目的。

对于男科病人，还有一类特有的治法，就是通精法。对于一些败精瘀阻的患者，采用活血通精的方法治疗时，也常常会伴有腹泻或小便增多，尿色变黄，尿出浊物，甚至遗精的症状。这些都是成功地"引而竭之"的外在表现，只要病人没有其他异常表现，就不用担心。临床上治疗因精瘀而致遗精的病人，常常出现用药之后，病人反而连续遗精数次，然后渐趋好转。这也是"引而竭之"治疗之后出现的正常情况。

"中满者，泻之于内。"《黄帝内经太素》注曰："气胀肠胃之中，可以泻之。"《黄帝素问直解》注曰："可消而已。""中满"本义，当然是指中焦胀满。这个"泻之于内"的泻，不可以只理解为泻下，它还有消导、消磨的意思。例如食积致胀，用消导的方法来治疗，就是一个典型的例子。至于用泻下积滞、理气除胀等方法来治疗"中满"的例子，那就更多了。比如《金匮要略·腹满寒疝宿食病脉证治》记载："病腹满，发热十日，脉浮而数，饮食如故，厚朴七物汤主之。"又如："痛而闭者，厚朴三物汤主之。"这里要强调的是，"中满者"，除了泻之于内，还要想到其他可能的治法，比如上下分消，比如补之于内，千万不要一泻到底，不知回头，那就偏离《内经》的原义了。举个例子：

> 马二尹迪庵公，年五十五，以扫墓而过食鳗肉卷饼，心腹胀痛。市医不知用吐，而遽用硝、黄下之，大便不行，胀痛愈增。继至者又用木香槟榔丸，继又有下以小承气汤者，有下以大承气汤者。十日多，胀痛益甚，饮食粒不能进，大便并不行，小水亦仅点滴。后医又以大黄、芒硝，多服不行，谓非白饼子不可。服五日，而胀痛尤加。又谓非备急丸不可，服三日，胀痛益不可当。又用甘遂、芫花、大戟、牵牛之属，服三日，不惟大便不行，并小便点滴亦无矣，胀不可言。众医大叫称怪。自三月初二日起、至是念二日矣。有名士王南野者，用灸法灸中脘三十余壮，毫不为动，因断其越三日为念五，戌时当弃人间。迪老四子皆逢掖，闻言涕泗。时有张太学怀赤者，迪老甥也，见予起张思轩夫人疾，喻巫请予。予至，观其色苍黑，神藏不露，声音亮，惟腹大如覆箕，不能反侧，诊其脉，两手皆滑大，两尺尤有力。究其受病之源，查其历服之药，予骇然以为未闻且见也。因思一治法，先用六君子汤，加木香、砂仁，参、术俱用二钱。乃旁有钱小松者，自称家世受医，见剂争之。予曰：非若所知也。彼犹喋喋诘予，谓：人言中满者，泻之于内，大小便不利者，当先利大小便，然钦？予曰：非人言，《素问》云云也。又云：诸痛不得用参术，苍黑之人尤忌。先生既

知《素问》，奈何不用通而用塞也？予悄然不答，顾迪老诸子言曰：钱君拘儒常见，何能起尊君病？尊君非中满胀症，内伤症也。当始伤时，犹在上膈，法当用吐，《素问》云：在上者，因而越之是也。不用吐而用下药，以伤其脾，脾气伤则失运动之职，是以愈下愈伤，愈伤愈胀。不思脾气伤而神不为用，药不能行，以峻厉味益下之，是遵何说也？予因脾伤，故用六君子汤以醒其脾，木香、砂仁助其运动，再用吐法，吐出前药，予剂非治尊君之病，治诸君药也。予初欲为诸君讳，何钱君激予，而使暴其短哉。且予不虑大便不行，独虑行之不止也。钱又谬言：急则治标，今法用尽不能使一行，何以不止为虑？予曰：君试思，常人能服硝、黄几何？服巴豆、白饼子几何？今硝、黄服过五斤，巴豆、白饼子之属服过五六两，又加甘遂、牵牛、芫花、大戟至悍至急之剂，幸而大便未行，药性未动，尚可为计。若一行，而诸药性动，譬瓶水底漏，其中能蓄点滴哉？危矣！钱又诘：迪老多服下药，而大便不行，何也？予曰：此易知之。始为食伤，继为药伤，所伤在上、中二焦，下元未损，故两尺脉尚有神气。《难经》曰：人有两尺，如树之有根也。《内经》曰：肾者，胃之关。盖肾主大便，观其色苍黑，神藏气固，皆由根本未动，赖此犹可为也。服药后，腹中大痛，予知其药力已动，改用人参芦、防风芦、升麻、桔梗各三钱，水煎服之。少顷，用鹅翎探喉中，令吐之。前服药物，一涌而出十数碗。病者以手加额曰：目前光矣。此巳时也。予曰：酉时大便必行，可预买人参数斤，以备不虞。至午，进至宝丹一帖，以温中气。未申间，腹中汩汩有声，浊气下滚，顷刻间，腹宽数寸。至晚，大便行一次，小水略通。予即用人参、白术各五钱，炮姜三钱，茯苓二钱，木香、甘草各五分，陈皮一钱，令急煎服。四鼓又大便一次，小水继至，胀痛渐减。次日大便泻十次余，因以前理中汤剂为丸，与煎剂兼补，腹胀全消，饮食渐进。共泻七十二日，服人参二斤余。茗人闻以补收功，群然异之。而钱小松始帖然心服，曰：奇哉，奇哉！人多用攻，孙君独用补；人多用下，孙君独用吐。由见之真，而所投者确也。医可易言哉？今而后，知孙君之高矣。（《孙文垣医案》）

这也是孙文垣的一则医案。病人是胀满于内，前医累用泻下而无效。孙文垣诊得两脉滑大，尺部尤甚，且病人面色苍黑，断为泻下之药伤脾，故而壅塞益甚。所喜肾中根本未伤，尚有生机，所以从健脾入手，使脾气得运，则前药泻力大作，病人果然大泻七十二日，累进人参二斤，才得痊愈。可见，即使中满之证，也要多方考虑，不可执一而为。

5. 其有邪者，渍形以为汗；其在皮者，汗而发之

这两句，讲的都是汗法，我们来看看二者有何异同。"其有邪者，渍形以为汗。"邪气留于肌表，本着因势利导的原则，当然是用汗法祛邪外出了。"渍形"，有的人认为是用汤药外洗，以渍其形；也有人认为是使周身汗出而湿，以渍身形。从医理上看，还是前者更为合理。因为如果汗出渍形的话，总感觉是发汗太过了。

用汤药外洗以得汗，从而祛除客于肌表、筋脉的邪气是常用治法。例如，我们在治疗风湿病的时候，常常用熏蒸、外洗患病部位的方法。再比如，用解表药外洗以达到发汗解表的作用，这对那些不方便服药的病人来说，很是适用。对一些初感风寒的婴儿，我经常开一些浮萍、荆芥、防风之类的解表透发的中药，让家长带回去煎水外洗，效果很好，也让患儿免了吃药之苦。俞震的《古今医案按》所载的第一案就是许允宗用黄芪防风汤煎煮熏洗的方法，治好了柳太后的中风病。这些都是"渍形以为汗"的例子。

"其在皮者，汗而发之。"这是指用服药、针刺等方法发汗解表。病在皮毛，用汗法治疗，理所应当。那么它和前面的"渍形以为汗"有什么区别呢？

首先是病位的区别，前面的"有邪"并未限于皮毛，也包括肌肉、经络在内，病位要更深一些。其次，"渍形以为汗"的发汗力量也要更强一些，因此作用层次也更深。但总的来说，这二句都是治在表之病。

6. 其慓悍者，按而收之，其实者，散而泻之

《类经》注曰："慓，急也。悍，猛利也。""慓悍者"是指那些起病急，病势猛的疾病。"按而收之"是指用按摩的方法使病情得以缓解。《黄帝内经太素》注曰："禁其气急不散，以手按取，然后投针也。"认为慓悍之病，应当先以手按压病处，以制其气，再进行治疗。这是从针刺手法的角度进行解释，很具有临床实用性。

"其实者，散而泻之。"这是说治疗病属实者，或消散于外，或泻下于内，使邪气不能聚集为患。至于具体的治法，则要依具体病情而定。若是寒实，则宜温散；若是热实，则宜急

下，以此类推。

这样的话，一共 6 组 14 条治则就举例讲完了。我们仔细看一下就知道，这些例子并不完整，如果以"八法"为基准，那么清、和二法都没有提及。所以我们重点是掌握这些治则所反映的治疗思想，而不只是具体的用法。大家想想这 14 条治则中，共同点是什么呢？对的，就是因势利导，顺性而为。对邪气是因势利导以使之出，对正气是顺其性为补。

三、正治、反治

寒者热之，热者寒之，微者逆之，甚者从之，坚者削之，客者除之，劳者温之，结者散之，留者攻之，燥者濡之，急者缓之，散者收之，损者温之，逸者行之，惊者平之，上之下之，摩之浴之，薄之劫之，开之发之，适事为故。帝曰：何谓逆从？岐伯曰：逆者正治，从者反治，从少从多，观其事也。帝曰：反治何谓？岐伯曰：热因寒用，寒因热用，塞因塞用，通因通用，必伏其所主，而先其所因，其始则同，其终则异，可使破积，可使溃坚，可使气和，可使必已。帝曰：善。气调而得者何如？岐伯曰：逆之从之，逆而从之，从而逆之，疏气令调，则其道也。（《素问·至真要大论》）

首先来看校勘。"热因寒用，寒因热用"，据下文"塞因塞用，通因通用"，以及反治法的含义，应当改成"热因热用，寒因寒用"。这段经文主要介绍了"正治"和"反治"，包括什么是正治和反治，它们分别包含什么内容，适用于什么情况，治疗目标和应用要领是什么等。其中列举了大量的治法，可以说是《内经》中讨论治法最多的地方。

（一）何谓正治、反治

"逆者正治，从者反治"，这就是对正治和反治的定义。中医治病，就是用各种方法纠正疾病的偏性，所以治法往往是针对疾病偏性而立。病以热为特征，就用寒的方法来治疗；病以升为特征，就用降的方法来治疗；病以通利为特征，就用收涩的方法来治疗。这种针对疾病特性、用逆反其性的方法来治疗的思路是最常见的，因此称为正治。

有些时候，医者也会顺从疾病的特性而治疗，寒者用寒，热者用热。这种顺从疾病特性治疗的方法，与正治的思路相反，因此就称为反治。这里的相反，或者顺从，都是针对疾病表象而言的。从疾病本质上看，仍然是相反而治，都是正治之法。

选择正治、反治的依据是什么呢？"微者逆之，甚者从之"。病情比较轻微、疾病表象与实质相一致的病，要用正治法，这也是最常见的思路；如果病情严重，因而出现了各处假象，疾病表象与本质相反，就得用反治法了。

选择正治还是反治，除了病情的轻重，最关键的是辨清疾病的本质。只要抓住了疾病本质，就可以正确选择正治还是反治。

抓本质，听上去好像很难，很多时候，也确实不容易。但疑难杂症毕竟是少的，只要我们肯动脑筋思考，大多数疾病的真相还是容易辨清的。

比如慢性前列腺炎，很多病人表现为夜尿增多，阴雨天加重，看上去是一个虚寒证。但他同时还有排尿滞涩，甚至灼热，尿短色黄，舌红苔腻，两脉滑数等表现，我们很容易就可以判断出，这是一个下焦湿热证，应该用清热利湿通淋的方法来治疗。

（二）逆者正治

我们来看一下《至真要大论》列举的这些治法中，哪些是正治之法，应当如何使用。一共是 17 种治法。

1. 寒者热之，热者寒之，燥者濡之

对于寒证，就应该用温热之法治疗；对于热证，就应该用寒凉之法治疗；对于以干燥为特征者，就应该用滋养濡润的方法治疗。这是我们最熟悉的治疗原则之一。难点在于对寒热、燥湿真相的辨析。对于没有假象的真寒、真热证，才可以使用寒者热之、热者寒之的正治法。

2. 坚者削之，客者除之

《素问经注节解》说："坚者，积块也。"对病邪坚实、难以速效者，可以采用消磨的方法日日消减之，比如使用鳖甲煎丸。积块是"坚者"中之最常见者，但有形实邪（比如结石），或者胶结难去之痼邪（比如顽痰），也可以归于"坚者"之列，治以消减之法。比如路志正老先生就曾经亲自撰文讲解他使用"坚者削之"的方法治疗胆结石的体会。

"客者除之"，其实是治疗邪气为病的一般法则。"客者"，就是外来者，倒不一定是外邪，而是包括正常生理情况下一切不应当存在于人体内的东西，或无形，或有形，或外来，或内生，总之是人体不该有的，那就应该把它们祛除掉。所以《素问悬解》说："客者除之，谓非本有，或风寒外感，或饮食内伤，故除之也。"

3. 劳者温之，损者温之

气为阳，"劳则气耗"，从寒温的角度上讲，气耗为病，当然就要温之，而非寒之了。这也是为什么补益药性多偏温的原因。以补气药为例，除了西洋参、石斛等少数几味药外，人参、黄芪、白术、炙甘草之类都是温药。而西洋参、石斛的补气力量，确实也不太强。

再以方剂为例。治虚劳的代表方小建中汤，也是甘温之剂。方中甚至都没有补气药，但对于虚劳里急之证，疗效常常出人意料。曾经有个阳痿的病人，经过数月治疗后，诸症皆愈，唯独精力较差，面色不华。因为考虑他也是久劳成病，就开了小建中汤的原方。病人只用了一周，就感觉精力充沛，大胜从前。

对于"损者温之"，有一些小的争论。"损"，当然指的是正气受损。这种情况，当然应该是赶紧补益正气呀，为什么是"温之"？所以很多注本都写"损者益之"，直接把"温"改成"益"。这样一来就好理解了。正气受损，则以补益法来治疗，很合理。

4. 结者散之，散者收之

"结者散之"是对于邪气结聚、气血郁结者，可以用宣通、行散的方法来治疗，比如宣发、解郁、理气、散结、活血、消肿等治法，都可以说是"结者散之"。

"散者收之"是对于耗散太过的疾病，可以采用收敛的方法来治疗。一切精微物质皆可耗散，我们就分别采取不同的方法来收敛之。比如气散则敛气，神散则敛神，出血则止血，汗多则收汗，遗尿则缩尿，洞泻则止泻，遗精则涩精，这些都是"散者收之"的具体应用。

5. 急者缓之，逸者行之

这个"急者缓之"的"急"，可以作急迫讲，比如《黄帝素问直解》说："急疾者，缓以治之。"也可以作拘急讲，比如《灵素节注类编》说："急强者，柔缓之。"病势急迫的，可以用缓急之法暂缓病势；而肢体或腹中拘急的，可以用甘缓柔筋之法，以缓其痉挛。

"逸"是安逸。久坐伤肉，久卧伤气，过逸也可以因为气脉凝滞而发生各种疾病。这个在当今社会尤其常见，可以用理气宽中、活血通络等通行之法来治疗。

6. 留者攻之，惊者平之

"留者"是指实邪（如痰浊水饮、郁气恶血之类）留积于体内而为病。此时宜用攻逐之法，比如峻下逐水法、泻下通便法、破血攻逐法等。

"惊者平之"是对于惊悸不安、恐惧不宁等神志疾病，要用安神定志的方法来治疗。比如因惊恐而致阳痿，伤心脾为主的可以用安神定志丸，伤心肾为主的可以用启阳娱心丹。再比如我们在讲述神志病的时候，提到过张子和以情志疗法治妇人受惊案，用行为训练的方式使其心神渐安，都属于"惊者平之"。

7. 上之下之，摩之浴之，薄之劫之，开之发之

这句话的意思是：在上者，上治之，使邪气从上而出；在下者，下治之，使邪气从下而出。病位浅而按之可及者，或膏以摩之，或汤以浴之；病位深而隐于深处者，迫其外出；病势强盛者，劫夺其邪。闭郁不通者，开之以使其通；病邪在表不出者，发之以使其出。总之，是根据病邪的位置和性质，选择合适的方法来治疗，以契合病情为度。

（三）从者反治

"从者反治"主要举了四种治法：热因热用，寒因寒用，通因通用，塞因塞用。以热为主要表现的病证，本当治以寒药，这里反而用热药来治疗，所以称之为反治。这种情况常见于假热之证，例如阴盛格阳证，用通脉四逆汤来治疗。但临床所见，寒证而有热象的着实不少。如果将所有热证用热药的情况都称为"热因热用"，那未免太多了一些。比如太阳伤寒表实证，明明伤的是寒邪，却表现为恶寒、发热，要用辛温发汗的麻黄汤来治疗。可能有人说，这个例子不好，它是恶寒、发热并见，不能算是很典型的热证。那我们再举个例子，用补中益气汤、当归补血汤等方剂来"甘温除大热"，是不是也是一种"热因热用"呢？

那么，问题来了，为什么我们一般不把这些治法视为"热因热用"呢？因为我们辨析这些治法适用的病机，本来就应当用温热药治疗无疑，所以觉得理所应当，不算反治。其实呢，对于熟练掌握阴盛格阳病机的医生来说，这个假热不也是确定

无疑的吗？所谓的"热因热用"，不过是因为只知表象，不知本质而已。在辨证精准的前提下，没有正治、反治之分，都是堂堂正治。

岐伯在这里特意提出正治、反治，不过是再次强调"治病求本"的重要性，告诉我们临床上有一类病证极具迷惑性，需要我们仔细辨析而已。从这个角度上讲，反治四法与其说是治法上的分类，不如说是对医生的诊法提出了更高的要求。毕竟治病求本是基本原则，而寻找这个"本"可就大有学问了。所以后文说"必伏其所主而先其所因"。"所主"就是病证的本质，"所因"就是引起疾病的根本原因。想要"伏其所主""先其所因"，就一定要先具备找这个"主"和"因"的能力，这个还是对诊法水平有要求。只要我们找到了"主"和"因"，相信也不会有人在意疾病的表象是寒还是热了。

明白了这个道理，那么其余三个反治法也就很容易理解了。"寒因寒用"是顺从假寒的表象而用寒药来治疗。典型的例子是"热深厥亦深"的热厥证，用白虎汤来治疗。"塞因塞用"是顺从壅塞胀满的假象而用补塞的药物来治疗，典型的例子是健脾以除满。"通因通用"是顺从通利太过的假象而用通利药来治疗，典型的例子是痢疾的治疗。

应用反治的难点，不在治法，而在诊法，在于我们能发现这些热、寒、塞、通的表现只是假象而已。

(四)疏气令调，则其道也

在讲了正治、反治的含义和举例之后，黄帝又提出一个新问题："气调而得者何如？"这里的"气"是指六气。在六气调和的情况下得的病，应该如何治疗呢？岐伯的回答是："逆之从之，逆而从之，从而逆之，疏气令调，则其道也。"逆之即正治，从之即反治。这种情况下的治疗，还是不出正治、反治两大法门，可以根据实际情况灵活使用，或正治，或反治，或先正治再反治，或先反治再正治。不过这也太灵活了些，总得给个基本原则吧。这个基本原则就是"疏气令调"，这就是治疗之"道"。

《素问·举痛论》说"百病生于气"，那么治疗疾病的原则当然就是疏调其气，使气恢复到正常的状态。气的正常状态是什么呢？当其位而周流不息。当其位，是说气要待在它应该待的地方。营行脉内，卫行脉外，血行于脉，水气互化，五脏周营。周流不息是说五脏六腑、气血津液都能按其自身规律运转不息。肝气能升，肺气能降，肾水能升，心火能降，气血津液，环周不休。

想要恢复到这种正常状态，就要根据疾病状态，善加疏导，使邪气得出，正气得行。所以这个"疏气令调"，既可以是疏邪气，也可以是疏正气。《类经》注："疏其邪气而使之调和。"《灵素节注类编》说："必疏其气血调畅。"正是从邪气、正气两个方面分别做出的解释。从气一元论的角度讲，这个"疏气令调，则其道也"实际上是治法的最基本原则。

（五）寒之而热，热之而寒

帝曰：论言治寒以热，治热以寒，而方士不能废绳墨而更其道也。有病热者寒之而热，有病寒者热之而寒，二者皆在，新病复起，奈何治？岐伯曰：诸寒之而热者取之阴；热之而寒者取之阳。所谓求其属也。

帝曰：善。服寒而反热，服热而反寒，其故何也？岐伯曰：治其王气，是以反也。帝曰：不治王而然者何也？岐伯曰：悉乎哉问也。不治五味属也。夫五味入胃，各归所喜，故酸先入肝，苦先入心，甘先入脾，辛先入肺，咸先入肾，久而增气，物化之常也。气增而久，夭之由也。（《素问·至真要大论》）

黄帝又提新问题了。他说："书上说要用热药治寒病，用寒药治热病。医师们都必须要遵守这个基本原则。但是有的病人用寒药治疗之后，原来的热病没治好，反而又出现了寒象；另一些病人用热药治疗之后，原来的寒病没治好，反而又出现了新的热象。老毛病和新毛病同时存在，这可怎么办呢？"岐伯给出了一个新的治则："诸寒之而热者，取之阴；热之而寒者，取之阳。所谓求其属也。"

1. 寒之而热，热之而寒

比起原文来，王冰的注文可能名气更大一些："言益火之源，以消阴翳；壮水之主，以制阳光，故曰求其属也。"之所以会出现"寒之而热"的情况，是因为这个热证并不是邪热太盛，而是真阴不足，虚热内生。这个时候再用凉药治疗，虚热之本未除，就表现为或者无效，或者热象暂退，移时复起。于是医者以为是寒药力量不足，再加重药量用之，结果热证未除，寒药的副作用反倒先出来了。这个时候，要抓住根本病机，针对真阴不足，用填精养阴的方法来治疗。典型的方子就是张介宾的左归丸。

对于因真阳不足而引起的虚寒证，用辛热散寒之药治疗亦只能起一时之效，真阳不生，则寒证始终无法消除，反倒会因为温热太过，而出现燥热之象。比如有的病人畏寒倦卧的症状没有改善，反倒出现了口糜、便秘等热象。这个时候，就必须根据病人真阳不足的本质，采用温补阳气的方法来治疗。典型的方子是张介宾的右归丸。

前面的"壮水之主，以制阳光"相对好理解一些，"益火之源，以消阴翳"常常有人会搞混淆。他们会觉得温阳和补阳不就是一回事儿吗？难道补阳不是用温药吗？这二者的区别在于，温阳重在温，其性多燥，意在散寒，例如肉桂、附子、小茴香之类；补阳重在补，其性多润，意在生阳。补阳法或者是用甘温补益药，如菟丝子、巴戟天之类；或者是采用阴中求阳法，如右归丸、右归饮之类；或者是采用少火生气法，如金匮肾气丸之类。

之所以会出现这种"服寒而反热，服热而反寒"的情况，是因为医师没有求其根本，而只是根据表面看起来比较亢盛的状态来用药。这就是所谓的"治其王气"。这个"王"，通"旺"，这里是指阴阳偏盛之气。只看到"王气"，却看不到"王"的原因，当然治不好病了。

2. 气增而久，夭之由也

黄帝接着提问，说：那为什么有的时候，没有只针对阴阳亢盛之气治疗，也会出现这种寒之而热、热之而寒的情况呢？岐伯指出，这是没有正确使用中药的五味特性的缘故。读到这里，我们应该想到，从用药的角度讲，前面的寒热之辨，其实关注点在寒温四气，而现在岐伯强调的就是五味了。

五味因其五行属性，而分别与五脏相对应，这就是"五味入胃，各归所喜"。其依据还是我们反复提到的同气相求。因为五味与其相对应的五脏有相同的气化特点，因此更容易影响该脏的气机。而正因为药食五味与五脏的气机特点是一致的，那么久服某味药食，则必然助长其相应五脏的气机，这是气化的基本规则，是"物化之常"。比如酸属木，其气条达，久食酸则肝气疏泄太过而亢盛，反而导致疾病，使人夭折。正如《黄帝内经素问集注》所说："如偏用其苦，则苦走心而火气盛矣。如偏用其咸，则咸走肾而水气盛矣。此用味之偏，而不调者也。凡物之五味以化生五气，味久则增气，气增则阴阳有偏胜偏绝之患矣。"

这段经文详细说明了五味偏嗜引起疾病的原因，也成为我们理解五味为病的理论基础。既然是"气增而久，夭之由也"，那么五味为病，必然先伤本脏，如酸伤肝，苦伤心，甘伤脾，辛伤肺，咸伤肾。其次呢？本行之气增，则必然克伐所胜之行，所以五味太过，还会伤其所胜之脏。比如酸伤脾，苦伤肺，甘伤肾，辛伤肝，咸伤心。我们再来看看《素问·阴阳应象大论》说的五味所伤，分别是"酸伤筋……苦伤气……甘伤肉……辛伤皮毛……咸伤血"。其中酸、甘、辛是伤其本脏之合，苦、咸则是伤所胜之脏所主。苦为火味，火克金，肺金主气，故"苦伤气"；咸为水味，水克火，心火主血，故"咸伤血"。

四、标本逆从

黄帝问曰：病有标本，刺有逆从，奈何？岐伯对曰：凡刺之方，必别阴阳，前后相应，逆从得施，标本相移，故曰：有其在标而求之于标，有其在本而求之于本，有其在本而求之于标，有其在标而求之于本。故治有取标而得者，有取本而得者，有逆取而得者，有从取而得者。故知逆与从，正行无问，知标本者，万举万当，不知标本，是谓妄行。

夫阴阳逆从，标本之为道也，小而大，言一而知百病之害，少而多，浅而博，可以言一而知百也。以浅而知深，察近而知远，言标与本，易而勿及。治反为逆，治得为从。

先病而后逆者，治其本；先逆而后病者，治其本。先寒而后生病者，治其本；先病而后生寒者，治其本。先热而后生病者，治其本；先热而后生中满者，治其标。先病而后泄者，治其本；先泄而后生他病者，治其本。必且调之，乃治其他病。先病而后生中满者，治其标；先中满而后烦心者，治其本。人有客气有同气。小大不利，治其标；小大利，治其本。病发而有余，本而标之，先治其本，后治其标。病发而不足，标而本之，先治其标，后治其本。谨察间甚，以意调之，间者并行，甚者独行。先以小大不利而后生病者，治其本。（《素问·标本病传论》）

（一）标本逆从的含义

这段经文主要是讨论在诊疗疾病过程中标本逆从的重要性，

以及标本逆从的具体治则。

首先来看看什么是标本逆从。所谓"标本"，主要是指发病时间而言的。如《类经》所注："病之先受者为本，病之后变者为标。生于本者，言受病之原根；生于标者，言目前之多变也。"因为先病往往是后病之因，所以就把病因称为本，疾病后果称为标，这算是标本的引申义吧。

"逆从"是针对标本的治则。"逆"是反，"从"是顺。病在本则治本，病在标则治标，这是顺，所以称为"从"，如原文中的"有其标而求之于标，有其在本而求之本"。病在本而治标，病在标而治本，这是反着来的，就称为"逆"，如原文之"有其在本而求之于标，有其在标而求之于本"。

这儿的"逆从"和"逆者正治，从者反治"中的"逆从"完全不同，不能混为一谈。这里的"逆从"是就治则而言，而彼处之"逆从"则是就病症而言，这是二者最根本的区别。

（二）标本逆从治则的重要性

标本逆从在诊治疾病中非常重要。能掌握标本逆从的原则，治疗大方向就不会有问题，"知逆与从，正行无问"。只要这个大方向把握住了，就可以有"万举万当"的效果，就不用担心治错了，不用反复问自己这么治疗对不对。但如果不懂得这个标本逆从之道，那就只能是胡治乱治了。

把握住标本逆从，临床诊治疾病就可以提纲挈领。抓住这一小点，就可以驾驭哪怕最复杂的病情，所以说"标本之为道也，小而大，言一而知百病之害；少而多，浅而博，可以言一而知百也"。

当然，嘴上说说容易，想要在临床上做到对标本逆从的辨析明白无误，还是非常困难的，这有点知易行难的意思。正如原文所说的"易而勿及"，"易"是说明白"标本逆从"非常重要很容易，"勿及"是说虽然知道这个很重要，却常常做不到。

（三）标本逆从治则施用要点

既然学习理论容易，实际操作有点难度，那么《内经》就按照惯例，举几个例子来帮助我们后人理解"标本逆从"的应用。

1. 先治其本

学中医的人都知道"治病必求于本"，所以对于标本同病，首先想到的肯定就是治本。在原文所举的例子中，也以"先治其本"的情况为最多。在一般情况下，都是优先选择"先治其本"。从理论上来说，本病治好了，标病自然也就好了。

原文列举的"先治其本"包括九条："先病而后逆者，治其本""先逆而后病者，治其本""先寒而后生病者，治其本""先病而后生寒者，治其本""先热而后生病者，治其本""先病而后泄者，治其本""先泄而后生他病者，治其本""先中满而后烦心者，治其本""小大利，治其本"。总结成一句话，就是没有特殊情况，一律先治本。

2. 先治其标

哪些特殊情况需要先治标呢？我们先把这些经文列出来，再试着找规律。一共有三条：

"先热而后生中满者，治其标""先病而后中满者，治其标""小大不利，治其标"。

我们很容易就可以找到规律：中满者，先治中满；小大不利，先治小大不利。当出现这两组症状时，无论它们是标还是本，都要先治疗。

"中满"，就是脘腹胀满。腹为脾之外候，"病机十九条"说："诸湿肿满，皆属于脾。"所以，腹满反映了脾胃功能受损。《类经》注曰："盖以中满为病，其邪在胃，胃者脏腑之本也，胃满而药食之气不能行，而脏腑皆失其所禀，故先治此者，亦所以治本也。"脾胃功能是后天之根本，脾胃功能不好了，气血生化乏源，脏腑不养，正气日衰，病情只会越来越重，所以必须赶紧治疗。

"小大不利"就是二便不通。为什么二便不通必须得赶紧治疗呢？主要有两点理由：一是二便不通是急症，不马上处理就有可能危及生命。尤其是小便不通，往往是阴阳盛极，格拒于外的关格症，不赶紧治疗以交通阴阳，可能病人很快就要"阴阳离决，其气乃绝"了。二是大小便通利与否，实际上是脏腑功能正常与否的外在表现。二便不通，反映脏腑功能的闭拒不通。《素问·玉机真脏论》所列"五实"证候，就包括"前后不通"。所以二便不通这个标病，提示我们病人脏腑功能已经严重异常，所以必须马上治疗。

我们再来看看"中满"和"小大不利"的共同特点，那就是一个字："急"。所以后人据此将标本逆从的基本原则总结为一句话：急则治标，缓则治本。而这段经文所举的例子则告诫

我们，在临床上一定要对"中满"和"小大不利"这两个症状
给予足够的重视。

3. 标本先后

还有一种情况是分先后治疗标本。"病发而有余，本而标
之，先治其本，后治其标。病发而不足，标而本之，先治其标，
后治其本。"

"发而有余"，就是后生的标病是实证，那"发而不足"则
是指标病为虚证了。有余之实证，必然是有邪气入客人体，把
邪气祛除了，病自然就好了。所以要先祛邪以治本，再解除邪
气带来的后续问题。比如实寒中人，表现为腹痛、腹泻，就应
该先散寒以治本。寒气既去，则腹痛、腹泻自然可以痊愈或减
轻。这时再根据病情来治疗标病。

但如果是"发而不足"，说明正气已虚。这个时候，如果
不及时扶助正气，则正气无力抗邪，病情一定会越来越重。所
以不管原发病是什么，都要先扶助正气。正气足了，邪气自然
就能被正气祛除，这个时候再来治疗就容易了。比如《伤寒
论·辨太阳病脉证并治中》第 91 条："伤寒，医下之，续得下
利，清谷不止，身疼痛者，急当救里；后身疼痛，清便自调
者，急当救表。"病人本来是伤寒表证，但误下之后，中阳已
虚，表证为本，里证为标。但此时宜急救其里，里证既除，再
来治表。俗语说"实人伤寒发其汗，虚人伤寒建其中"，也是
这个道理。

4. 标本间甚

除了本而标之、标而本之的先后依序治疗，还可以同时标

本兼治。具体原则是"谨察间甚，以意调之，间者并行，甚者独行"。"间"者指病之轻浅者，"甚"者指病之深重者。"意"是医生的思维。对标本同病者，需要仔细审察本病和标病的轻重。如果标本俱轻的，可以"并行"，即标本兼治；如果标病或本病比较严重的，就必须专心治疗较重者，或先治标病，或先治本病，以求力专则效捷，免得病情进一步加重。如《类经》所言："病甚者难容杂乱，故曰独行。"

这个思想对临床工作是有非常重要的指导意义的。很多病人看中医的时候，认为中医是"全面调节"，可以包治百病，所以什么病都让医生"带着看一下"。很多医生也就不知不觉地变成了"万金油"，老是想着把病人所有的症状用一个方子全都解决。这个愿望当然是好的，但是这样"胡子眉毛一把抓"，可能最后什么问题也解决不了。我们看病必须要有重点。如果病情较轻的，可以在重点治疗主病主证的基础上兼顾他症；如果病情较重的，那就必须专心致志治疗主病主证，做到效专而力宏，尽快解决主证，再来缓图其他。标本兼治，看上去很美，但真的不能作为放之四海而皆准的治则。

典型的例子是大出血这种气随血脱的急症。出血，一定只是标病，必然有引起出血的内在病机。但是在出血势猛、气随血脱、生命危在旦夕的紧急时刻，就不要再过多考虑本病了，必须得马上用独参汤大补元气，以固其脱。待得病情转缓，再说其他。

五、其他治则

（一）有故无殒，亦无殒也

　　黄帝问曰：妇人重身，毒之何如？岐伯曰：有故无殒，亦无殒也。帝曰：愿闻其故，何谓也？岐伯曰：大积大聚，其可犯也，衰其太半而止，过者死。（《素问·六元正纪大论》）

　　"重身"就是怀孕。比如我们高中学过《搜神记》，里面就有一句"其妻重身当产"，是说干将的妻子怀孕就要生产了。临床上，看妊娠病最是棘手，因为禁忌太多。这里黄帝却问："妇人重身，毒之何如？"对于有孕在身的女病人，可以用峻猛之剂来攻邪吗？一般来说，当然是不可以的。但是，这里既然专门提出这个问题，说明病人身患需要用峻猛攻逐药物治疗的疾病。对于这种情况，岐伯的回答很笃定：可以用！同时还分别讲了可以用的理由，以及使用时的注意事项。

　　为什么可以用？因为"有故无殒，亦无殒也"。王冰注曰："故，谓有大坚癥瘕，痛甚不堪，则治以破积愈癥之药。是谓不救必乃尽死，救之盖存其大也。虽服毒，不死也。上无殒，言母必全。亦无殒，言子亦不死也。"他认为这个孕妇是得了大坚大积之病，痛苦不堪，这个时候，如果不用峻毒攻积之品，那就是个必死的结局。如果及时用药，不但母亲能得以保全，腹中胎儿也可免于一死。第一个"无殒"，是说母亲得以保全；第二个"无殒"，是说孩子也不会死。

　　《类经》的解释更直白一些："有是故而用是药，所谓有病则病受之，故孕妇可以无殒，而胎气亦无殒也。"

应用攻法治疗孕妇大积大聚之病，有没有什么要注意的呢？"大积大聚，其可犯也，衰其太半而止，过者死"。用药不可以太过，治疗到一半多一点，就要停用攻逐之药，否则可能就会危及孕妇和胎儿的生命了。

这段经文的本义就是在讨论孕妇的用药问题，所以后世引用它也主要聚焦在妊娠用药上。但因为有"大积大聚，其可犯也"等经文，所以后来又逐渐扩展到积聚病的治疗。

对孕妇用攻药，在《金匮要略》里就屡见不鲜。比如治妊娠恶阻、呕吐不止的干姜半夏人参丸，治妊娠下血的桂枝茯苓丸等。有人统计，在《金匮要略》的《妇人妊娠病脉证并治》中一共列方九首，其中八首方剂用到妊娠慎用或禁用药，都能治病而不伤胎。张仲景绝对称得上是最善用"有故无殒，亦无殒也"的人了。

后世也有很多医家专门讨论这个问题。比如吴又可。他在论孕妇患时疫的治疗时，就提出"孕妇时疫，设应用三承气，须随证施治，慎毋惑于参、术安胎之说。……用当其证，大黄可为安胎之圣药"。

可见要不要用攻药，关键还是在辨证。对于这一点，清代周学霆在《三指禅》中说得最是清楚明白："黄芩，安胎者也，乌头，伤胎者，而胎当其寒结，黄芩转为伤胎之鸩血，乌头又为安胎之灵丹""无药不可以伤胎，无药不可以安胎，有何一定之方，有何一定之药也乎。"

不过话虽这么说，当守的禁忌还是要守。这中间的度也确实比较难把握。有一次我给"西学中"的学生上课，讲桂枝茯苓丸可以治妊娠时癥积下血，祛瘀血以安胎。结果一下课，有个同学就拿着书跑上来问我，说桂枝茯苓丸这个药，他们西医也经常用来治妇科肿瘤，但说明书上明明写着"孕妇禁用"，我这儿却讲它可以保胎，是不是搞错了？这位女同学特别细心，她把能找到的中成药说明书都贴在书上相应的位置，当时就翻给我看。我一看，还真是禁用，不是慎用，就是"孕妇禁用"四个字儿。我只能回答说："那你在临床上还是照说明书用吧。"这是件很无奈的事儿，因为一旦发生医疗纠纷，法官审理时依据的是说明书，而不是《金匮要略》。另一方面，这种需要较高辨证水平、对患者也有一定风险的治法，初学者也确实要加倍谨慎地使用，以免误人误己。

（二）治病宜早

　　故邪风之至，疾如风雨，故善治者治皮毛，其次治肌肤，其次治筋脉，其次治六腑，其次治五脏，治五脏者，半死半生也。(《素问·阴阳应象大论》)

　　"邪风"是致病能力较强的外邪，是所谓的"虚邪贼风"。这些外邪侵犯人体，发病和传变就像自然界的风雨变化一样，非常快。对于医生来说，很重要的一个任务就是尽可能早地阻断病邪深入，而且要祛邪外出。这就要求我们掌握邪气袭人以后的传变途径。

　　外邪袭人，主要是遵循由表入里的传变规律，初病在皮毛，然后渐次深入至肌肤、筋脉、六腑、五脏。高明的医生，能在疾病初起时，就明辨病机，祛邪外出，所以"善治者治皮毛"。水平差点儿的就只能治"肌肤"了。以此类推，到了治"五脏"的阶段，邪气益深，而正气渐弱，治疗更加困难，只能是病人"半死半生"的局面了。

这里的邪气由皮毛、肌肤依次至五脏，只是提示由浅入深的过程，不能机械看待。对于邪气致病、由表入里的传变规律，在《内经》有多处均提及，文字各有不同。比如《素问·缪刺论》曰："夫邪之客于形也，必先舍于皮毛，留而不去，入舍于孙脉，留而不去，入舍于络脉，留而不去，入舍于经脉，内连五脏，散于肠胃，阴阳俱感，五脏乃伤，此邪之从皮毛而入，极于五脏之次也。"其传变顺序依次是皮毛、孙脉、络脉、经脉、五脏及肠胃。《素问·皮部论》说："是故百病之始生也，必先于皮毛。邪中之则腠理开，开则入客于络脉，留而不去，传入于经，留而不去，传入于腑，廪于肠胃。"依次是皮毛、络脉、经、腑、肠胃。这些不同的描述，不能视作数种不同的传变规律，而应认为只是对邪气由表入里规律的不同描述而已。那么，我们在理解"善治者治皮毛……"这段经文的时候，也就不要太机械，只要晓得是由表入里这个大方向就可以了。

无论什么疾病，都是越早治疗越好，所谓"病从浅中医"。而好的医生，就必须具备见微知著的能力，在疾病早期就能发现问题，并且及时采取合适的治疗方法。病在皮毛，一汗可愈。如果是邪入五脏了，就是费尽周折也未必能取得好的疗效。

再延伸一下。如果病情已经深入五脏，又当如何治疗呢？

"善治者治皮毛",我们可不可以想办法让邪气渐次外出,达于皮毛,然后再一汗而愈呢?当然是可以的。在伤寒和温病中都有类似的治法,称为"出表"。可以通过各种方法,让已经入里的邪气外出达表,最后毕其功于一役。

(三)治病勿伤其正

有毒无毒,服有约乎?岐伯曰:病有久新,方有大小,有毒无毒,固宜常制矣。大毒治病,十去其六;常毒治病,十去其七;小毒治病,十去其八;无毒治病,十去其九。谷肉果菜,食养尽之,无使过之,伤其正也,不尽,行复如法。(《素问·五常政大论》)

中药治疗疾病,主要就是用药之偏性纠病之偏性。如果某个药完全没有偏性,那它对治病也就毫无意义,就不能被称为"药"了。当然,这样的药肯定也是不存在的。偏性就是毒,所以"有毒无毒"只是就偏性的大小而言,偏性大的"有毒",偏性小的就称为"无毒"。

"约",本义是"缠束",这里引申为规则。使用各种偏性或大或小的药物,可有什么规则?

当然有。病有久病、新病,方有大方、小方,药分有毒、无毒,都要按它们固有的规律来辨析和使用,这就是"固宜常制矣"。这个规律并不是任何人或任何学派规定的,而是天地造化所固有的。那么具体到用药的规律上,其基本规则就是:"大毒治病,十去其六;常毒治病,十去其七;小毒治病,十去其八;无毒治病,十去其九。谷肉果菜,食养尽之。"

　　大毒就是偏性大、药性峻猛的药。用这样的药治病，十去其六就不能再用了；偏性弱一些的"常毒"之药，就可以十去其七；"小毒"可以十去其八。但即使是偏性很小的"无毒"之药，也只能十去其九，不能用尽全力，否则反而有伤正的风险。

　　在十去其六，或是十去其九之后，是不是就不用治疗了呢？并不是。只是要改用偏性更弱的食物来调养，即所谓"谷肉果菜，食养尽之"。这样就能保证不诛罚无过，不伤及正气。如《类经》所注："病已去其八九而有余未尽者，则当以谷、肉、果、菜、饮、食之类培养正气而余邪自尽矣。"

　　当然，即使是用食物调养，也各有不同。《素问·脏气法时论》曰："五谷为养，五果为助，五畜为益，五菜为充。气味合而服之，以补精益气。"食物之中，以五谷最是平和，能养气血而生骨肉，即使久服也不会有偏颇之弊。五果则各有偏性，利用这个偏性就可以帮助调理疾病的偏颇状态。五畜多温，善养气血，有轻微的补益作用，所以说"五畜为益"。五菜偏性与五果相当，但更宜于久服，可以作为五谷的补充。这些食物，也各有四气五味的偏性。利用好这些偏性，就可以治疗疾病，这就是"谷肉果菜，食养尽之"了。

　　"不尽，行复如法。"《黄帝素问直解》注曰："谷肉果菜，食养之而病不尽，复欲治之，其行复如前法。"所以"毒药"该用还是得用，但原则还是要谨慎用药，免伤正气。

　　这个"无毒治病，十去其九"，最值得我们重视。因为如果真的用大毒峻猛之剂，我们总还是有些敬畏之心，不敢太过孟浪，但药性平和的药物就不好说了，可能总想着反正药性平和，用用也没有坏处。或者有的时候，总希望病人可以完全好起来，甚至比得病之前还要好——这种情况在许多名家医案里也是屡见不鲜的。结果呢，病人十愈其九的时候，我们仍然坚持给他用药治疗，还美其名曰"治病除根"。结果治来治去，反而治出一堆小毛病来。

有位非常受人尊重的中医老师，我的一个老病人因为脾胃不好去找他求医。看了两三个月，虽然诸证大减，但总是不太利落。这位老师就说，你已经好得差不多了，剩下的事儿就得靠自己调养了。病人很不高兴，心说这个专家怎么这么不负责任呢？病还没看好，就不给我看了。结果停药之后，症状仍然持续缓解，没几个月，就真的全好了。后来这个病人到我这儿来看病，谈起此事，钦佩不已。这就是真正懂得了"无毒治病，十去其九"的道理。

六、郁证治则

帝曰：善。郁之甚者，治之奈何？岐伯曰：木郁达之，火郁发之，土郁夺之，金郁泄之，水郁折之，然调其气。过者折之，以其畏也，所谓泻之。（《素问·六元正纪大论》）

（一）郁甚的表现

这段经文主要是讲了五郁证的治疗原则。首先我们来看五郁的含义。"郁"就是郁结的意思。《类经》注曰："天地有五运之郁，人身有五脏之应，郁则结聚不行，乃致当升不升，当降不降，当化不化，而郁病作矣。"这里的五郁，到底是五运之郁，还是五脏之郁，或者是气血之郁呢？本段经文出自《素问·六元正纪大论》，从上下文来看，前文多次出现五运之郁的内容，并且详细论述了五运之郁的表现和后果。所以，这里的五郁应该是指五运之郁。

（二）郁证的一般治则

五运郁甚应当如何治疗呢？首先来看看它的一般治疗原则，那就"过者折之，以其畏也，所谓泻之"。对于郁气太过，可以用直接泻其郁气的方法来治疗。"折"是折损，这里可引申为衰减，攻泻。具体采用什么方法呢？"以其畏也"。《类经》注曰："其邪聚气实则为太过之病，过者畏泻，故以泻为畏。如《至真要大论》曰木位之主，其泻以酸；火位之主，其泻以甘；土位之主，其泻以苦；金位之主，其泻以辛；水位之主，其泻以咸之类，是即治以所畏也。"

五运郁甚，应分别采用所畏的药味来折损其郁气，以达到治疗目的。哪些药味可以折损五运之郁呢？张介宾引用了《至真要大论》的六气所胜的治法，即酸以泻木，甘以泻火、苦以泻土、辛以泻金、咸以泻水。这和《脏气法时论》中的"五脏苦欲"是一致的，无非《至真要大论》是针对六气，彼处是针对五脏，而这里的五郁则是针对五运，三者共同的核心是五行。

（三）五行之郁的治法

除了"过者折之，以其畏也"之外，五行之郁还分别有不同的治法，即"木郁达之，火郁发之，土郁夺之，金郁泄之，水郁折之"。我们分别来看一下。

1. 木郁达之

木气以畅达为顺，若木郁太过，则必然失于畅达，而致郁结，此时当治以疏达畅发之法，故曰"木郁达之"。而达之的具体方法，《黄帝素问直解》说是"通达"，《灵素节注类编》说是"开提升散"，《类经》说是"但使气得通行，皆谓之达"。总之，是以疏泄、升散等方法使气机通畅的治法就对了。

现代社会生活节奏快，生活压力大，情志常多郁结，所以肝气不畅的人特别多。五郁之中，木郁可以说是最常见的了。因此，疏肝之法也很流行，算是木郁达之最常见的应用。但除了用柴胡、香附、郁金之类理气活血疏肝之外，我们也不要忘了生麦芽、茵陈蒿、薄荷这些升提、升散药。

2. 火郁发之

《类经》注曰："发，发越也。凡火郁之病，为阳为热之属也……凡火所居，其有结聚敛伏者，不宜蔽遏，故当因其势而解之、散之、升之、扬之，如开其窗，如揭其被，皆谓之发，非独止于汗也。""火"性喜散而主动，其变则多为散之不足，郁结太过。所以"火"在五行中是比较容易出现郁结的一行，也就是张介宾说的"结聚敛伏者"特别多。对于这种情况，则应当用发散、升扬的方法，升散火邪郁结，那么火邪就易于消散。如果见到火热，即用苦寒直折，那么火为寒遏，反而内伤正气，愈演愈烈了。

李士懋老先生对火郁发之的临床应用特别有心得。他还以此为主题写了一本书，名字就叫《火郁发之》。他提出火郁的原因，首先在于气机阻遏，而气机阻遏的因素则主要有外邪、情志、正虚、饮食四大方面。一旦火邪蕴于体内，几乎没有不郁结的，因此但凡治疗火热之证，都要注意发越气机。他尤其推崇清代杨栗山的升降散，称其为治火郁良方。方中僵蚕、蝉衣升清化浊，姜黄行气活血解郁，大黄通下降火。全方使升降相循，气血条达，而火郁得以发越。如果配合不同药物，可以治疗各种火郁之证。

李老曾经治一杨姓社员，女，23 岁。初诊时正值盛夏，李老在家中读书，正在汗流浃背之际，这个农妇前来求医。你看她有多怕冷：身上穿着大棉袄，头上裹着头巾，裤腿还用绳子系起来以防漏风。原来她是产后得了痢疾，之后出现周身寒彻，肢冷，必须穿着厚的衣服，即使出汗了也不敢解衣片刻。伴有腹满，恶心呕吐，小便涩少，便垢不爽。西医给她打针吃药，中医给她用补益气血、健脾止泻、温脾补肾等药治疗了一个多月，也不见效。李老据其脉沉而滑数，舌红苔黄腻，溲涩便垢，辨为涩痢留邪，湿热蕴阻之证，用升降散合上葛根芩连汤。只几天功夫，病人就大好了。这就是一个火郁发之的典型案例。因火都郁在身体里头了，所以外证反而表现为畏寒。这个时候温阳补益固然无效，苦寒直折亦不能奏功，必须发越郁火，透热外达，只有气机舒畅，病才能好得起来。

其实除了升降散，在古今历代名方中，能体现"火郁发之"思想的方剂还真不少。比如清胃散中用升麻；升阳散火汤中用升麻、葛根、羌活、独活；泻黄散中重用防风，都是比较典型的例证。

3. 土郁夺之

"土郁夺之"的"夺",张介宾注为"直取"之意。土郁壅滞,则随其壅滞之处而直取之。滞在上,则吐之;滞在中,则消导之;滞在下,则泻下之。"夺"的重点是消除壅滞之土气,张介宾就把这个消除之法根据不同病位而加以具体化,更方便临床使用了。我们平时常用的枳实导滞丸、局方平胃散都可以称得上是采用"土郁夺之"治法的方子。

4. 金郁泄之

"金郁泄之",《类经》注曰:"泄,疏利也。凡金郁之病,为敛为闭、为燥为塞之属也。其脏应肺与大肠,其主在皮毛声息,其伤在气分。故或解其表,或破其气,或通其便,凡在表在里、在上在下皆可谓之泄也。"不管是解表、破气、通便等哪种治法,只要能泄金气之郁,使之畅达,就可以称为"金郁泄之"。

5. 水郁折之

"水郁折之",《类经》注曰:"折,调制也。凡水郁之病,为寒为水之属也。水之本在肾,水之标在肺,其伤在阳分,其反克在脾胃。水性善流,宜防泛溢。凡折之之法,如养气可以化水,治在肺也;实土可以制水,治在脾也;壮火可以胜水,治在命门也;自强可以帅水,治在肾也;分利可以泄水,治在膀胱也。"就是采用一切方法调制水气之郁,使水邪得去。

讲到这里,大家可能已经感觉到了,五郁治法,虽然有达、发、夺、泄、折的不同,但其实都是为了让郁结的五行之气重归畅达,这就是所谓的"然调其气"。

第十六讲 病 证

一、热病

黄帝问曰：今夫热病者，皆伤寒之类也，或愈或死，其死皆以六七日之间，其愈皆以十日以上者，何也？不知其解，愿闻其故。岐伯对曰：巨阳者，诸阳之属也，其脉连于风府，故为诸阳主气也。人之伤于寒也，则为病热，热虽甚不死；其两感于寒而病者，必不免于死。

帝曰：愿闻其状。岐伯曰：伤寒一日，巨阳受之，故头项痛，腰脊强；二日阳明受之，阳明主肉，其脉侠鼻络于目，故身热、目疼而鼻干，不得卧也；三日少阳受之，少阳主胆，其脉循胁络于耳，故胸胁痛而耳聋。三阳经络皆受其病，而未入于脏者，故可汗而已。四日太阴受之，太阴脉布胃中，络于嗌，故腹满而嗌干；五日少阴受之，少阴脉贯肾络于肺，系舌本，故口燥舌干而渴；六日厥阴受之，厥阴脉循阴器而络于肝，故烦满而囊缩。三阴三阳，五脏六腑皆受病，荣卫不行，五脏不通则死矣。其不两感于寒者，七日巨阳病衰，头痛少愈；八日阳明病衰，身热少愈；九日少阳病衰，耳聋微闻；十日太阴病衰腹减如故，则思饮食；十一日少阴病衰，渴止不满，舌干已而嚏；十二日厥阴病衰，囊纵少腹微下，大气皆去，病日已矣。

帝曰：治之奈何？岐伯曰：治之各通其脏脉，病日衰已矣。其未满三日者，可汗而已；其满三日者，可泄而已。（《素问·热论》）

首先来看看这段经文需要校勘的地方。一是"巨阳者……故为诸阳主气也"这段，可以根据《素问识》的意见，移到"伤寒一日，巨阳受之"的后面，则文义更为通顺。二是"少阳主胆"的"胆"，应根据《针灸甲乙经》和《黄帝内经太素》改为"骨"。三是"三阳经络皆受其病，而未入于脏者"的"脏"，可据《针灸甲乙经》改为"腑"字。最后是"少阴病衰，渴止不满"的"不满"两字，可以删去。

（一）热病者，皆伤寒之类

这段文字首先讲到了热病的概念。什么是热病？"今夫热病者，皆伤寒之类也"。从字面意思上看，"热病"就是发热性的疾病，在这里主要是指外感引起的发热性疾病，也就是所谓的外感热病。张志聪注："盖论外因之热病也。"而这个"皆伤寒之类也"，历代的注家一直以来都直接解释为伤于寒邪。也就是说，大凡外感热病，都是伤于寒邪引起的。伤于寒邪，应该是伤寒病呀，比如"太阳病，或已发热，或未发热，必恶寒，体痛，呕逆，脉阴阳俱紧者，名为伤寒"。怎么这里说外感热病都由寒邪引起呢？

为了解释这个问题，注家们引用"冬伤于寒，春必温病"的理论，说伤于寒邪之后，即病者为伤寒，伏而后发者为温病。因为都有发热症状，所以统称为"热病"。

比如《黄帝内经太素》就说："故曰冬伤于寒，春为温病也。其病夏至前发者名为病温，夏至后发者名为病暑也。"《类经》说得更明白："寒盛于冬，中而即病者，是为伤寒。其不即病者，至春则名为温病，至夏则名为暑病。"这个也成为后世伏邪温病的重要理论渊源。

但是很明显，并不是只有寒邪可以引起发热性疾病，所以后来伤寒的概念就逐渐拓展为所有外感邪气引起的疾病。所以张介宾的《类经》说："然有四时不正之气，随感随发者，亦曰伤寒。"

既然其他四时不正之气引起的病也可以称为伤寒，那么这句经文的意思也就随之扩展了，可以理解为外感温热病是由感受外邪引起的。随着吴又可、叶天士这些温病学家的出现，外邪的概念也不再局限于四时不正之气，还可以包括天地之杂气、戾气等各种外感邪气。然而，这种扩展也不完全是后世的创造，在《难经》中就有"伤寒有五：有中风，有伤寒，有湿温，有热病，有温病"的说法，这也就是后人所谓广义伤寒和狭义伤寒的来源。

当然，如果结合后面三阳三阴经热病的表现来看，《内经》的原义应该还是指伤于寒邪，并没有拓展到那么广。

（二）热病的传变：六经证候及机理

接下来讲热病的传变。太阳经首先受之，传之于阳明，阳明传少阳，少阳传太阴，太阴传少阴，少阴入厥阴。这个传变规律和《伤寒论》六经辨证的传变规律基本上是一样的，没有本质的区别。

六经伤寒的热病，分别有哪些表现呢？《热论》很细致地做了分条论述。

"一日巨阳受之。"巨阳，就是太阳。足太阳膀胱经循行范围广，路线长，主皮毛，卫表，所谓"三焦膀胱者，腠理毫毛其应"。再加上寒属水，足太阳膀胱经也是寒水，同气相求，所以感受寒邪，首先伤的就是太阳。太阳经行项背、身后，挟脊而下，所以表现为"头项痛，腰脊强"。这与《伤寒论》中的太阳经病是很类似的。《伤寒论·辨太阳病脉证并治上》第一条就是"太阳之为病，脉浮，头项强痛而恶寒"。

"二日阳明受之。"阳明经主肉，行身前。三阳经在躯干部的循行规律，背后是太阳经，两侧是少阳经，前面是阳明经。所以阳明的症状就在身体的前侧，不过不是胸腹，而是面部，"故身热、目疼而鼻干，不得卧也"。足阳明经"下循鼻外，入上齿中，还出挟口环唇，下交承浆"，一直向上到承泣穴，所以会有"目疼而鼻干"的表现。这和《伤寒论》里面的阳明病提纲证是不是不太一样了？《伤寒论·辨阳明病脉证并治》说的是"阳明之为病，胃家实是也"，这里没有提到胃家实啊。到底有没有提到呢？其实也是提到的。"不得卧"不就是"胃家实"

的表现吗？"胃不和则卧不安"嘛。"身热"就更容易理解了，我们都知道《伤寒论》中的阳明经病就是以身大热为典型表现的。那么"目疼而鼻干"呢？《伤寒论》似乎没有提这一点。

这里就需要辨析一下了。我们知道有太阳经表证，那有没有阳明经表证呢？《伤寒论》里面是有阳明经表证的。《医宗金鉴》的《伤寒心法要诀》对阳明表证的脉证的描述是："葛根浮长表阳明，缘缘面赤额头疼，发热恶寒而无汗，目痛鼻干卧不宁。"意思是葛根汤主阳明表证，而其主要表现就是面赤、额疼、发热、恶寒、无汗、目痛、鼻干和卧不宁。你看，和《热论》的描述是不是很一致？只不过在《伤寒论》原文里并没有这样一条，这是《医宗金鉴》的作者综合各处经文总结出来的。

"三日少阳受之。"足少阳胆经行于身侧，绕耳而行，所以热入少阳经表现为"胸胁痛而耳聋"。结合前文的"目疼而鼻干""头项痛，腰脊强"，我们很容易发现这些症状都是基于经络循行来的。经络辨证也是中医辨证体系中非常重要的一部分。现在通行的是脏腑辨证，往往在我们读《内经》的时候会发觉有些东西与我们熟知的脏腑辨证体系不一样，原因之一就是我们对经络还是不够熟悉。

"四日太阴受之。"足太阴经属脾络胃。脾主运化，胃主受纳，所以"腹满"好理解，脾失运化，水谷不运，或为宿食，或成痰湿，阻滞阳气，于是出现腹满的症状。况且，脾经本就是过大腹的，现在脾经受热，热阻气机，所以其所过之处有胀满的表现。为什么会嗌干呢？嗌就是咽喉，脾经散于嗌下，嗌气通于脾。现在脾经受热，失于运化，气不化水，不能上承津液，所以会有"嗌干"的症状。

"五日少阴受之。"少阴脉贯肾络于肺，系舌本。热病伤阴，所以"口燥舌干而渴"。

"六日厥阴受之。"足厥阴肝经"循阴器而络于肝"。这个"阴器"指的就是外阴，对男性来说包括阴囊和阴茎。肝热灼伤津液，故烦满而囊缩。一方面，肝热上扰，而出现心中烦满；另一方面，热伤肝阴，宗筋失养，所以囊缩。

如果真的已经传到了厥阴，这个病情是相当重的。尤其是这个囊缩的症状，意味着肝中津液已然大伤，肝气极度不利，才会出现囊缩。提到这点的原因是，临床上许多时候会滥用"囊缩"这个名词。经常有病人跑过来说："我出现囊缩了。头两年我的阴囊是这样的，后两年我的阴囊是那样的，好像整个都缩进去了。"于是乎就非常担心自己是不是肾虚得厉害。其实不用担心，"囊缩"这个症状一般只有在 ICU（重症加强护理病房）里才能见到。这个病人都能自己走过来看病，并且谈笑风生，肯定不是出现囊缩。那为什么他的阴囊状态会发生改变呢？因为阴囊是一个有调节能力的器官，本身就会松会紧，这说明他年轻，调节能力强，这是第一个。其次，确实有许多疾病会造成阴囊状态的改变，比如肝经湿热，阴囊就会下垂，皮肤看起来也变得更加菲薄。再比如肝经寒凝，病人的阴囊就会看起来比较紧致一些，但这不是囊缩。

囊缩是重病的表现。如果再配一个词，烦满而囊缩或者舌卷而囊缩呢？那就是死证。所以不要轻易用这个词。

（三）热病的治疗

热病应当如何治疗呢？"治之各通其脏脉，病日衰已矣"，所以"通其脏脉"就是热病的治则。具体的治法是什么呢？从前面各经所病的症状分析，我们已经了解到热病都是由外邪（主要是寒邪化热）客于经络，侵犯脏腑，气机阻滞不利所引起的，所以治疗的基本原则当然就是祛除邪气，以恢复经脉的气血运行和脏腑的功能活动，这就是"各通其脏脉"的道理所在。

具体来说，邪在表者，用发汗的方法来发散邪气；而邪在里者，则以清泄的方法来泻下里邪。由于三阳经病在经表，三阴经病在经脏，所以原文说："其未满三日者，可汗而已；其满三日者，可泄而已。"

从整体上来说，肯定是邪在三阳其病浅，邪在三阴其病深。邪在三阳经，病就轻浅易愈。即使是三阳经皆受其病，只要邪气还未入腑，都还只是经病，可以通过发汗的方法来治疗。这和《伤寒论》的三阳病是不一样的，伤寒阳明经证就要用白虎汤来清热，不能再用汗法。但我们在《热论》中看到，只要在三阳经中，没有变成腑证，都可以用汗法，不论是阳明，还是少阳，都是如此。之所以会出现这种情况，还是因为《伤寒论》六经辨证与《热论》的六经热病的内涵有所不同的缘故。《内经》三阳经病都是经表之病，比如它的"二日阳明受之……故身热、目疼而鼻干，不得卧也"，就类似于《伤寒论》的阳明经表证。而三阴证则是经脏俱伤，如太阴病，除了热入太阴经的腹满表现之外，就还有脾运受阻，伤及津液化生的"嗌干，不思食"。少阴病除了热入少阴的烦闷而渴以外，还有阴液亏耗的口燥、舌干。厥阴病除了热入厥阴的"囊缩"以外，还有神魂扰动导致的烦满之症。这与伤寒三阳由表入里为阳证，三阴皆里为阴证是不一样的。

三阳受病，可以用汗法，三阴受病，则用清泄之法。《黄帝内经太素》注曰："三日以外，热入脏腑之中，可服汤药泄而去也。"亦是从热入三阴，则经脏同病的角度来解释的。

（四）热病的预后

最后讲一下热病的预后。病在三阳经，或三阴经，如果正气强盛，或者治之得法，则正盛而邪退，病情逐渐向愈。三阳三阴，一日一经，一共六天，那么第七天开始，病情向愈。这就是"其不两感于寒者，七日巨阳病衰……"的意思。太阳受病，则"头项痛，腰脊强"，所以其"病衰"就表现为头痛症状的好转。其余五经，皆同此类，以主要症状的改变为特征来说明病情的好转。在"厥阴病衰……"之后，六经皆解，所以说"大气皆去，病日已矣"。"大气"，在这里就是指邪气。

当然，如果病人正气不足，不能抗邪外出，则传到厥阴经以后，三阴三阳经脏俱病，这个时候就比较危重了。"三阴三阳，五脏六腑皆受病，荣卫不行，五脏不通，则死矣。"五脏六腑都受病了，病情就很危重了。因为五脏六腑受病的原因是正气俱衰，抗邪能力太差。

如果病人正气素虚，邪气中人亦未必遵循前面讲的六经渐传的规律，而是同时伤人表里两经，称为"两感于寒"。这是正气衰弱而邪气亢盛的表现，所以预后较差，"必不免于死"。这种"两感于寒"有何表现呢？在《素问·热论》原文中给出了非常清楚的解释：

> 两感于寒者，病一日则巨阳与少阴俱病，则头痛口干而烦满；二日则阳明与太阴俱病，则腹满身热，不欲食谵言，三日则少阳与厥阴俱病，则耳聋囊缩而厥。水浆不入，不知人，六日死。

对于这些症状的基本分析方法，和前面分析六经病证是一样的，就不再细述了。

（五）热病遗复

> 帝曰：热病已愈，时有所遗者，何也？岐伯曰：诸遗者，热甚而强食之，故有所遗也。若此者，皆病已衰，而热有所藏，因其谷气相薄，两热相合，故有所遗也。帝曰：善。治遗奈何？岐伯曰：视其虚实，调其逆从，可使必已矣。帝曰：病热当何禁之？岐伯曰：病热少愈，食肉则复，多食则遗，此其禁也。（《素问·热论》）

1. 病因病机

"热病已愈，时有所遗"，这个"所遗"做何解释呢？是病有所遗，还是邪有所遗？杨上善注曰："大气虽去，犹有残热在脏腑之内外。"可见，"遗"的是邪气。所以《素问灵枢类纂约注》的注解非常简洁，就两个字"遗邪"。

"遗邪"的原因是什么？原文讲得很清楚了，"诸遗者，热甚而强食之"，这就是热有所遗的主要原因。这个"强食"的"食"，有人读"饲"，例如《黄帝素问直解》注："食，音饲。"也有人读"拾"音。我个人觉得还是读"拾"音的好。因为如果发"饲"的音，那就是喂养的意思，是指病人虽然"热甚"，却被人强行要求进食。这样解释好像有点儿不合适，毕竟大多数情况下，还是病人自己没能控制住食欲。而这里的"热胜"也不能理解为热邪炽盛。要知道"时有所遗"的前提是"热病已愈"，既然热病都已经好了，又怎么可能有亢盛的热邪呢？所以，这个"热胜"，指的是残留未去的热邪。所以下文说"而热有所藏"，这是有藏于体内未去的邪热，与水谷之气相合，所以热邪留而不去。这就是"热病已愈，时有所遗"的原因。所谓"两热相合"，一个是未去之残热，一个是水谷之热。

除了"遗热"，还有食复。"病热少愈，食肉则复，多食则遗。""热病少愈"中的"少"，要读成"稍"，就是稍微好了一些的意思，还没有到痊愈的时候。这个时候，如果吃肉，就会导致病情的反复，这叫"食肉则复"。

"多食则遗"是说，不但吃了，还吃得挺多，病情反复地发作，就会导致热病迁延难愈，用老百姓的话来说，就是落下病根儿了。

这是中医治疗观中很重要的一点，即疾病的恢复问题。虽然这里仅仅是讲了热病的问题，但实际上所有的病都是包括在这个问题中的。中医认为，病后的调养是十分重要的。这个调养，当然不是像我们一般理解的那样，吃吃补药就好了。这个调养指的是一个综合调养的过程。要明白具体如何去做，就得首先搞清楚为什么会"食肉则复，多食则遗"。

张介宾认为，这主要是肉比较难消化的原因："凡病后脾胃气虚，未能消化饮食，故于肉食之类皆当从缓。若犯食复，为害非浅。"（《类经》）但其实除了难以消化，还有更多的理由，可以说明不能在热病未愈之时吃肉。比如在一本道家修真的书《大成捷要》里就说过："盖腥荤之物，味主沉浊，食之必致后天之气粗而难伏。香辣之物，性主轻浮，食之必致先天之气散而不聚。"像肉这样的腥荤之物，吃下去以后，气粗而难伏。因此这种"慓悍"之气，就容易助热而导致病情的反复。再从药食性味上看，五畜的肉，除了猪肉是平性略寒的，其余如牛、羊、狗、鸡的肉都是性温的，当然也不适合于热病。

因为吃东西不当，引起接近痊愈或者已经痊愈的疾病复发，中医称为"食复"。"食肉则复"就是一种典型的食复。刘渡舟老师讲过他诊疗的一个食复案：

> 我在大连的时候，我当医生，治一个病人，叫痨病。我们中医叫痨病，现在叫结核。那是一个十六七岁的一个姑娘。那潮热、盗汗、低烧啊，咳嗽啊，瘦的呀……我用的《医宗金鉴》上的拯阴理劳汤，都治好了，一切症状都好了，也不出汗了，也长点儿肉了，也有点儿精神头了，挺好的了。她的奶奶对于这个孙女特别疼爱。病好了，高兴。干嘛呢？就问她的孙女："你那些日子你病的呀，什么都不乐意吃。现在你病好了，你告诉奶奶啊，你乐意吃什么？"这个闺女就说："奶奶，我乐意

吃牛肉。""好！奶奶给你做去啊。"这老太太呀，就买了二斤牛肉，炖起来了。她的病也好了，当然是乐意吃的呀。说是吃了一碗多牛肉。坏了。肚子也胀了。她自来她就是痨病，肺痨呀。结果食复。牛肉那多大的热量啊！她是阴虚之至，阴虚，阴分虚呀。所以又发烧，又热。后来再找我，是我又给治好了。不是没治好，头一次叫我给她治好了。那么后边又找我，我说怎么病又犯了呢？什么意思呢？问来问去啦，她奶奶给她炖牛肉吃——吃的。这种情况啊，不可胜举，很多很多。

这是我听刘老的讲课录音，抄下来的，所以比较口语化。但是问题说得很清楚，一个热病，实际上还是个内伤热病，在治疗好了以后，吃一顿牛肉就复发了。这不就是"食肉则复"吗？

其实，除了肉之外，鱼也是不能吃的。还有"五辛三厌"不能吃，因为这些多半都是辛臭之品。还有酒也不能喝。酒为什么不能喝？酒性助湿生热。烟为什么不能抽？烟能灼伤津液。热病未愈的时候，尤其不能吃。这在我们男科就有太多现实的例子了。例如前列腺炎，看好了之后，去喝上一顿酒，立马打回原形，这是"食酒而复"。

我有一个失败的案例，就是"食酒而复"，结果就再也没能治好。他是个前列腺炎的病人，经朋友介绍过来看病，大约吃了快三个月的中药，所有症状都大好了，结果外甥结婚，他身为舅舅非常高兴，在婚礼上美美地喝了一通，于是复发了。这次复发以后，治疗效果就一直不很好。对这个病人，我就一直耿耿于怀，怎么一次酒就这么厉害呢？有的时候，还真就这么厉害。

所有这些食复——食肉也好，食酒也好，道理都是类似的。在热病未愈之时，又吃了助热的食物，或者难消化的食物，食物化生之热与热病遗留的余热相结合，就会导致热病复发而迁延难愈。

2. 治则

热病遗复应当怎么治疗呢？"视其虚实，调其逆从"。这也是我们看病的基本原则。那么热病的食禁就是强调不能吃肉——"此其禁也"。当然不仅仅是吃肉，所有难消化的，或者可以助热的食品，都不能吃。虽然这是讲饮食，但是大家有没有想到我们在用药物的时候呢？药力可比食物强多了，所以我们在用药的时候，就更要小心。

（六）《素问·热论》与《伤寒论》的关系

从前面的经文中，我们已经可以看到，《热论》和《伤寒论》的差别还是蛮大的。首先，从表里病位来说，《热论》的三阳病皆为经表证，属表；三阴病则为经脏证，属里。《伤寒论》则是太阳主表，阳明主里，少阳主半表半里，而三阴主虚寒。其次，《热论》讲得十分简略，有其局限性，内容也较少；而《伤寒论》就有大规模的扩展，详尽而全面。从热病的传变来看，《热论》只有循经和两感；《伤寒论》中的传变则复杂得多，除了循经和两感，还有直中、合经、合病、并病等多种传变形式。

《热论》的主要治疗方法也只讲到针刺，不论是我们前面所讲到的汗也好，泻也好，通其脏脉也好，都是通过针刺的方法实现的；《伤寒论》中理、法、方、药俱备，针刺和汤药都有。可见，《伤寒论》对热病的发展是极大的。从《黄帝内经》到《伤寒论》，也就几百年的时间。《黄帝内经》的成书是战国到西汉武帝年间。张仲景是东汉末年的人，其中只有三百来年的时间，中医学就有巨大的发展。只可惜当时战乱连连，我们不确信当时除了张仲景，还有没有别的医生也建立了这样的理论体系。不过即使建立了，今天也没能传下来。只有张仲景的学术思想流传至今。所以我们要珍惜这些东西。

之前也有人问，从张仲景往后，自晋唐以降，一直到金元四大家，中医主要有哪些发展？表面上看，这些年代留下来的著作，多半都是方书，以收集各种各样的验方为主。但实际上，医学理论上也是有巨大的发展的。比如，第一次出现了校注《黄帝内经》的著作——之前《黄帝内经》也是失传过一段时间的。又比如，这个时代的医家完善了脏腑辨证体系，包括孙思邈的《备急千金要方》，都是基于脏腑辨证体系的。这些理论的提出，从我们今天来看，都是非常重要的。《素问》里的一些篇章，比如《咳论》与《痿论》，里面有"五脏六腑咳"等丰富的内容，但都是只立其法而未见其方，当然就更谈不上选药了。但是在《备急千金要方》《外台秘要》中，对这些内容都是有所补充的。

中医真的是每时每刻都在发展，直到现在也还是在发展的。虽然我们经常诟病中医的发展不理想，现在中医的进步太慢，但是实际上，新中国成立之后这几十年的时间，中医在很多方面都取得了非常喜人、非常重要的进展。举个例子，大家都学过中药。现在任何一本中药教材里，每味中药都标有四气五味、功效主治、归经、有毒无毒的药性特点。这是新中国成立之后才有的。在这之前的任何一部本草书都是不完整的。在以前的本草书里，往往是记载了某些药的四气五味，而另一些药则不讲；而某些药只讲主治，另一些药则只讲升降浮沉，很不系统。只有我们新中国成立后的中药学教材，才第一次将其系统化。

再比如，我们现在学的《方剂学》教材里，每一首方剂的名称底下都有一个小括号，标注这个方子的出处。虽然是很简单的一件事情，但在以前的方书中也是不存在的。如果读中医古籍，你们就会发现，有一个很讨厌的问题。比如我们看到一个方子很好，要引用它，结果研究了半天，发现这里其实是引用了之前某人的方子。而要找出这张方子的原始出处，是一项非常艰巨的文献统计任务。而拿出现在《方剂学》里面的方子，其出处基本都是标明的，保证没错的。这是非常重要的小细节。

二、风病

黄帝问曰：风之伤人也，或为寒热，或为热中，或为寒中，或为疠风，或为偏枯，或为风也，其病各异，其名不同，或内至五脏六腑，不知其解，愿闻其说。岐伯对曰：风气藏于皮肤之间，内不得通，外不得泄，风者善行而数变，腠理开则洒然寒，闭则热而闷，其寒也则衰食饮，其热也则消肌肉，故使人怢慄而不能食，名曰寒热。

风气与阳明入胃，循脉而上至目内眦，其人肥则风气不得外泄，则为热中而目黄；人瘦则外泄而寒，则寒中而泣出。风气与太阳俱入，行诸脉俞，散于分肉之间，与卫气相干，其道不利，故使肌肉愤䐜而有疡，卫气有所凝而不行，故其肉有不仁也。疠者，有荣气热胕，其气不清，故使其鼻柱坏而色败，皮肤疡溃，风寒客于脉而不去，名曰疠风，或名曰寒热。

以春甲乙伤于风者为肝风，以夏丙丁伤于风者为心风，以季夏戊已伤于邪者为脾风，以秋庚辛中于邪者为肺风，以冬壬癸中于邪者为肾风。

风中五脏六腑之俞，亦为脏腑之风，各入其门户所中，则为偏风。风气循风府而上，则为脑风。风入系头，则为目风，眼寒。饮酒中风，则为漏风。入房汗出中风，则为内风。新沐中风，则为首风。久风入中，则为肠风飧泄。外在腠理，则为泄风。

故风者，百病之长也，至其变化乃为他病也，无常方，然致有风气也。(《素问·风论》)

我们先来看校勘。"或为偏枯"应是"或为偏风"，"或为风也"应是"同为风也"，"使人怢慄"的"怢慄"应是"解㑊"（"解㑊"是一个病，指的是肢体懈怠，动作乏力），"人瘦则外泄而寒"应为"其人瘦，则外泄而寒"，"疠者，有荣气热胕"中的"有"当删去，使得文义更通畅。"而色散"应为"面色散"，"名曰疠风"后面的"或名曰寒热"应当删去，"风中五脏六腑之俞"应是"风气中五脏六腑之俞"，"各入其门户所中"应是"各入其门户之中"，"风入系头"应为"风入头系"，"眼寒"应为"眠寒"。

（一）风邪的特性

一眼看去，这段经文里面讲了好多关于风的疾病。其实，《内经》原文论及的疾病有好多种。秦伯未的《内经类证》这本书，将《内经》中的病证做了一个归纳分类，大约有 300 多种病证。

这里首先讲的是风邪致病的特性——善行而数变。风邪的变化非常多，同样是风邪之中于人也，可以发生各种各样的病变。

"风之伤人也，或为寒热，或为热中，或为寒中，或为疠风，或为偏风。同为风也，其病各异，其名不同。"同样都是风邪为病，可是不同的人表现不同，甚至可以影响到不同的脏腑。我们可以看到在这一小段经文中，就有一系列的病名，真的是变化纷繁。

其次，风邪为病，变化也非常快——"风者善行而数变，腠理开则洒然寒，闭则热而闷；其寒也则衰食饮，其热也则消肌肉。"风邪致病可寒可热，可以随着我们的饮食、起居、体质以及用药而产生化寒、化热的变化，其病变表现也各有不同。同样是风邪入侵，如果是身体素来偏于腠理开泄的，因卫气消耗反而洒然而寒；如果是卫气闭郁的，则卫气郁而化热，热郁而闷。"其寒也能衰食饮"，卫阳消耗，则内寒，不能化谷，所以饮食减少；"其热也则消肌肉"，如果郁闭化热，则灼伤津液，肌肉失养。风邪伤人之后，甚至还可随其他因素而变化，转生他病，所以说"故风者，百病之长也，至其变化，乃为他病也"。

这段经文在最后一句，给风邪的特点做了一个总结："无常方，然致有风气也。""无常方"，是说风邪致病没有固定的方位。"然致有风气也"是说，总归还是风邪引起的这些病变。为了说明风性善行数变、致病无常方的特点，在《风论》中举了很多风邪为病的例子，可能是《内经》中提及病名最多的篇章之一了。

（二）风邪中人举例

1. 寒热的病因病机及证候

"寒热"是怎么样一个病呢？"腠理开则洒然寒，闭则热而闷；其寒也则衰食饮，其热也则消肌肉，故使人解㑊而不能食，名曰寒热"。风邪中人之后，腠理或开或闭，因之而生寒热之变，所以总称为"寒热"。"寒热"的临床表现有哪些呢？肢体懈惰乏力，这是解㑊；不能食，就是纳差；在寒则不能食为纳差，在热则消肌肉；除此之外，还有恶寒、发热、闷瞀等症状。因为既有洒然恶寒，又有闭郁而热，所以名曰"寒热"。

比较纠结的是寒热的关系，病人到底是恶寒、发热交替出现呢？还是恶寒的同时，又有发热呢？关于这一点，多数注家都说得不是很清楚。唯有张介宾，明确指出是"寒热交作则振寒"。那就是恶寒、发热交替出现了。这个是比较合理的解释。恶寒是由于腠理开泄，卫阳泄而不足引起的；发热是腠理闭郁，风邪、卫阳闭郁化热而引起的。风邪客于肌腠，腠理开合不利，或开泄太过则恶寒，或闭郁太过则发热，但肯定不可能腠理既开且闭。所以应该是恶寒、发热交替出现，这才是"寒热"病的特点。

那怎么治疗寒热病呢？虽然它寒热并见，但"然其致有风气也"，都是由风引起的，并且病位在腠理，"腠理开则洒然寒，闭则热而闷"，那就可以用"汗而发之"的治疗方法。《医学纲目》在"治往来寒热"条下引用了本段经文，并且附方若干，都是用来治"中风寒热"的，基本上是以辛温解表为主。因为有往来寒热的特点，也有人用小柴胡汤来治疗。

2. 热中、寒中的病因病机及证候

接下来的一组疾病是"热中"和"寒中"。如果讲"中"的话，一般认为其病位比"伤"要更深入一些。但是张介宾认为，本段经文的"中"和"伤"只是互文，可以相互替换使用，并没有轻重的区别，所以我们也就不要太强调这一点。

"风气与阳明入胃。"这个"入"，作"跟随"来理解。《黄帝内经太素》是这么注解的："风气从皮肤循足阳明之经入于胃中。"风邪入于胃经之后，循足阳明胃经上行至目内眦。"眥"，是"眦"的异体字。风邪入于胃经，因为病人的肥瘦不同，而有不同的病机演变。

如果这个病人是比较胖的，则风气不得外泄，闭郁于内，化热而为"热中"。按五色诊法，黄赤为热，现在内热闭阻，循阳明经气而上行于内眦，所以表现为目黄。

如果这个病人是比较瘦弱的，则卫阳随风气外泄，于是阳虚则寒，表现为里寒证，是为"寒中"。寒则不能化气，水不化气，则为泪而出。为什么是泪水，而不是涎、涕之类呢？还是因为前面说的风气"循脉而上至内眦"的缘故。

这么来理解当然是很通顺的，但是和我们的一般认识不一样。难道不是胖人腠理疏松吗？怎么反而是"其人肥，则风气不得外泄"呢？这个主要是对"肥"的理解不同。我们现在理解"肥"，可能是肥胖、脂肪多的意思。可在这儿，是作肌肉壮盛来理解的。《说文解字》说："肥，多肉也。"《灵素节注类编》注曰："若风由阳明而入于胃，其人体盛肌厚，则风不得外泄，与水谷之气郁蒸而成湿热，随脉上行而至目黄也。"可见这个"肥"是体盛肌厚的意思。壮实的人肌腠固密就比较好理解了。而与之相对应，"瘦"也不是我们现在理解的瘦，而是瘦弱的人。肌肉瘦削的人，正如《灵素节注类编》所云，"瘦人肌薄腠疏"，所以才会腠理不固，卫阳外泄。

热中和寒中都是风气入于阳明胃经引起的，分别以黄疸和流泪为主要特征。那么治疗按黄疸和流泪进行辨证就可以了。汗不出而热，兼见黄疸的，可以用麻黄连翘赤小豆汤；汗出而泪流不止的，则可以用河间当归汤之类的方子。

治伤风中寒。目泣自出。当归汤方

当归（切，炒，半两） 人参 桂（去粗皮，各三分） 干姜（炮，锉） 白术 白茯苓（去黑皮） 甘草（炙，锉） 芎穷 细辛（去苗叶） 白芍药（各半两） 陈橘皮（汤浸去白，各一两）

上一十一味，粗捣，筛。每服三钱匕，以水一中盏，入生姜半分，枣三枚（劈破），同煎至六分，去滓。不计时候，稍热

服。（《圣济总录》）

方子很简单，从药味上看，就是八珍汤去地黄，加干姜、肉桂、细辛、陈皮，一共十一味药。既然人瘦弱而腠理疏松，当然是先要补养气血，以固其表了。在此基础上，再加干姜、细辛、肉桂辛温发散，以去风邪；加陈皮则通行气机，以免"八珍"补益之壅塞。

其余的几张方子，与当归汤的立法大体类似，大家感兴趣的话，可以自己去查一下。

3. 疠风的病因病机及证候

疠风这个病，我们现在见得比较少。过去只要讲到疠风，就会闻之色变。疠风具体是什么表现呢？首先，"肌肉愤䐔而有疡"，肌肉会发生改变，并且体表会有疮疡。第二，"肉有不仁"，会出现皮肤的感觉减退。第三，"鼻柱坏，面色散"。正常人的面色是白里透红，红黄隐隐，明润含蓄。现在面色涣散而无光泽，并且鼻柱坍塌，这就是疠风的主要表现。结合这些表现，大家会想到是现在的什么病呢？疠风病，从症状上看，极其类似于现在说的麻风病。这个病是有强烈传染性的，故而以"疠"为名。

引起疠风病的原因是什么呢？是由于"风气与太阳俱入"，就是风气由太阳经而侵入人体，然后沿太阳经而行于经、脉、腑、背俞穴、分肉之间，与人体的卫气相搏结。卫气有"温分肉"的作用，行走于分肉之间。现在卫气与风气相搏结，就郁滞而不行，这就是经文中说的"卫气有所凝而不行"。于是卫气就不能温养分肉了，出现"肉有不仁"的症状。卫气"凝"于肌肉，则"肌肉愤膜"。"愤"是郁结，"膜"是胀起，"肌肉愤膜"就是肌肉的局部红肿，甚至发生疮疡。为什么会发生疮疡？因为"荣气不行，逆于肉里，则为痈肿"。荣卫之气涩滞不行，郁而化热，热腐成脓，就会形成疮疡一类的疾病了。

风邪又是如何形成"疠风"的呢？《类经》说："风寒客于血脉，久留不去，则荣气化热，皮肤腑溃，气血不清，败坏为疠。"所谓"疠"，是指"邪热毒厉之气"（《灵素节注类编》），荣卫之气与风邪搏结，郁而化热，热邪入于血脉，故而气血不清，形成"毒疠"之气。"毒疠"之气灼伤肌肉甚至鼻柱，则鼻柱坏，面色散。虽然这里没有讲治法，但是我们可以通过分析得出治法，那就是要从血脉治疗，因为它是风寒客于血脉而演变过来的。

4. 脏腑之风的病因

这里讲了两种引起脏腑之风的病因。一种是与时间相关，而时间又与五脏相关；一种与风邪伤人的部位有关。以肝风为例，"春甲乙伤于风者为肝风"，春天为风木主令，与肝气相通，所以在春天伤于风邪，就形成肝风病。甲乙是十天干中与五行之"木"相对应的两个天干。古人把十天干两两配对，分别与五行相对应。甲乙属木，丙丁属火，戊己属土，庚辛属金，壬癸属水。这段经文的意思就是：由于伤于风邪的时间不同，春则病肝风，夏则病心风，季夏则病脾风，秋则病肺风，冬则病肾风。这是典型的天人相应观点，我们应该已经非常熟悉了，就不再做进一步的解释。

要说明的是，人与天地之气相应，当然与四季关系最为密切。但是一日之内，也有四时；一节之内，也有十天干。所以对这段话的理解，不能只局限于春夏秋冬的四季变化，还要考虑到具体的天时、地气之变。正如《类经》所说："本节以四时十干之风分属五脏，非谓春必甲乙而伤肝，夏必丙丁而伤心也。凡一日之中，亦有四时之气；十二时之中，亦有十干之分。故得春之气则入肝，得甲乙之气亦入肝，当以类求，不可拘泥，诸气皆然也。"

脏腑之风的发生还与风邪侵袭的部位有关，"风气中五脏六腑之俞，亦为脏腑之风"。若是风邪中于五脏六腑之俞穴，并由此而入，也会得相应的脏腑之风。这里的俞穴，一般指的是背腧穴。比如后背遮护不当，风由肺俞而入，就形成肺风；由肝俞而入，就形成肝风。那大家就会疑惑了，哪有风就吹在后背这一个点上，却不波及其他位置的？这就涉及我们常说的"因其虚而客之"。虽然风吹到整个脊背上，但如果是肺虚而肝不虚，就发为肺风；肝虚而肺不虚，就发为肝风，以此类推。第二，我们穿的衣服是不一样的，导致后背有些地方盖得住，有些地方盖不住。比如现在很多美女爱穿露肩的衣服，位置比较低的肝俞、肾俞肯定是被衣服保护到了，但上面的肺俞、心俞就不一定了，那就容易得肺风、心风之病。我们上面举例都是举的五脏，六腑也是类似的情况。

5. 偏风的病因病机及证候

何谓偏风？"各入其门户之中，则为偏风"。风邪伤人，伤在不同部位，有的部位可能是某些脏腑器官的门户所在，则风邪所入各有不同。因为是偏入某处，所以称为"偏风"。这样，我们就可以理解，偏风其实是一大类的风病。

具体来说，如果是循风府而上，《黄帝内经太素》说："风府，在项入发际一寸，督脉阳维之会，近太阳入脑出处。"风邪由此入脑，就发为脑风。脑风以脑痛为主要表现。

"风入头系，则为目风。""头系"在这里指的就是"目系"，风入目系，当然是发为"目风"了。"目风"的主要表现是两目疼痛。

如果是睡在冷的地方，同时还喝了酒，酒为剽悍之气，能开发腠理，此时为风邪所中，即为漏风。漏风的主要症状是多汗，后面的一段经文对这个病还有专门的论述。

如果是房事之后汗出而感受风邪，则为内风。"内"就是指代房事的意思，"内风"是以风证而兼肾虚为主要表现。

"新沐中风，则为首风。"这很有意思，"首"就是"头"的意思。"沐"是特指"洗头"。洗了头发之后，头发还没干就受了风，就发为首风。这个女孩子们都应该是很有经验的吧，若是湿着头发的时候就吹了风，会怎么样？就很容易头痛。"首风"就是以头痛为主要表现的。历史上最有名的"首风"患者可能是曹操，病情严重得华佗要给他砍脑袋来治疗。可见"首风"是非常不好治的。

"久风入中"，这个"中"指的是脾胃。《素问经注节解》说："中者，脾胃也。脾胃者，土也。风久则木胜，木胜则入而伤土，是故风居肠脏，而令水谷不分也。"因此表现为大便溏泄，甚至下利清谷而为"飧泄"。如果风邪只是停留于腠理，那么就是泄风。

（三）各种风病

帝曰：五脏风之形状不同者何？愿闻其诊及其病能。岐伯曰：肺风之状，多汗恶风，色皏然白，时咳短气，昼日则差，暮则甚，诊在眉上，其色白。心风之状，多汗恶风，焦绝善怒吓，赤色，病甚则言不可快，诊在口，其色赤。肝风之状，多汗恶风，善悲，色微苍，嗌干，善怒，时憎女子，诊在目下，其色青。脾风之状，多汗恶风，身体怠堕，四支不欲动，色薄微黄，不嗜食，诊在鼻上，其色黄。肾风之状，多汗恶风，面痝然浮肿，脊痛不能正立，其色炲，隐曲不利，诊在肌上，其色黑。胃风之状，颈多汗恶风，食饮不下，鬲塞不通，腹善满，失衣则䐜胀，食寒则泄，诊形瘦而腹大。

首风之状，头面多汗恶风，当先风一日则病甚，头痛不可以出内，至其风日则病少愈。漏风之状，或多汗，常不可单衣，食则汗出，甚则身汗，喘息恶风，衣常濡，口干善渴，不能劳事。泄风之状，多汗，汗出泄衣上，口中干，上渍其风，不能劳事，身体尽痛则寒。（《素问·风论》）

上一段经文讲了风邪致病的特点，并且举了一些风邪伤人的例子，比如寒热、中寒、中热、脏腑风、偏风等等。接下来的本段经文，就承前所述，比较详细地论述了脏腑风、各种偏风的临床表现。

这段文字是由黄帝的一个问题引出来的："五脏风之形状不

同者何？愿闻其诊及其病能。""诊"就是"诊法"，张介宾说："凡察病之法，皆谓之诊。"所有诊察疾病的方法，都包含在这个"诊"字里了。"病能"的"能"，和我们之前多次讲过的"能"一样，通"态"，"病能"即"病态"。病情的表现、疾病的状态，称为"病态"。那么黄帝问这句话，其实就是想知道还没有论述的脏腑风、偏风的临床表现是什么。

在我们仔细阅读这段文字之前，先来看看需要校勘的地方。"焦绝善怒吓"中，"焦绝"应该改成"憔悴"。这是一个很有趣的校勘，主要版本依据是《医心方》引《小品方》的一段话，是写作"憔悴"。但这并不是一个很权威的版本，为什么就取了它呢？因为还有文字学的依据。"焦"本身就通"憔"，而"悴"则通"脆"，古体字写作"脃"。"脃"与"绝"非常像，很容易在传抄中搞错。改成"憔悴"以后，文义也更加通顺。这样既有版本学的依据，又有文字学的依据，还有医理的依据，当然可据此校勘了。

"善怒吓"中，把这个"吓"给去掉，然后改成"善悲"。心病嘛，善悲忧就很好解释，善怒就不太合理了。这当然也有版本的依据，就不展开说了。

"病甚则言不可快，诊在口"中，这个"口"应该校改成"舌"。

在"脊痛不能正立"前面要加个"腰"字，即"腰脊痛不能正立"。

"诊在肌上"，这个"肌"应该把校改成"颐"，即"诊在颐上"。

"首风之状，头面多汗恶风，先当风一日则病甚头痛"中，要把"先当"校改成"当先"。

"甚则身汗喘息恶风"里，这个"身汗"可以据《圣济总录》改成"身寒"。

"泄风之状"，应该是"内风之状"，这样正好与上文相对应。

"上溃其风"这四个字是衍文，可以给它删掉。

1. 脏腑风

（1）五脏风　先来看一下五脏风的共同特点。我们只要对比一下五脏风涉及各脏的经文，就不难发现每脏的第一个症状都"多汗恶风"，这是最容易发现的共同点。为什么五脏风会有"多汗恶风"的症状呢？《类经》的解释最为清晰明了："多汗者，阳受风气，开泄腠理也。恶风者，伤风恶风也。下文诸脏皆同。""阳"是指肌表而言，风气中于五脏的背俞穴则发为五脏风，背俞穴当然是位于肌表的，所以说"阳受风气"。

风性本来就是开泄的，现在风邪侵袭肌表，所以开泄腠理，当然就会多汗了。恶风则是因为伤于风邪，则恶其本气，所以恶风。这也是个基本规律，伤风就恶风，伤寒就恶寒，伤热就恶热，以此类推。由于五脏风形成的机理类似，都是"风气中五脏六腑之俞"而成，所以都会有"多汗恶风"的表现。

第二个共同特点是表现为本脏的功能异常，例如肺主气，肺风可以见到咳而短气的症状；心藏神，所以心风则善悲；肝主怒，肝风就善怒；脾主四肢，脾风就四肢不欲动；肾主水，肾风就会出现面部浮肿。

第三个共同特点是本脏的外应部位表现出异常。也就是原文说的"诊在……"。同时这种异常还与该脏五行相对应的五色相关。例如肺色为白，所以"诊在眉上，其色白"。至于为什么是"眉上"这个位置，我们后面再说。心色为赤，所以"诊在舌，其色赤"。肝色为青，所以"诊在目下，其色青"。脾色黄，所以"诊在鼻上，其色黄"。肾色黑，所以"诊在颐上，其色黑"。

对于第三个特点，五色对应好理解，这个"诊在"不好理解。其实也是有规律的。大体是三种情况：一种是按明堂五色诊法的部位。例如眉上为阙庭，阙庭候肺，所以肺风诊在阙庭（眉上）。鼻上，即鼻之准头，又叫"面王"，候脾，所以脾风诊在鼻上。两颐候肾，所以肾风诊在两颐。第二种是按经络循行的部位。例如肝脉的支脉，从目系下颊里，所以肝风诊在目下。第三种是按五脏的官窍。例如心开窍于舌，所以心风诊在舌。

这样的话，也有问题。一共就五脏，却有三种规律，到底哪种规律最重要呢？我们反复提到，《内经》的这类经文，往往是示人以方法的，也就是三种情况都很重要，可以同时使用。比如肺开窍于鼻，肺风也可以诊在鼻。鼻梁在明堂五色诊法中又称为下极之下，候肝，肝风也可以诊在鼻梁。以此类推，《黄帝内经太素》将这种现象称为"所部色见"，意思是说该脏所主之处见到异常的五色变化。以上三种情况，其实都是本脏所主之处。

接下来，分别讲一下五脏风。我们就直接根据校过的经文来讲吧。

"肺风之状，多汗恶风，色皏然白，时咳短气，昼日则差，暮则甚，诊在眉上，其色白。""皏"读"捧"，是浅白色。白为肺金本色，所以肺风则为面色浅白。肺之变动为咳，所以"时咳短气"。也可以从肺的气机特点来理解，那就是风邪入肺，失于宣降，气逆于上，则见咳喘。为什么"昼日则差"呢？这里的"差"要读 chài，通"瘥"，是病情好起来的意思。因为卫气昼行于阳，夜行于阴，肺风本来就是风邪由肌表背俞穴循经入肺，白天卫气行于表，则可以抗邪外出，所以病情减轻；晚上卫气入里，则风气亦随之而入，所以病情加重。"诊在眉上，其色白"在前面已经分析过，就不再解释了。《黄帝内经太素》将肺风的症状总结为七点："肺风病能，凡有七别：一曰多汗；二曰恶风；三曰色白，谓面色白薄也；四曰嗽咳；五曰短气；六曰昼间暮甚……七曰诊五色各见其部。"

"心风之状，多汗恶风，憔悴善悲，赤色，病甚则言不可快，诊在舌，其色赤。"多汗恶风是五脏风的共同特点。憔悴主要还是指面色而言，是一种面容焦枯的状态。心，其华在面，风气袭心，心气不荣，所以面容憔悴。《灵枢·本神》曰"心气虚则悲"，故而心风善悲。当然，这是按校改以后的文字来看的。如果不校改，就是"焦绝善怒吓"，虽然很多注家都给了解释，但基本上都很牵强。"病甚则言不可快"，是说有言语不利的症状。说话想要流利自如，一是神明要清，二是舌体要灵活。心主神明，开窍于舌。现在心为风气所扰，则神不清而舌不运，所以说话不流畅。

"肝风之状，多汗恶风，善怒，色微苍，嗌干，善怒，时憎女子，诊在目下，其色青。"别的症状都好理解，主要是"时憎女子"有些争议。这个症状是与性相关的，这点没问题。但到底是性厌恶，性欲减退，还是阳痿，勃起功能减退？不同的注家理解有所不同。《类经》说："肝为阴中之阳，其脉环阴器，强则好色，病则妒阴，故时憎女子也。"既然是"妒阴"，当然就是讨厌女性了，这么说应该是性厌恶，或者至少是性欲下降。黄元御的观点就不一样，他说："肝主筋，宗筋痿废，故时憎女子。"（《素问悬解》）"宗筋痿废"就是阳痿不用，可见憎女子是由阳痿引起的，并非真的不喜欢女性。这两种解释其实都可以在临床上得到验证，二者之间也不矛盾，我们可以两说并取。这两个症状，再加上目下色青，可以是肝风病的重要判断依据，在性功能障碍的患者中并不少见。

"脾风之状，多汗恶风，身体怠堕，四支不欲动，色薄微黄，不嗜食，诊在鼻上，其色黄。"脾风的主要表现在四肢上。由于脾主四肢，所以患脾风则身体乏力懒动，四肢也懒得动。这种懒，往往还伴有一点沉重的感觉，这是因为脾虚则湿困，湿性重浊的缘故。脾主运化，所以患了脾风就不想吃东西，食欲差。"诊在鼻上，其色黄"是明堂五色诊法的内容，在望诊中很实用。

"肾风之状，多汗恶风，面痝然浮肿，腰不能正立，其色炲，隐曲不利，诊在颐，其色黑。""面痝然浮肿"，就是颜面浮肿的意思。这个"痝"，要读成"茫"，原义是石头很大，引申为事物比较大的一个状态。在这里就是"脸大"的意思，王冰注为"庞然，肿起貌"，比较符合经文原义。张介宾说是"浮惨貌"(《类经》),好像发挥得太多了一些。肾主水,患肾风则水气不利,留于颜面,则为面肿。为什么是面肿,而不是其他地方肿呢?因为风为阳邪,"风雨则伤上"。风入于肾,挟水气上行,所以是从头面开始肿起。"其色炲","炲"音"台",就是烟熏过以后的那种颜色——晦暗而黑的一种颜色。黑为肾之本色,所以说"其色炲"。"隐曲不利",是指大小便不利。这个"隐曲",我们最熟悉的可能是"二阳之病发心脾,有不得隐曲"。这句话出自《素问·阴阳别论》,经常被教科书引用来说明女性心事重重,有些"隐曲"之事,有些小秘密藏在心里说不出,结果引起心脾两经的疾病。这种解释当然有它的道理,但就是容易让我们把"隐曲"理解为不能说的小秘密。其实在多数情况下,"隐曲"指的是大小便。因为排泄大小便是最常见的私隐的行为,所以就有这种指代。《黄帝内经太素》注:"隐曲不利,谓大小便不得通利。"肾开窍于二阴,所以风入于肾就会出现二便的异常。"诊在颐上"的这个"颐"是哪个位置呢?是腮下颏上,这个位置是候肾的。

(2)胃风 "胃风之状,颈多汗恶风,食饮不下,鬲塞不通,腹善满,失衣则腹胀,食寒则泄,诊形瘦而腹大。"多汗恶风是脏腑之风的共见症状,前述五脏风都没有讲汗出的具体位置,这里的胃风明确指出是颈部多汗恶风。这是因为阳明经有条支脉从大迎前下人迎,循喉咙入缺盆,正好从颈部经过。胃居中焦,主受纳,风入于胃,胃失受纳则"食饮不下",胃失和降则"鬲塞不通,腹善满"。"失衣"不是把衣服搞丢了,而是穿的衣服太少,受了寒。胃中本有风气,现在又感受外寒,胃气益加不利，浊气不能降则为䐜胀。如果再加上进食寒凉，则清气不能升而为泄泻。所以张介宾说："失衣则阳明受寒于外，故为䐜胀。食寒则胃气受伤于内，故为泄泻。"（《类经》）胃不能纳，则水谷不入，生化乏源，形体消瘦。风寒挟食、水、痰、浊诸阴邪留于腹内，故而腹大。这些阴邪怎么来的？胃不受纳，气不和降，腑气壅滞，水谷不化，自然就会变生这些阴邪啦。

六腑风只讲了胃风，这是因为胃为六腑之长，故以胃代六腑。如《类经》所言："此下当详明六腑之病，而止言胃风者，以胃为六腑之长，即如《本输》篇所谓大肠小肠皆属于胃之意，胃病则腑在其中矣。"

《黄帝内经太素》总结胃风的症状有八个："胃风状能有八：一曰颈多汗；二曰恶风；三曰不下饮食；四曰膈不通，膈中饐也；五曰腹喜满；六曰失覆腹胀；七曰食冷则痢；八曰胃风形诊，谓瘦而腹大，胃风候也。"现在很多大腹便便的人，是不是经常有这些症状呀？时不时就可以看到。对此我们就可以尝试从胃风的角度来辨证。

2. 偏风

脏腑之风就是上面这些内容了，我们再看看偏风。偏风就是风邪偏中于某处所引起的疾病，像首风、漏风、内风等都属于偏风。风病的共同特点是多汗，通常还有恶风。

（1）首风　洗头的时候吹了风，就会发生首风。风中于首，所以多汗恶风，以头面为主。首风的主要症状是头痛。这个头痛有特点，它的发作与风有关系。在起风前的头一天开始发作，头痛得很厉害，而且很怕风。"不可以出内"，就是不可出内室的意思。只敢呆在房间里，不敢出去。为什么呢？因为房间外面有风啊。严重的人，甚至到了闭户塞牖的地步，恨不得把每一条门缝、窗户缝都封起来，一丝风也不能有。可是真等到风来了，他的头痛反而减轻了。

为什么会在变天前头一天就发作头痛呢？《类经》的解释是："阳邪居于阳分，阳性先而速也。"风为阳邪，头为阳位，所以说首风是"阳邪居于阳分"。阳性主动，变化最快，所以天气还没有变，体内就先有反应了。这个解释从阴阳角度讲很完美。但是我就想到还有一种病，也是先风一日而发。那就是民间所谓的"老寒腿"。这个病可是以寒湿之邪为主的，伤在下部，是"阴邪居于阴位"，为什么也先风一日而发呢？可见张介宾的解释还是有问题。可能更主要的原因还是邪留体内，正气不足，因而人体对异常气候的耐受力下降了，所以稍有风吹草动，病人就先感受到了，表现为先风一日而发病。真到了变天的时候，身体已经逐渐调整，反而适应了这种天气，所以症状会有所减轻。有些病人，甚至到了天气好转的时候，也会出现症状，这都是对天气变化不耐受的结果。"勇者气行则已，怯者则着而为病"，说的就是这种情况。

最后要强调一点，这个"先风一日"不要只理解为在起风前一日，而是指在所有的天气变化之前。

（2）漏风　漏风是由于饮酒之后，又卧于寒地而引起的。酒性慓悍，最能生湿助热。饮酒之后，气血鼓动，络脉反虚，加以腠理大开，再受风寒，所以表现为身寒恶风。饮酒导致内生湿热，阻滞中焦气机，上下气机不利，在上则肺气不降，故而气壅喘息；在下则筋骨痿弱，而不能劳事。之所以口干善渴，一方面是湿热内停，气不化水引起的；另一方面，是大汗之后，津液必然有所亡失，也会出现口干而渴的症状。

比较有趣的是"常不可单衣"应当做何理解。字面意思简单，就是不能穿单衣。那么这个穿不住单衣的人，到底是想多穿点呢？还是少穿点呢？

有认为是想多穿的。我们将"甚则身汗"校改为"甚则身寒"，其实是默认了这个观点。身寒，当然是想穿多点了。《黄帝素问直解》也是旗帜鲜明地持这个观点："多汗表虚，欲着复衣，故常不可单衣也。"欲着复衣，不就是想多穿点儿吗？

但是有不同意见。比如《素问悬解》说："常不可单衣，身体烦热故也。"因为酒性湿热，所以饮酒之人，身常烦热，连一件衣服都穿不住。这种情况也是有的。你看有些湿热内盛的人，尤其是饮酒较多的，常常喜欢把衣服解开，露出胸膛和肚子，觉得这样才够凉快。但是这种人，往往精力还比较充沛，不会出现"不能劳事"的症状，所以应该不是典型的漏风病。

可能还是《黄帝内经太素》的解释最全面。漏风病的"常不可单衣"，应当是指"重衣则汗，衣单则寒"。这个表现更符合漏风病"内有湿热蕴结，外有腠理疏松"的特点。《黄帝内经太素》总结漏风病有七个典型症状："一曰多汗，谓重衣则汗，衣单则寒；二曰因食汗甚，病甚无汗；三曰恶风；四曰衣裳恒湿；五曰口干；六曰喜渴；七曰不能劳事也。"

（3）内风 "内风之状，多汗，汗出泄衣上，口中干，不能劳事，身体尽痛则寒。"原文是"泄风"，王冰引孙思邈之语：

"新房事取风为内风，其状恶风，汗流沾衣裳。疑此泄风乃内风也。"结合文中对"泄风"症状的具体描述，确实不是腠理开泄之泄风所能解释，所以我们把它改为"内风"。

"内风"的特点是既有风证之汗出恶风，又有肾中精血亏虚之"不能劳事，身体尽痛而寒"。而且"内风"之汗出，还比较厉害。"汗出泄衣上"，就是说汗出得很多，把衣服全都给浸湿了。汗多则津液必伤，所以会有"口中干"的症状。风病以汗出为特征，但是在《风论》所举的这么多风病的例子中，只有漏风、内风有口干的症状。肝风是嗌干，主要是肝经通于嗌的原因，并不是由津液大伤引起的。这说明漏风和内风这两个风病的出汗程度最为严重。肾藏精，精血互化，肾伤则精血不足，筋骨不养，所以不能劳事，身体尽痛。汗出甚则阳气大泄，再加上腠理开泄，卫外不固，所以还会有身寒的表现。

3. 酒风

帝曰：善。有病身热解堕，汗出如浴，恶风少气，此为何病？岐伯曰：病名曰酒风。帝曰：治之奈何？岐伯曰：以泽泻、术各十分，麋衔五分，合以三指撮，为后饭。（《素问·病能论》）

酒风病，顾名思义，就是饮酒伤风所引起的病。《黄帝内经太素》说："饮酒中风，谓之酒风。"酒风有什么临床表现呢？酒客多湿热，湿阻阳气则四肢懈惰，热盛于内则身热。酒能开泄腠理，再受风邪，留于肌腠，则腠理开合不利。因此，体内有湿热熏蒸，迫津外出，必然汗出较甚，所以有"汗出如浴"。出汗多得像在水里洗澡一样，这得有多少汗！出了这么多汗，一定伤津亡阳，所以出现"恶风少气"的症状。

综合我们的分析，酒风病的基本病机就是内有湿热，外开腠理。这个症状，我们很眼熟，这不就是前面刚刚讲过的"漏风"病的症状吗？《黄帝内经太素》给漏风总结的七大症状，"一曰多汗，谓重衣则汗，衣单则寒；二曰因食汗甚，病甚无汗；三曰恶风；四曰衣裳恒湿；五曰口干；六曰喜渴；七曰不能劳事也"，是不是很像？病因也像：酒风是饮酒伤风，漏风是眠寒饮酒。没错，你们猜对了，这两个病是名异而实同，其实就是一回事儿。所以《医述》说："酒风，即《风论》曰：饮酒中风，则为漏风。"

其实之前讲漏风的时候，我们就已经联想到了另一个以汗多为主要特征的疾病——漏泄。漏泄在《内经》中出现过三次，只有在《灵枢·营卫生会》中的漏泄才是作为病名出现的，另外两处都是指脏腑精微的外泄、渗漏。《灵枢·营卫生会》对漏泄病的描述是这样的："此外伤于风，内开腠理，毛蒸理泄，卫气走之，固不得循其道，此气慓悍滑疾，见开而出，故不得从其道，故命曰漏泄。"我们在讲津液的时候，详细说过这个病。它是由于在内有热，在外有风，腠理不固，热蒸津液而出，表现为食则汗出的一种疾病。无论是病机还是症状，漏泄和漏风、酒风都非常像，都是内热外风，都是食则汗出，大汗淋漓。那漏泄和漏风是不是同一种疾病呢？应该说，不是。漏泄比漏风、酒风这两个病的范围更广，与饮酒伤风也没有必然的联系。三者的关系，应当是漏风和酒风是漏泄病的一种特殊表现形式吧。

应当如何治疗酒风病呢？《病能论》在这里特别给出了一

个方子，后世称为泽术麋衔散，一共三味药：

"以泽泻、术各十分，麋衔五分，合以三指撮，为后饭。"

这三味药，泽泻味甘淡，性微寒，能渗利湿热。白术味甘苦，气温，能补中燥湿止汗。当时还没有分苍术、白术。一般来说，白术可以补中燥湿，兼以固表，著名的固表方剂玉屏风散就是用白术。而苍术则能燥湿发表，若表湿很重，可以取其散湿之用；但如果以腠理不固为主，就不可以用苍术，因为它还有发汗的作用，那就越用汗越多啦。

麋衔也叫薇衔，别名无心草，味苦平，微寒，是主治风湿的，用在这里祛风除湿，是再合适不过了。可见本方的基本立法应该是清利除湿，祛风固表。之所以用散剂，是为了便于散发湿邪。

"合以三指撮"，《类经》的解释是"三指撮合以约其数"。就是用三个指头撮那么一点儿末儿，大约是这个量就可以了。那么这个药量是很少了。也有人解释说，是把药粉弄成横竖都是三指宽的那么一堆，一次服下去。这个量可就大得多了。参照《伤寒论·辨太阳病脉证并治》通阳化气之五苓散的用法，是一方寸匕。那么长宽也有一横指左右，与《类经》说的那个量更接近。所以还是取这个说法比较合适。"为后饭"，王冰注："饭后药先，谓之后饭。"意思是先服药，然后再吃饭，这样胃气可以载药行于全身，以祛邪和表。

三、痹病

黄帝问曰：痹之安生？岐伯对曰：风寒湿三气杂至，合而为痹也。其风气胜者为行痹，寒气胜者为痛痹，湿气胜者为著痹也。帝曰：其有五者，何也？岐伯曰：以冬遇此者为骨痹，以春遇此者为筋痹，以夏遇此者为脉痹，以至阴遇此者为肌痹，以秋遇此者为皮痹。帝曰：内舍五脏六腑，何气使然？岐伯曰：五脏皆有合，病久而不去者，内舍于其合也。故骨痹不已，复感于邪，内舍于肾；筋痹不已，复感于邪，内舍于肝；脉痹不已，复感于邪，内舍于心；肌痹不已，复感于邪，内舍于脾；皮痹不已，复感于邪，内舍于肺。所谓痹者，各以其时重感于风寒湿之气也。（《素问·痹论》）

这段经文需要校勘的文字比较少，只有一个地方"重感于风寒湿之气也"，这个"重"要删掉。

本段主要讲了两部分的内容，一是讲了痹病是如何发生的，二是对痹病按三类不同的方法进行了简单分类。

（一）痹之安生

先来看看痹病是如何发生的。这句话那是非常有名："风寒湿三气杂至，合而为痹也。"《黄帝内经太素》注曰："风寒湿等，各为其病，若三气杂至，合而为一，病称为痹。"风、寒、湿邪，本来都可以各自为病。前面讲的风病，就是风邪单独为病。但如果三种邪气夹杂在一起，伤人为病，那就会发生痹病。

所以痹病的发病关键就在于三气之杂合，只有其中的一种或两种，是不能发生痹病的。

痹病发生的第二个条件，是"合而为痹"。这三种邪气必须要与人身相合，与人之正气相搏结，才会发病。《痹论》里面还有荣卫之气"不与风寒湿气合，故不为痹"的经文，可见正邪搏结，是痹病发病的必要条件。什么情况下"风寒湿气"不能与人身相合呢？当然就是正气旺盛的时候。用《痹论》自己的话说，就是"从其气则愈"，营卫之气循行通畅，经络满盛，就不会受邪而发病。

正邪相合的部位、时间，以及邪气杂至的特性，决定了痹病的不同表现形式。这也就是接下来要讨论的内容。总的来说，是风寒湿三气杂合而至，但各有所胜，随四时之气，与人之五体相合为病，再渐次入里，与脏腑相合而为脏腑痹。

（二）痹病的分类

1. 风寒湿三气胜者

既然是三气杂至，就存在某气偏胜的可能性，或者风气偏胜，或者寒气偏胜，或者湿气偏胜。因为偏胜之邪气各有不同的致病特点，也就表现出不同的痹病类型，这就是根据邪气偏胜对痹病进行分类的由来。具体来说，"风气胜者为行痹，寒气胜者为痛痹，湿气胜者为著痹"。

风性善行而数变，如果以风气为主引起痹病，就表现为疼痛部位的游走不定，故而称为行痹。《类经》注曰："凡走注、历节、疼痛之类皆是也。"这反而给我们现代人造成了困惑。历节以关节疼痛为主要表现，属于痹病很好理解。走注是个什么病？为什么也属于行痹？其实，走注就是行痹的别称。《太平圣惠方·卷二十一》说："夫风走注者，是风毒之气，游于皮肤骨髓，往来疼痛无常处是也。此由体虚，受风邪之气，风邪乘虚所攻，故无定止，是谓走注也。"所以它本身就是指疼痛不定、四处游走的这类疾病。

我们可不要把"走注"和"流注"搞混了。流注是指毒邪走窜不定，而生于肢体较深部位的化脓性疾病，属于痈疡的一种。流注这个病名，也来自《内经》。《素问·六元正纪大论》说："火郁之发……血溢流注。"

《内经知要》称，行痹"俗谓之流火"，这是不对的。流火是指皮肤上流散不定的红肿热痛，以头面和两腿易发。《疡医大全》说："凡腿上或头面红赤肿热，流散无定，以碱水扫上，旋起白霜者，此流火也。"虽然流火和行痹一样，具有症状游走不定的特点，但并非痹病，当然更不是行痹。

如果感受的邪气以寒邪为主，则表现为疼痛较为明显的痹病，所以称为痛痹。寒性收引，最能收引气机，引起经络不通而痛。在《素问·举痛论》中所论疼痛，绝大多数都是由寒邪引起的。《灵素节注类编》说："寒阴而性凝敛，伤营血，故寒多则身痛，名痛痹也。"实际上，虽然说是三气杂至，合而为痹，但因为我们现在说的痹病，以疼痛为主要症状，所以在三气之中，其实是以寒邪为核心的。这个与《内经》所论的痹病小有区别。在《内经》里面，这三气的地位是平等的，只是各有所胜而已。

如果感受的邪气为湿邪为主，则表现为以疼痛重着为特征的痹病，称为著痹。"著"，就是肢体重着不移的意思。湿性重浊，所以这个其实也是湿邪致病特点的体现。这种著痹往往还兼有局部感觉减退、麻木不仁的特点。

2. 其有五者

除了根据邪气所胜将痹病分为行痹、痛痹和著痹这种三分法以外，还可以用五分法。这就是黄帝问的："其有五者，何也？"在《内经》里，我们只要看到五分法，就一定会想到与五行联系起来。痹病也是一样，按感受邪气的季节不同，分为五体痹。一年分为春、夏、长夏、秋、冬五季，按五行关系分别与五体相对应，所以春受邪则为筋痹，夏受邪则为脉痹，长夏受邪则为肉痹，秋受邪则为皮痹，冬受邪则为骨痹。这种对应关系很好理解。但如果只是机械地理解为某季受邪则为某体之痹，则未免失之浅薄。

首先，必须强调虚则受邪的发病观点。之所以春受邪则为筋痹，是因为春属木，气机的变动在肝木，肝合筋，所以肝筋正是虚之所在，易受其邪，而发为筋痹。其余四脏都以此类推。人的体质特点各有不同。如果此人素来脾虚，则五体之中，以肉最虚，即使春季受邪，也同样会发为肌痹。

其次，时令不同，虚处不同，受邪之处各异。这是自然规律，而且是很"强大"的自然规律。我们在初学《内经》的时候，可能会觉得这种类型的经文只是从理论到理论的推演而已，未必有临床的实证支持。但实际上，人身脏腑气血与天地四时相应的规律不但切实存在，而且非常"强大"，是一种微弱而强大的力量。微弱，是说我们在分析病机时，经常忽视这种力量，因为它的表现似乎没有那么明显；而强大，是说这种力量很难逆转，只能因其势而利导之。

再次，时令之变，以四季最为明显，但并非只有四季。此处说"以春遇此者为筋痹"，重点是在强调五体痹的发生与时令相对应，并非仅限于四季。一日分为四时，六十甲子还有五运六气之变，都会产生类似的影响。

在这段经文中，并没有描述五体痹的具体临床表现。在《素问·长刺节论》中，有关于筋痹、肌痹、骨痹的描述，可为参考："病在筋，筋挛节痛，不可以行，名曰筋痹。……病在肌肤，肌肤尽痛，名曰肌痹。……病在骨，骨重不可举，骨髓酸痛，寒气至，名曰骨痹。"从这段经文看，五体痹的主要表现首先是痛，其次是相应的功能障碍。例如筋痹表现为痉挛，肌痹表现为肌肉的疼痛，骨痹表现为骨重不可行。以此推之，则皮痹可能表现为皮毛的枯槁或肌肤不仁，也可能有风疹一类的症状。脉痹可以表现为血脉的凝涩或疼痛。《素问·四时刺逆从论》有"少阴有余，病皮痹隐轸"的说法，可以作为皮痹以瘾疹为主要表现的参考依据。之所以说只能作为参考，是因为从文字上看，这里的皮痹和"隐轸（瘾疹）"只是并列关系，不能说"隐轸（瘾疹）"一定是皮痹的临床表现。

3. 内舍五脏者

五体与五脏相合。如果五体痹久病不去，复感邪气，则病邪进一步深入，内舍于与五体相对应的五脏，而发为五脏痹，这就是"五脏皆有合，病久而不去者，内舍于其合也"的意思。

原文中分别论述了五脏痹的表现。

（三）脏腑痹

凡痹之客五脏者，肺痹者，烦满喘而呕；心痹者，脉不通，烦则心下鼓，暴上气而喘，嗌干善噫，厥气上则恐；肝痹者，夜卧则惊，多饮，数小便，上为引如怀；肾痹者，善胀，尻以代踵，脊以代头；脾痹者，四支解堕，发咳呕汁，上为大塞。肠痹者，数饮而出不得，中气喘争，时发飧泄。胞痹者，少腹膀胱按之内痛，若沃以汤，涩于小便，上为清涕。（《素问·痹论》）

1. 肺痹

皮痹不已，复感于邪，传之于内，则为肺痹。痹，即闭阻不通之意。风寒湿三气杂至，中于五体经脉，则闭阻气血而为诸痛。现在深入五脏，则闭阻五脏气机，表现出脏气阻滞、郁而化热的特点，风寒湿三气的致病特点反倒不明显了。比如肺痹，就以肺气闭阻为特点。肺居上焦胸膺之处，肺气闭阻不通，所以烦满，这里的"满"通"懑"。肺中气机不畅，而不能宣降，于是上逆而为喘。肺脉起于胃上口，故而还可以有呕吐的表现。《内经博议》说："痹既入脏，则脏气闭而不通，本气不能升举。肺职治节，痹则上焦不通而胃气逆，故烦满，喘而呕也。"确实是抓住了五脏痹的根本所在。

既然是肺气闭郁为病，那么可以用宣肺开闭的方法来治疗。邪气是因其虚而客之，所以还要扶助脏气，以治其虚。对于肺痹来说，当然就是补肺气了。肺痹的主要治则应当是补肺宣肺，开闭启郁。《辨证录》认为此病必须以治气为主，载有两首治肺痹的方子。我们以其中一首为例，看一下古人的思路和我们是不是一样的。

肺痹汤

人参（三钱） 茯苓（三钱） 白术（五钱） 白芍（五钱） 苏叶（二钱） 半夏（一钱） 陈皮（一钱） 枳壳（三分？——原书缺剂量，编者注）

水煎服。连用二剂而咳嗽安，再用二剂而窒塞开矣，用十剂而诸症尽愈。

方中以人参、白术、茯苓补肺气，苏叶、陈皮、枳壳开散肺气，稍用黄连清内生之郁热，肉桂降浮越之肺气，更有交通心肾之妙。唯独重用白芍难以解释。其实《辨证录》自己说了："多怒而肝之气逆于肺，多欲而肾之气逆于肺。"肝肾二脏病及于肺，是肺虚受邪的重要原因，所以才用白芍柔肝平肝，黄连、肉桂交通心肾。除了这三味药，处方思路与我们前面分析的治则基本是一致的。但是，陈士铎思路更全面，还兼顾了引起肺虚的原因，以及脏腑病传的关系，境界高了不止一层。

2. 心痹

"心痹者，脉不通，烦则心下鼓，暴上气而喘，嗌干，善噫，厥气上则恐。"先来看看这段文字的字面意思。"心下鼓"就是心下悸动的意思。《黄帝素问直解》注曰："鼓，犹'动'也。""暴上气而喘"，是指突然发作的上气喘息之症。"噫"，就是嗳气。心主噫，所以心病则善噫。"厥气"即上逆之气。心肾相交，所以心病之上逆之气为肾气，这里应当指肾中的寒水之气。寒水之气上逆凌心，则恐。

为什么会出现这些症状呢？因为基本病机还是两点：脏气闭阻，郁而化热。心合脉，心气闭阻，则脉气不通。心气不通，加以郁火扰动，所以心烦，心下悸动不安。火性最速，其性炎上。手少阴心经之直者，从心系却上肺，所以会表现为突然发作的上气和喘息。心经之支别，从心系上挟咽喉。郁火灼于心经，故而嗌干。嗌干也是心经的是动病。心主噫，所以嗳气。心气虚则寒水逆而乘之，发为惊恐。《灵枢·本神》中就有"心怵惕思虑则伤神，神伤则恐惧自失"的经文，其导致恐惧的病机是类似的。

按我们之前总结的肺痹治则来套用一下，心痹就可以用养血清心、通络安神的方法来治疗。考虑到心痹还有"厥气上则恐"的水气凌心病机，也可以用温阳化气、利水宁心的方法来治疗。这两种思路应用的范围当然是不一样的。古人有很多治疗心痹的方子，其症状也远远不止《内经》说的这些。大家有兴趣可以去查一下，这里就不展开了。

3. 肝痹

按照我们之前的推论，肝痹的主要病机就是肝气闭阻，郁而化热。所以应该有肝气闭而不通和肝热的表现。《素问·金匮真言论》说："东方青色，入通于肝……其病发惊骇。"肝藏血，血舍魂，肝热则血不藏魂，故而出现"夜卧则惊"的表现。由于现在往往把痹病和关节炎（主要表现为关节疼痛）联系在一起，所以就有人说，这个"夜卧则惊"是因为肝经所过之处为胁肋，睡觉的时候老压到这儿，所以翻来翻去睡不着。这个说法是不对的。在《内经》关于肝痹病的描述中，并没有提到以疼痛作为主要表现，而且痛到睡不着，也不是"夜卧则惊"的表现。"夜卧则惊"是说晚上睡觉的时候会有惊骇甚至惊醒的表现。轻一点儿的可能只是做噩梦，严重的可以表现为惊呼怒喝。这个在临床上还真不少见，很多肝血不宁的病人会表现为噩梦频频。

我曾经看过一个非常典型的病人。他是来看阳痿的，因为辨证是血虚肝热，所以就问他有没有经常做噩梦的情况。病人说有的。治疗了一段时间以后，噩梦几乎没有了。他也很高兴，说："其实我还有一个症状，也好很多了。"怎么回事儿呢？原来他从高中开始，就出现了一个怪现象。每次入睡以后不久，就会突然坐起来大喊两声，然后再躺下接着睡。这个过程他自己并不知觉。第二天醒了，是周围的同学告诉他的。寝室里的同学都不胜其扰。他去看医生吧，说是学习太紧张了，放松些就好。开了一些药，也不见好。结婚以后，反而更严重了。每天睡觉之前，只要一躺下，就觉得心胸烦躁，一定要坐起来大喊两声，才可以接着睡。睡着以后呢？照例还是要坐起来大喊。这次来治阳痿，结果用药以后，不但噩梦少了，晚上也不坐起来了。睡前仍然有烦躁感，但是可以克制住，不再喊叫，只要深呼吸几下就过去了。我知道这个情况以后，在养血清肝的基础上，又给他加了小陷胸汤，没多久就完全好了。这个病人全程都是围绕肝展开治疗的。"肝痹者，夜卧则惊"，这是一个例证。

因为内有肝热，热伤津液，病人就会饮水自救，所以表现为多饮。水喝得多了，自然排得多。况且，肝经过阴器，肝经之病，往往表现为各种排尿异常。肝热则可见尿频、尿急、排尿不畅、每次尿量减少等症状。肝痹的病人不但多饮，而且尿频。这个尿频，不仅仅表现为排尿次数的增多，往往还伴有前面说的各种排尿不适症状。

"上为引如怀。"黄元御在《素问悬解》里注曰："肝病克脾，脾气胀满，上引胁肋，如怀胎妊也。"这算是一个比较"主流"的解释。因为多数注家都把这个"引如怀"解释为"像怀孕一样"。腹部在前阴之上，所以说"上为引如怀"。但是怀孕的部位并不在胁肋，而是在小腹，所以这个"引如怀"的位置应该是以小腹，或者至少是少腹的胀满、隆起为主。《内经知要》注为"如怀者，腹大如怀物也"，虽然简洁，但容易造成误解，让人觉得是整个腹部的隆起。这样就很容易联想到臌胀病。加上现代医学认为臌胀多半是肝病（如肝硬化等）引起的，所以难免会将肝痹和臌胀联系起来。但从经文原义上看，二者是没有关系的。

肝痹应当如何治疗呢？《素问·玉机真脏论》说："肝痹，一名曰厥，胁痛出食，当是之时，可按若刺耳。"刺哪儿呢？"五脏有疾，当取之十二原"（《灵枢·九针十二原》），可以取肝经之原穴——太冲穴。太冲穴本身也是清肝疏肝的要穴。如果我们用药物治疗，那就还是从基本病机出发，疏其闭郁，清其肝热。

4. 肾痹

"肾痹者，善胀，尻以代踵，脊以代头。"这几个症状必须要解释一下。"善胀"，病人常有胀满的感觉。在哪里胀呢？历代注家，说法不一。

有认为是二便之胀的。比如《素问灵枢类纂约注》说："关门不利，故胀。"因肾气不通而见二便胀满，甚至有射精前后出现小腹胀满的，确实是临床常见之症。

有认为是腹胀的。比如《类经》说："肾者，胃之关。肾痹则邪并及胃，故腹善胀。"这个说法为后世引用最多，毕竟腹胀在临床上确实常见，结合肾痹的其他表现，病人往往有活动不利，说明一身气机不畅，而腹胀是气机不畅的标志性症状，所以此说也很有临床基础。

还有认为是全身都胀的。比如《素问经注节解》说："今邪著于肾，气闭不行，一身尽胀。"肾主水，肾病则一身水液泛滥而为胀。

以上三种说法都有道理，可以并存。但最合适的，可能还是第一种说法，因为这个解释更能反映肾的功能特点。

"尻以代踵，脊以代头。""尻"就是屁股，"踵"是脚后跟。这句话的字面意思是说，用屁股来代替脚，用脊柱来代替头。病人只能坐着，很难站起来，这就是"尻以代踵"；头垂得极低，甚至比脊骨还低，这就是"脊以代头"。非常形象的一幅画面。对于这个症状，《类经》的解释最为清楚。"肾脉入跟中，上腨内，出腘内廉，贯脊属肾"，所以从脚跟到脊柱，皆为肾经所过。现在肾气不利，在下则"足挛不能伸"，在上则"身偻不能直"。所以这个病人实际上是一个下肢拘挛、脊柱佝偻的表现。

5. 脾痹

"脾痹者，四肢解堕，发咳呕汁，上为大塞。"这几个症状比较简单，所以我们还是先来看看脾痹的病机。按照五脏痹的大规律，脾痹的病机就应该是脾气不利，内有郁热。脾主运化水谷，升举清阳。清阳实四肢，现在脾气不利，清阳不升，则四肢不养，所以"四肢解堕"。"解堕"就是无力而沉重。足太阴脾经属脾，络胃，上膈，挟咽。因为"上膈"，所以还会咳嗽；因为"络胃"，所以就表现为吐清水痰涎。一身气机，升降相因，脾胃为其枢纽。现在脾气不能升清，则浊气亦不能降，壅塞于上，于是"上为大塞"。

6. 肠痹

"肠痹者，数饮而出不得，中气喘争，时发飧泄。"这个肠痹，是大肠痹，还是小肠痹呢？其实这里并没有分得这么清楚。从临床表现上看，既有大肠的病变，也有小肠的病变。肠痹也是脏腑痹的一种，病机特点也是气机闭阻而有热。大肠主津，小肠主液，大小肠对水饮代谢有着非常重要的作用。现在肠腑有热，津液受损，所以老想喝水自救。而且小肠主分清泌浊，热则清浊不分，下为淋痛，所以表现为"数饮而出不得"。这是从郁热的角度来看。

从气机的角度看，痹病的最主要特点是气机的闭阻不通，所以才称为"痹"嘛。大小肠主津液，现在肠腑失于气化，则水饮由胃入于小肠、大肠之后，不能由水化气，布散全身，表现为津液的相对不足和尿液不能气化而出，于是"数饮而出不得"。正如《类经》所说："肠间病痹，则下焦之气不化，故虽数饮而水不得出。"

这两个角度，实际上反映了肠痹的虚实不同。第一种情况，重在郁热，是为邪实；第二种情况，重在气化不行，是为正虚。无论是邪实，还是正虚，总之是邪气、水饮壅塞于肠腑，则上下气机不利。在上浊气不降，则为喘争；在下清气不升，则为飧泄。

7. 胞痹

"胞痹者，少腹膀胱按之内痛，若沃以汤，涩于小便，上为清涕。""胞"，有人解为女子胞，这个肯定是不对的。有人理解为膀胱，似乎有一些道理。但实际上，"胞"就是"胞器"，它是居于膀胱之内，专门贮存和排泄尿液的这么一个地方。王冰在此处注云："膀胱为津液之腑，胞内居之；少腹处关元之中，内藏胞器。""胞"的这个含义，在《内经》中多次出现。例如在《素问·示从容论》中有"胆、胃、大小肠、脾、胞、膀胱"的经文，将"胞"和"膀胱"并列，那显然二者并不相同。还有《素问·气厥论》"胞移热于膀胱"，马莳注曰："膀胱者，胞之室。"《灵枢·五味论》讲："膀胱之胞薄以懦（濡），得酸则缩绻，约而不通，水道不行，故癃。"这些经文都说明"胞"和膀胱关系密切，但并非同一概念。大概是因为二者关系过于密切的缘故，大家也经常将二者并论，甚至干脆混为一谈。比如《说文解字》就解释说："其借为脬字……脬者，旁光也。腹中水府也。""旁光"就是膀胱，《说文解字》也是将胞和膀胱等同起来了。

不过我们也不用太纠结。因为无论作哪种理解，对临床使用的影响都不大。那我们就按膀胱的意思来进行分析吧。"胞"位于下焦少腹之内，现在闭而郁热，气机不通，所以"少腹膀胱按之内痛"。"按之内痛"就是按压小腹的时候，病人会觉得里面比较疼痛的意思。如果症状比较严重，那就可能不按也痛了。是怎样一种疼痛呢？"若沃以汤"。像被热水烫了的感觉一样，所以这是一种灼痛的感觉。胞主贮存和排泄尿液，所以胞痹则排尿不畅，"涩于小便"。

古代中医认为，长流清涕是脑液下渗引起的。足太阳膀胱经上颠顶而入络脑。现在太阳经气闭阻，则不能循经而升，于是脑液下渗，表现为流清涕的症状。

和肠痹类似，胞痹也有寒热、虚实之分。"按之内痛，若沃以汤，涩于小便"，是实热之证；"涩于小便，上流清涕，"是虚寒之证。

阴气者，静则神藏，躁则消亡，饮食自倍，肠胃乃伤。……诸痹不已，亦益内也。其风气胜者，其人易已也。帝曰：痹，其时有死者，或疼久者，或易已者，其故何也？岐伯曰：其入脏者死，其留连筋骨间者疼久，其留皮肤间者易已。帝曰：其客于六腑者，何也？岐伯曰：此亦其食饮居处，为其病本也。六腑亦各有俞，风寒湿气中其俞，而食饮应之，循俞而入，各舍其府也。

帝曰：以针治之奈何？岐伯曰：五脏有俞，六腑有合，循脉之分，各有所发，各随其过，则病瘳也。(《素问·痹论》)

（四）痹病的发病诱因

痹病的直接病因是风寒湿三气杂至。但为什么同样是"风寒湿三气杂至"，有的人发病，有的人不发病呢？这与人的正气充盛程度有关。所谓"两虚相得，乃客其形；两实相逢，众人肉坚"嘛。《痹论》在讨论了脏腑痹的各种临床表现之后，又较为详细地论述了引起正气不足、发为痹病的病因。实际上，这些病因，也体现了正气受损的一般规律，所以被后世广泛引用。主要包括三个方面：一是"阴气者，静则神藏，躁则消亡"；二是"饮食自倍，肠胃乃伤"；三是"诸痹不已，亦益内也"。

"阴气者，静则神藏，躁则消亡。"这里的"阴"并非指人身之阴津，而是一个部位概念。外为阳，内为阴。脏腑居里，经脉居外，所以脏腑为阴，经脉为阳。以脏腑言，则五脏为阴，六腑为阳。那么这里的"阴气"就是指的五脏之气。《黄帝内经太素》说："五脏之气，为阴气也。"《类经》说："阴气者，脏气也。"差不多都是这个意思。既然五脏为阴，阴静阳躁，所以五脏宜以静为常，不可躁扰妄动，否则就会伤及脏气。这里的动静，主要不是指肢体的运动和安静，而是指五脏气机的动静。五脏气动，气化而出，则生五神，即"神、魂、魄、意、志"。五神的动静变化，通过各种情绪表现于外，那就是五志（喜、怒、思、忧、恐）。我们可以根据喜怒的变化来判断五脏之动静，如果情志过激、过极，则易伤五脏而为病。这是《内经》病因理论的基本原则之一，很多经文都反映了这一思想。比如《灵枢·百病始生》说："喜怒不节则伤脏。"《素问·阴阳应象大论》说："喜怒伤气，寒暑伤形。暴怒伤阴，暴喜伤阳。"

在这里呢，《痹论》对神气动静与五脏的关系做了更详细的论述。神气安宁，则五脏气化正常，而能藏五神。如果神气躁扰，则五脏气机不安，精气耗散，神志消亡。正气因之大衰，则邪气从而乘之，发为痹病。当然，也可以发为其他疾病。这是讲引起五脏虚的病因。

"饮食自倍，肠胃乃伤"是六腑虚的病因。六腑以传化水谷为主要功能，所以致病因素也与水谷有关。"饮食自倍"，就是饮食太过、超出常量的意思。《素问·经脉别论》曰："生病起于过用。"这里的"饮食自倍"当然也是一种过用，所以就会引起运化水谷的六腑损伤，于是"肠胃"乃伤。肠胃既伤，则邪气从而乘之，入于六腑，而为六腑痹。

《痹论》专门解释了六腑痹的形成与饮食的关系。"帝曰：其客于六腑者，何也？岐伯曰：此亦其食饮居处，为其病本也。六腑亦各有俞，风寒湿气中其俞，而食饮应之，循俞而入，各舍其府也。"风寒湿三气杂至，中于六腑之俞。如果六腑之气强盛，则邪不能入，而表现为五体痹。如果这个时候有"饮食自倍"的情况，那么六腑气衰，邪气从而深入六腑，客于气虚之腑，就形成了六腑痹。

"诸痹不已，亦益内也"是在讲既病之后，正气进一步损伤的原因和后果。"诸痹"，是指前面讲的五体痹。前文已讲五体痹如果再感受邪气，则邪盛正虚，内舍于所合之脏，而成五脏痹。这里进一步指出，即使没有再次感受邪气，如果五体痹病久不去，也会损伤正气，病情进展，而传变为五脏痹。"亦益内也"，就是病情进一步深入的意思。复感其邪，内合五脏，强调的是邪盛；久病不去，病则益内，强调的是正虚。无论什么时候，疾病的发生和进展，总归是由正邪关系的变化引起的。这部分是讲引起痹病的诱因。

（五）痹病的治疗

痹病应当如何治疗呢？这里提出了针刺治疗痹病的基本原则："五脏有俞，六腑有合，循脉之分，各有所发，各随其过，则病瘳也。"五脏有俞，是说治五脏痹，则取其背俞穴；六腑有合，是说治六腑痹，则取其合穴。这也是"治脏者治其俞，治腑者治其合"（《素问·咳论》）的意思。

"循脉之分，各有所发，各随其过。"《类经》认为："各有所发，即所出为井也。各随其过，即所过为原也。"将其理解为循各经之井穴、原穴的意思。这个解释很好，但未免呆板。痹病始发，还是在皮毛筋骨之间，则观其经脉循行所在，知其发为何经，就取该经经穴以治之，可能更为合理，也更切合临床。至于经穴的具体选择，既可以是五脏取俞，六腑取合；也可以据其病而取五俞、募穴、原穴等特定穴；也可以随其所在，局部取穴，甚至是阿是穴，都是可以的。

（六）痹病的预后

最后来看一下痹病的预后，主要是三种情况：或死，或疼久，或易已。

"其入脏者死。"五脏主藏精气，脏病则精气已伤，所以预后多半都不好。《素问·阴阳应象大论》说:"故善治者治皮毛,其次治肌肤,其次治筋脉,其次治六腑,其次治五脏。治五脏者,半死半生也。"病到了五脏再治疗,就是半死半生的节奏了。所以我们养生也好,治病也好,千万要注意,不要让疾病发展到这一步。

"其留连筋骨间者疼久。"五体之中,筋骨的位置相对比较深,邪气客于筋骨之间,就难以从外而解。现在邪气不但深入筋骨之间,而且还"留连"不去,则正气更伤,邪气顽固,难以祛除。邪气久留不去,气血凝涩,所以疼痛就可能长期存在,而难以解除。

病深则难解,病浅则易除。皮肤之间,病位最浅,所以"其留皮肤间者易已"。风寒湿三气之中,哪一气最容易客于皮肤之间呢?阳邪易袭阳位,当然是风邪最易留于皮肤之间,所以"其风气胜者,其人易已也"。

四、痿病

黄帝问曰:五脏使人痿,何也?岐伯对曰:肺主身之皮毛,心主身之血脉,肝主身之筋膜,脾主身之肌肉,肾主身之骨髓。故肺热叶焦,则皮毛虚弱急薄著,则生痿躄也;心气热,则下脉厥而上,上则下脉虚,虚则生脉痿,枢折挈,胫纵而不任地也;肝气热,则胆泄口苦,筋膜干,筋膜干则筋急而挛,发为筋痿;脾气热,则胃干而渴,肌肉不仁,发为肉痿;肾气热,则腰脊不举,骨枯而髓减,发为骨痿。

帝曰:何以得之?岐伯曰:肺者,脏之长也,为心之盖也,有所失亡，所求不得，则发肺鸣，鸣则肺热叶焦。故曰：五脏因肺热叶焦，发为痿躄，此之谓也。悲哀太甚，则胞络绝，胞络绝则阳气内动，发则心下崩，数溲血也。故《本病》曰：大经空虚，发为肌痹，传为脉痿。思想无穷，所愿不得，意淫于外，入房太甚，宗筋驰纵，发为筋痿，及为白淫。故《下经》曰：筋痿者，生于肝使内也。有渐于湿，以水为事，若有所留，居处相湿，肌肉濡渍，痹而不仁，发为肉痿。故《下经》曰：肉痿者，得之湿地也。有所远行劳倦，逢大热而渴，渴则阳气内伐，内伐则热舍于肾，肾者，水脏也，今水不胜火，则骨枯而髓虚，故足不任身，发为骨痿。故《下经》曰：骨痿者，生于大热也。（《素问·痿论》）

首先看这段经文需要校勘的地方。"故肺热叶焦则皮毛虚薄"，这里的"肺热叶焦则"要根据《针灸甲乙经》改成"故肺气热，则叶焦"。"急薄著"，这个"急"字和上下文中的"虚弱""薄著"等字义不是很协调，所以《新编黄帝内经纲目》认为应该删去，改成"则皮毛虚弱薄著"。"枢折挈"，根据王冰的注，应该是"枢折不挈"。后面的"故曰五脏因肺热叶焦发为痿躄"，"五脏因肺热叶焦"是衍文，应该删掉。"此之谓也"也是衍文，可以删掉。这两处也都是根据《针灸甲乙经》来的。"大经空虚，发为肌痹"，这个"肌痹"应该根据《黄帝内经太素》改成"脉痹"。"筋痿者，生于肝使内也"，《黄帝内经太素》的版本是没有"肝"字的，就是"生于使内也"，这样文义更通畅。我们可以按照《黄帝内经太素》，把"肝"字给删掉。"居处相湿"，这个"相"应该改成"伤"，是"居处伤湿"。

这段经文主要是讲了痿病的常见病因和基本病机，并且分别论述了五体痿的病机和临床表现。

（一）痿病的病因病机

五脏都能让人发生痿病，具体来说，是由五脏之热引起五体痿弱不用，发为痿病。"肺主身之皮毛，心主身之血脉，肝主身之筋膜，脾主身之肌肉，肾主身之骨髓"，这是再次强调五体与五脏的关系。正因为有这种关系的存在，所以五脏之热，就灼伤五体，发为相应的痿病。

以肺为例："肺气热，则叶焦，则皮毛虚弱薄著，则生痿躄也。"古人认为肺分六叶，肺热和叶焦其实是一个意思。肺气热，则其外合之皮毛失于津液濡养，表现为"皮毛虚弱薄著"。皮毛虚弱，是形容其枯槁；"薄著"，是附着之意。"皮毛虚弱薄著"，就是说皮毛枯槁而附着于形骸之上，了无生气的一种状态。肺热则皮毛枯槁，为什么会引起痿躄病呢？痿躄，又叫皮痿，是指两足痿弱不能行。"躄"的本义就是"有足而不能行"，是跛脚的意思。皮毛枯槁，则津液不布，四肢不养，所以出现痿躄病。在《素问灵枢类纂约注》中，汪昂给这种情况打了一个比方："犹木皮剥，则不能行津于枝干而枯也。"就好像是在自然界里，我们把树皮剥去了，此树的枝叶也就随之不能得到营养而干枯了。这个比喻非常形象。

从肺热而生痿躄的这个病理过程，我们不难看出规律，那就是五脏热，则五体失养，从而表现为肢体躯干的痿废不用。

理解了这一点，那么第一段经文对我们来说就没什么难度了，只要把个别字义搞清楚就可以了。

"心气热，则下脉厥而上，上则下脉虚，虚则生脉痿，枢析不挈，胫纵而不任地也。"心合脉，属火，其性上炎。心气热，则脉气上而不下。在下面的脉气逆行而上，则在下之脉气自然就虚了，于是发生脉痿。后面是在讲脉痿的表现："枢析不挈，胫纵而不任地。""枢折"是指人体的大关节，比如膝、髋之类。"挈"是"提挈"之意。"枢析不挈"就是各大关节活动不利。"任地"就是在地上站着。"胫纵不能任地"，就是胫软而不能站立的意思。可见脉痿的症状，还是四肢，尤其是下肢的痿废不用。

"肝气热，则胆泄口苦，筋膜干，筋膜干则筋急而挛，发为筋痿。"肝合筋，肝热则伤津液，津液伤则不能濡养筋，筋失所养，则不能柔和伸缩，表现为拘急痉挛。

"脾气热，则胃干而渴，肌肉不仁，发为肉痿。""不仁"就是不知痛痒。脾合肉，脾气热则不能养肌肉，肌肉失于气血濡养，就表现为不知痛痒。这就是肉痿。"胃干而渴"是胃中津液大耗、口渴自救的意思。

"肾气热，则腰脊不举，骨枯而髓减，发为骨痿。"肾主骨，生髓。肾气热则消铄肾中真阴，肾中真阴不足，则髓无以化而减，骨无以养而枯。骨髓不充，则腰脊无力而不能挺拔，这就是"腰脊不举"，是骨痿的主要表现。

五脏一一排列下来，是不是套路基本上是一样的？所以这段经文还是比较简单的，发挥也比较少。

（二）痿病的分类及五体痿的病机

第一自然段虽然讲了五体痿都是由脏气热所引起的，并且简单介绍了临床表现，但是并没有深入分析引起脏气热的病因，也没有详细分析五体痿的症状。那么第二自然段呢，就来补充这部分内容。

这段经文的行文很有规律，每脏首先都是由某些病因引起该脏气热，然后是发为相应的五体痿的表现是什么，最后引用一句典籍之语进行总结。文中的《本病》《下经》，都是在编写《黄帝内经》时参考的典籍，是比《黄帝内经》更为古远的文献。我们按原文顺序，依次来学习一下五体痿。

1. 痿躄

"肺者，脏之长也，为心之盖也"，是强调心与肺同居上焦，关系密切。这样就引出下文的心神异常反而伤肺。"有所失亡，所求不得"是指想做的事没做成，想得到的东西得不到，结果搞得心情很郁闷，情志不畅。情志不畅，则气血不行，郁而化热，积于上焦，反而灼伤肺气，肺气受损，则发为喘息之症。"肺鸣"就是喘息有声的意思。《黄帝内经素问集注》注曰："有所失亡，所求不得，则心志靡宁而火气炎上。肺乃心之盖，金受火刑，即发喘鸣，而肺热叶焦矣。"

"鸣则肺热叶焦"是说，既然在外观察到有喘息之症，则知在内有肺热叶焦之病机。前面说过"肺者，脏之长也"，现在肺热叶焦，则不能宣散水谷精气以灌注五脏，五脏因之皆热，发为痿躄。

前面讲"肺热叶焦，则皮毛虚弱急薄著，则生痿躄也"的时候，说"痿躄"即皮痿之意。在这里"痿躄"的含义却有所不同，是所有痿病的统称。《类经》说，"故五脏之痿，皆因于肺气热，则五脏之阴皆不足，此痿躄之生于肺也。五痿之证虽异，总皆谓之痿躄"，可为佐证。顺便说一句，按张介宾的观点，前面的那个"痿躄"也应该做痿病之统称来理解，这算是各家学说的不同吧。单从文字来看，两说皆可取。

这段经文讲了肺热而生痿躄的病因和表现。我们可以看到，病因主要是情志因素，是"有所失亡，所求不得"。在五体痿的病因中，情志因素是非常重要的一个因素。痿躄、脉痿、筋痿的发生都与情志有关，这大约与五志过极，皆可化火有关。

肺热叶焦是痿病最重要、最常见的病机，治疗方剂也很多。《中医内科学》用清燥救肺汤治肺热叶焦的痿病，算是一个比较常见的思路。

2. 脉痿

悲哀为肺志，在这里却说"悲哀太甚则胞络绝"，与前段的"心病及肺"正好相对应，是不是有点意思？实际上，《素问·举痛论》就说："悲则心系急，肺布叶举，而上焦不通，荣卫不散，热气在中，故气消矣。"心主神明，悲哀确实也是先伤心系的。"胞络绝"不是说"胞络"断绝了，而是"胞络"不通的意思，与《举痛论》说的"上焦不通"差不多。不通则郁结，郁结就化热。"阳气内动"就是说热气扰动五脏。既然是上焦不通，这个"阳气内动"应该也以扰动上焦心肺二脏为主，所以会发生"心下崩，数溲血"的症状。

一般认为"心下崩"的具体表现就是"数溲血"，是尿血的症状。这是因为心脉受热邪扰动，则血热不安，迫血下行，由小肠经而出，实际上是导赤散证的表现。那么"心下崩，数溲血"就是脉痿的主要症状。也有人认为，是由于尿血的症状经久不愈，则血脉受伤而发生脉痿，比如杨上善在《黄帝内经太素》中即持此观点。

《大经》是《痿论》引用的上古文献。原书嘛，现在当然是看不到了，只能在《黄帝内经》里看到一些只言片语。

必须要注意的，这里虽然说脉痿的症状是尿血，可我们还得和前段经文相互参照来看，那么脉痿还有全身大关节活动不利、腿软不能站立的症状。可不要把脉痿简单理解成一个导赤散证。其他的五体痿也都是这个规律。

脉痿应当如何治疗呢？还是从病机入手来分析。因为脉痿病起于悲哀太过，上焦不通，内生郁火，灼伤心包，移热下行，伤下焦血络而为尿血，属于上有实火、下有精血不足之证，所以治疗上就得清上而滋下。如果偏于滋下的，就可以用炙甘草汤、黑地黄丸之类的方剂，比如《医灯续焰》就持此观点。如果偏于清上的，就可以用"三黄"。黄连、黄芩、黄柏等分为丸，名曰三补丸。《医方考》中记载用这个方子来治脉痿，并且指出："是方也，黄连泻心火，黄柏泻相火，黄芩泻五脏之游火，火去则脉不厥逆，各循其经，而手足用矣。"

3. 筋痿

"思想无穷，所愿不得。"想法很多，想要的也很多，却得不到，这是现代人很常见的一种状态。"意淫于外"则主要是指过多幻想两性之事。《素问经注节解》是这么注的："邪思妄想，意淫而已，虽无实事，而精气已为之动摇，故遂与入房太甚者，并足以致筋痿也。"这个"意淫"的意思已经很清楚了。"思想无穷，所愿不得"则劳思太过，心神不收，欲火灼伤，精血必然暗自耗伤。再加上或者"意淫于外"，或者"入房太甚"，戕伐肾中精气，于是精血大虚，不能濡养肝筋，发生筋痿之病。

白淫，现在很多人解释为慢性前列腺炎患者的滴白症状。这个理解太狭隘了。按王冰的注："白淫，谓白物淫衍如精之状，男子因溲而下，女子阴器中绵绵而下也。"白淫至少包括白浊、滑精、带下等症状，甚至一些尿浊、膏淋之症亦在其内。为什么筋痿会有白淫的症状呢？这是欲火内盛，迫精外出的缘故。那么肯定有人会想，如果这些白淫都是精气所化，那这样不停地流失，岂不是要肾精大虚，精尽人亡了！其实并不会。原因很简单，只有藏之于肾的，才是肾精。未藏于肾，或者已经离开本位的精气，就不再是精气了，而是败精浊邪。虽然长远来看，相火迫精外出，而为白淫，一定会伤及肾精，但通常并不会出现肾精大虚。

总的来说，筋痿的主要病机还是欲火亢盛为主，兼见精血不足。那么治疗上也就多以清肝宁心为主，兼以滋养阴血。历代治筋痿的方剂非常之多，但立法大抵就在这二者之间变动而已。

最后要补充一点，筋痿的临床表现，除了白淫，筋急而挛之外，还有宗筋的痿废不用，也就是现在说的阳痿。这是因为前阴为宗筋所聚，所以筋痿之病，前阴也常痿废不用。尤其是

"生于肝，使内也"这句话，更是现代中医男科论治阳痿最常引起的名言之一，常常用来说明阳痿发病与肝有关。但我们知道，这个"肝"字其实是衍文，可以删去。这句话实际上是强调筋痿发病与过度房劳有关。

4. 肉痿

"有渐于湿，以水为事"，这个"渐"就是"近"。王冰注曰："业惟近湿，居处泽下，皆水为事也。"从这个注可以看出，王冰认为"以水为事"就是工作、生活的环境里有比较多的水湿。比如长期在水里工作的工人，或者渔民。这个解释后世采用最多，但是《黄帝内经素问集注》在此基础上又有进一步的发挥，把"以水为事"从环境中的水湿扩展到在内之水湿，说："以水为事者，好饮水浆，湿浊之留于中也。"

总之，这两句话的意思就是，由于种种原因，为水湿所伤，于是"若有所留，居处伤湿"。湿属土，则湿伤脾土之合。脾合肌肉，所以说"肌肉濡渍"。水湿客于肌肉的后果是营卫不能充养肌肉，于是表现为肌肉的麻痹不仁，这就是肉痿病。当然，结合前面的经文，肉痿病还有胃中津液不足引起的口渴症状。

5. 骨痿

久立伤骨，久行伤筋。骨合于肾，筋合于肝。肾藏精，肝藏血。久行劳倦，必伤筋骨，肝肾精血因之而伤。在这种情况下，如果又"逢大热而渴"，说明出现了阴血大伤的情况。阴虚则不能制阳，阳盛就会有虚热。因为本来就是肝肾精血亏虚的状态，所以这个虚热就容易内舍于肾。肾中精血受虚热灼伤，更加亏虚，结果就出现了"骨枯而髓虚"的情况。骨枯无力，所以就足软不能站立。"足不任身"就是两脚发软，不能支撑身体的意思。这就是"骨痿"这段经文的字面意思。

前面说过，诸痿皆生于热。这个热，有实热，也有虚热。在骨痿的发病上，则是二者都有。最初的"逢大热而渴"，是实热灼伤精血。这个"大热"实际上指的是外界环境的热，可以是气候的炎热，也可以是其他原因引起的热，比如空调、暖气之类的人造环境所形成的热。热自外来，是为实邪。

但后面的"阳气内伐"可就不光是实热了，既有前面的"大热"，也有精血亏虚以后内生的虚热。本来劳倦以后，肝肾精血就已然不足，再加上热邪的内外煎熬，当然就会骨枯髓减了。所以骨痿的最后落脚点还是在虚证上。

若要治疗，首先就要清内外之热，以保存精血；其次，还得大补精血才可以。典型的方剂比如虎潜丸，它既有黄柏、知母清热降火，也有熟地黄、当归、芍药补益精血，还有虎骨作为血肉有情之品，强筋健骨，再佐以陈皮、锁阳、牛膝这样一些药物。这个立方原则和我们治骨痿的思想是不是很合拍？

（三）治痿者独取阳明

帝曰：如夫子言可矣，论言治痿者独取阳明，何也？岐伯曰：阳明者，五脏六腑之海，主润宗筋，宗筋主束骨而利机关也。冲脉者，经脉之海也，主渗灌溪谷，与阳明合于宗筋。阴阳揔宗筋之会，会于气街，而阳明为之长，皆属于带脉，而络于督脉。故阳明虚则宗筋纵，带脉不引，故足痿不用也。帝曰：治之奈何？岐伯曰：各补其荥而通其俞，调其虚实，和其

逆顺，筋脉骨肉。各以其时受月，则病已矣。帝曰：善。（《素问·痿论》）

这段经文非常有名，相信大家都背过。文字的意思也比较简单，但是对它的理解和应用，却很值得玩味。有人说，这段经文无非就是强调脾胃中焦对痿病发病和治疗的重要性。也有人说，这段经文主要强调气血的重要性，阳明为水谷、气血之海呀。为了能更深入地理解这段原文，我们着重分析一下几个关键词，比如"论言""独取阳明""宗筋""各"和"虚实"。

"论言"，第一次读这段话的时候，书上的注解是"据说"。翻译过来就是："他们都说治痿独取阳明。""他们说"是最不靠谱的消息来源之一。《内经》不至于这么不靠谱，"论言"的"论"，一定有具体所指。这里"论"是指谁呢？《黄帝内经素问集注》说，"论言"是指《本病论》里面的话。《本病论》乃《素问》遗篇之一，主要论述运气学说。但是我遍检《本病论》，都没有找到文中提及"治痿独取阳明"这么一回事。

熊继柏教授提出，凡是《素问》里面的"论言"，一般都是引自《灵枢经》的。也就是说，《灵枢经》里应该有"治痿独取阳明"这句话。找一找《灵枢经》，真有，在《灵枢·根结》篇，它说："故痿疾者，取之阳明，视有余不足，无所止息者，真气稽留，邪气居之也。"

这里"故痿疾者，取之阳明"，不是和"治痿独取阳明"一个意思吗？

《类经》说："论言者，即《灵枢·根结》篇曰：痿疾者，取之阳明。"所以熊继柏教授说的话是有根据的。《根结》是一篇非常有意思的文章，它是讲三阴三阳之开合的。"太阳为开，阳明为合，少阳为枢"，具体如何解释，容后再说。

"独取"就是只取阳明经的穴位。这句话听着就不对劲。没有谁治疗痿病，只从脾胃入手，而置他法于不顾的。但还是有很多人据此经文，就推崇"独取"。比方说，《医宗必读》就认为："故百体中随其不得受水谷处，不用而为痿，不独取阳明而何取哉？"

"脾为胃行其津液"，以浇灌四旁。若是脾不能为胃行其津液，不能浇灌四旁，则四肢百骸皆无气以养，治疗可不就要"独取阳明"了吗？这话说的有道理，可也有没道理的地方。我们只能强调"阳明"的重要性，但不能说"阳明"是唯一重要的。所以有的人说，"独取"就是主要取阳明。这就比较能被大家认可。

"阳明"是指什么呢？有三种看法：第一个，指阳明胃经。第二个，指阳明经，如果是阳明经，就不光有足阳明胃经，还有手阳明大肠经。第三个，指脾胃。脾胃跟胃经是有区别的。如果是阳明胃经，强调的是阳土；如果是脾胃，那是既有阳土又有阴土，强调的是整个中焦脏腑。

这三种看法，是可以并存的。总之，是说"取阳明"很重要，这就是"独取阳明"的含义。千万不能理解为只取阳明，也不能理解为只取阳明经，这些都是不对的。

"宗"就是"大"，"宗筋"就是大筋的意思。《黄帝内经太素》说："宗筋者，足太阴、少阴、厥阴三阴筋，及足阳明筋，皆聚阴器，故曰宗筋。"《类经》说："宗筋者，前阴所聚之筋也。为诸筋之会，凡腰脊溪谷之筋，皆属于此，故主束骨而利机关也。"这些注文主要还是强调宗筋是大筋所聚之筋，并没有说宗筋专指某个部位。《黄帝内经素问集注》就明确地提出"宗筋"即指前阴而言："宗筋者，前阴也。前阴者，宗筋之所聚，太阴、阳明之所合也。"由《黄帝内经素问集注》的这个解释，发展到今天，"宗筋"就逐渐成为阴茎的代名词。但我们要明白，《痿论》的原意，是解释一身之痿的病机，而并不拘于阳痿。

具体怎么治疗呢？"各补其荣而通其俞"。既然说是"各取"，那前面讲的"独取"就一定不是"独取"。都"独"取了，还怎么"各补"呢？这就再次反证"独取"就是主取。

"荣"这个字，很多注家解释作"荣血"之"荣"。"荣"通营，那就是说各补其营血。也有注家说"荣"应该是"荥穴"，井、荥、输、经、合中的荥穴。这样就和后面说的"通其俞"能对应起来。两种说法都有道理，但补"荣"血和后面的"调其虚实"在文意上有一些重复，所以理解为"补其荥而通其俞"更合适一些。

"调其虚实"，就是补阳明之虚，或者泻阳明之实。"阳明之实"主要包括哪些邪气呢？胃经最主要就是感受湿热邪气。《素问·生气通天论》就说"因于湿，首如裹，湿热不攘，大筋緛短，小筋弛长，緛短为拘，弛长为痿"，而热邪本来就是引起痿病的最主要邪气，所以湿、热之邪困阻阳明，都可以引起痿病，因此可以祛其实以治之。"阳明之虚"则以脾气虚和胃阴虚为主。

总结一下，这段经文的含义就是：黄帝读了《根结》篇里面说的"治痿独取阳明"，来问岐伯。岐伯告诉他，因为阳明受水谷，化生精微，荣养五脏六腑，能够荣养所有的大筋，而这些大筋与运动有密切的关系，所以要"独取阳明"。具体怎么治疗呢？针对证候有实有虚，要各补其脏、通其经，不要只局限于阳明，而以阳明为主来调其虚实。具体如何操作呢？补脾胃，泻湿热，以脾胃为中心，这是首先要考虑的。

接下来，我们就要从"阳明为合"入手了。

"独取阳明"出于根结理论——"阳明为合"。与其说是取阳明经，不如说是独取阳明气机之合。这个观点是顾植山教授提出来的，他的团队在《中国中医基础医学杂志》发表了一篇文章，专门讨论这个问题，非常有意思，感兴趣的可以读一下。

为什么"阳明为合"呢？因为太阳经气旺盛，升腾到最顶峰，"两阳合明"的时候，气机就要开始下降，这就是"阳明为合"的意思。"阳明"最重要的气机特点就是合，是气机的闭合、收敛。如果发生阳明病，则气机不能合。不能合，则气机久开不合，耗散于外，而胸中大气，有开无合，则耗散一空，这就是阳明之变。这种情况下可以引起痿病。怎么去治疗？既然有开无合，耗散一空，我们就赶紧给他补气升提，以助气机。可以用升陷汤或补中益气汤。

治病必求本，我们来思考一下，为什么阳明不能合？有可能是因为邪气阻滞，导致胸中大气闭阻不畅，遂不能合。可以用开宣胸中阳气的方法来治疗，比如瓜蒌薤白半夏汤之类的方子。

上面这两个思路和治法，我都经常用。比如这个医案，患者是位 28 岁的男性，主诉会阴有灼热不适感一年。发作与劳累、情绪有关。症状明显的时候，勃起及射精都随之变差。泡澡或热浴则症状可减。纳可，夜寐欠佳，睡不解乏。大便日行2 次，不成形。常久坐。动则汗出甚。面色㿠白。脉弦右甚。舌淡嫩，苔薄白。辨为脾虚气陷，郁而化火。予补中益气汤加减（黄芪、党参、白术、当归、柴胡、升麻、陈皮、羌活、枳壳、白芍、生姜）。10 天后复诊，诉性事好，诸症皆减，原方加减再进。随访已愈。

这个病人是因为会阴灼热不适来看病的，这是典型的前列腺炎的症状，所以他也在其他医院接受过前列腺炎的治疗。具体来说，坐浴、泡澡、热浴就可以减轻症状。他就长期自己在家里坐浴，这也是现在推荐的前列腺炎的常见自我治疗方法之一。

但是他提到一个细节：凡是会阴灼热不适很严重的时候，勃起和射精就不好，性欲也会下降。这很容易解释。这是因为局部疼痛而引起的勃起功能障碍。病的发作还和劳累和情绪有关系，累了以后就更容易发作。

我们再看这个人的特点，吃饭可以，但睡眠稍微差一点，能睡但不解乏，睡多长时间都还是觉得累。大便长期以来就是每天两次，还不成形。工作时长期久坐。动则汗出甚，面色㿠白，舌质淡嫩，可见脾气虚的表现还是比较明显的。脾虚则气陷，气陷而郁则化火。既然是气陷化火，这个火当然首先就发生在下焦了，所以有会阴灼热的表现。越累，越气陷，就越热，越热症状就越严重。怎么办？就给他用补中益气汤加减，原方基础上我又加了羌活、枳壳。

10 天以后病人来复诊。首先同房是没问题了，会阴灼热也明显减轻，就又给他开了一次药。之后他就一直没来。几个月以后，我们做电话随访，他说没事了，病全都好了。这是典型的使用"治痿独取阳明"治则的案例。当然你也可以理解为是从脾土来论治。但是，要注意，这个方子补脾在其次，重点是在升提，升提最重要！这也是为什么会用到羌活、枳壳等药物。

再来看这个案例，是用开宣气机的方法治痿病。患者是位42 岁的男性，因为勃起欠佳一年多的时间，过来看病。性欲还可以，但是半数情况都不能成功同房。偶感阴囊凉，两足冷，腰微酸。脉弦数，舌略红，苔薄白。初以四逆散为主进行疏肝治疗，略有小效。复诊的时候，切他的脉，右寸实而关尺沉取皆无力，左脉弦细，知其肺气闭郁。仔细询问，还有咽中有痰感、常觉呼吸不利、鼻塞等肺气不利的症状。于是改用宣降肺气法治疗。方子里用了麻黄、紫苏梗、浙贝母、前胡、杏仁、枇杷叶、紫菀、桔梗、沉香、蛇床子、蜈蚣、甘草这些药。一周后复诊，诉同房 3 次，均能成功，且硬度好。足冷及阴囊凉亦大减。呼吸不利、鼻塞则同前。遂予前方出入，再服 7 日。

这个病人也是个阳痿的病人。他偶尔觉得阴囊有点凉，但是两只脚一年四季都是凉的，腰稍微有点酸。脉是弦数的，舌稍微有一点点红，苔薄白。

开始觉得这不就是肝气郁结嘛，就用疏肝法治疗，有效，但是效果不大。等病人复诊的时候，再仔细诊脉，发现他的右寸脉很有力，比较实；但是关部和尺部沉取都没有力气，左脉是弦细的。右寸实，说明他肺有邪气，肺气郁闭。所以我就要问他的肺有没有问题。我问他，有没有觉得容易鼻塞，老是鼻塞，呼吸不通畅？他说有。于是就改用宣肺降气的方法来进行治疗，用麻黄、紫苏梗、浙贝母、前胡、杏仁、枇杷叶、紫菀等。到这为止都是一派治肺药——如果这个方子拿去给别人看，人家肯定认为是治咳嗽的；然后再加沉香，再加蜈蚣，蜈蚣是最重要的，通络理气。

一周以后病人来复诊时，就说这一周一共同房有 3 次，都能够成功，而且硬度还不错。更有意思的是，他的脚冷和阴囊凉也好了。为什么？肺气能够开宣了，就能宣五谷味，熏肤、充身、泽毛，若雾露之溉，荣养周身。这个病就这样治好了。

除了"阳明为合"，更经典的思路当然是从"阳明为脏腑之海"出发，重视补脾胃，调气血。为什么要调气血呢？气血不足，当然会四肢百骸不养而痿。但气血要灌注到五脏六腑、四肢百骸才能发挥作用啊，所以还要注意通行气血。补和通，结合起来，就是调气血。补气血可以用十全大补汤，张介宾的五福饮也不错；通行气血就用逍遥散、血府逐瘀汤。比方说，下面这个案例，就是一个瘀血问题。

这个病人已经 50 岁了，勃起困难有 2 年多时间，射精也快。长期熬夜，面色晦暗。左脉弦细，右脉弦弱，舌淡红，苔薄白腻。辨证为瘀血阻络，气血不能荣养宗筋之阳痿，以血府逐瘀汤加枸杞子、巴戟天治疗。两周后复诊，诉同房两次，均成功,硬度略差,射精时间延长一倍有余。遂仍宗前法,略加补肾之药以治之。后来也是电话随访,病人说情况还好,就没有再来看病了。

第三个思路:既然"阳明为之长",那就要重视脾胃的问题,要健脾胃。脾胃容易为湿邪所伤,所以还要除湿健脾。叶天士说:"《内经》论治痿独取阳明,无非流通胃气。"非常有道理。

我曾经治过一个病人,也是勃起不好,66岁了,平时运动都蛮多,很注意养生的,经常吃些灵芝、石斛之类的补药。这半年来咽中干燥,勃起随之渐差。有夜间勃起及晨间勃起,硬度尚可。大便日行一次,质可。有糖尿病史4年余,高血压病史10余年。舌略淡,苔薄白腻,脉弦滑。辨证为痰浊阻滞,阳气不行。予苓桂术甘汤加干姜、附子、蛇床子、蜈蚣。用药7副后,病人未复诊。半年后复发,勃起欠佳,病人诉服用前药后勃起改善明显,就未坚持治疗。遂复予黄芪桂枝五物汤合二陈汤治之而愈。

"治痿独取阳明",我们最后总结一下,要重视"阳明之合"的功能异常,重视气血的异常,重视脾胃的异常。这就是"治痿独取阳明"对我们治疗痿病的启发。

五、厥

黄帝问曰:厥之寒热者,何也?岐伯对曰:阳气衰于下,则为寒厥;阴气衰于下,则为热厥。帝曰:热厥之为热也,必起于足下者,何也?岐伯曰:阳气起于足五指之表,阴脉者,集于足下而聚于足心，故阳气胜则足下热也。帝曰：寒厥之为寒也，必从五指而上于膝者，何也？岐伯曰：阴气起于五指之里，集于膝下而聚于膝上，故阴气胜则从五指至膝上寒。其寒也，不从外，皆从内也。

帝曰：寒厥何失而然也？岐伯曰：前阴者，宗筋之所聚也，太阴阳明之所合也。春夏则阳气多而阴气少，秋冬则阴气盛而阳气衰。此人者质壮，以秋冬夺于所用，下气上争不能复，精气溢下，邪气因从之而上也，气因于中，阳气衰，不能渗营其经络，阳气日损，阴气独在，故手足为之寒也。帝曰：热厥何如而然也？岐伯曰：酒入于胃，则络脉满而经脉虚，脾主为胃行其津液者也，阴气虚则阳气入，阳气入则胃不和，胃不和则精气竭，精气竭则不营其四支也。此人必数醉若饱以入房，气聚于脾中不得散，酒气与谷气相薄，热盛于中，故热遍于身，内热而溺赤也。夫酒气盛而慓悍，肾气有衰，阳气独胜，故手足为之热也。

帝曰：厥，或令人腹满，或令人暴不知人，或至半日远至一日乃知人者，何也？岐伯曰：阴气盛于上则下虚，下虚则腹胀满。阳气盛于上，则下气重上而邪气逆，逆则阳气乱，阳气乱则不知人也。（《素问·厥论》）

首先校勘一下，"阳气起于足五指之表"，将"起"改为"走"。"集于膝下而聚于膝上"前加上"阳胜者"。"气因于中"，将"因"改为"居"。"肾气有衰"，将"有"改为"日"。"下虚则腹胀满"，将"胀"字删去。

《厥论》主要包含两部分：寒、热二厥的病因病机，六经厥证的表现及治疗。这段经文主要是讲第一部分——寒厥和热厥。

（一）热厥的病因病机及证候

首先是黄帝提问："厥之寒热者，何也？""厥"的含义非常丰富，在中医来说，最常见的是以下三种：手足冷或热、昏仆不知人和气机的逆乱。《厥论》中讨论的"厥"，只包括前两种含义。

对于寒厥和热厥的成因，岐伯解释为"阳气衰于下，则为寒厥；阴气衰于下，则为热厥"。这里的阴气、阳气是指人身之阴阳而言。"下"，并不只是指身体部位的"下"部，而且是指五脏之在"下"者。五脏为里，其在下者，主要是指肾，所以"阳气衰于下"，主要是指肾阳不足。阳虚则内寒，所以肾阳不足，发为寒厥；阴虚则内热，所以肾阴不足，发为热厥。

热厥的表现，主要是手足发热，而先起于足。表为外，"足五指之表"，就是足趾外侧的意思。足太阳膀胱经的井穴是至阴穴，位于足小趾的趾甲角的外侧。足阳明胃经的井穴是厉兑穴，位于足第2趾末节的外侧。足少阳胆经的井穴是足窍阴穴，位于在足第4趾末节的外侧。足三阳经由头走足，都是循行到足趾之外侧，所以说"走于足五指之表"。

"阴脉"是指足三阴经。足太阴脾经井穴为隐白穴，在足大趾内侧甲角旁。足少阴肾经井穴为涌泉穴，正在足心。足厥阴肝经井穴为大敦穴，位于足大趾外侧甲角旁。足三阴经皆是起于足下，聚于足心，循下肢内侧上行，一直到腹部。所以说"阴脉者，集于足下而聚于足心"。

"阳气胜"，是热气偏盛的意思。内生之热气盛，必由于阴虚。足之三阴三阳经都行于足，在下之阴气不足，则虚热由生，而表现为足热。这就是产生热厥的病机。

这样就把热厥的病机解释得很清楚了，但是"阳气胜"的原因是什么呢？这个内生的热气是由何而来的呢？可能是由于阴虚而生内热，例如《黄帝内经太素》就认为："今足下阴虚阳胜，故足下热，名曰热厥也。"况且，这段经文的最后一句也特别指出"不从外，皆从内也"，说明寒、热厥证都是由于内伤而生的。另一方面，我们同时可以想到，内热也可以引起阴虚啊。有没有可能是先有内生之热，而后再生阴虚呢？有可能的，第二段经文中从"热厥何如而然也"开始，就阐释了"阳气胜"的另一种可能性。

酒为水谷之精，其性热而滑疾。过度饮酒，气血因酒性鼓动而浮散于络脉，而在深处之经脉反而亏虚。在内之经气不足，则阳热之邪因而乘之。阳热入里，客于胃中，则胃气不和，不能运化水谷津液，精气乏源而枯竭，于是不能外荣于四肢。四肢即无津液荣养，阳热之气独盛，故而表现为手足发热的"热厥"病。这种"热厥"病的患者，多数都有饮食不节后醉以入房的经历。饮食不节则宿食聚于脾胃而不化，酒气本来就是热而慓悍的，再与水谷相合，郁而化热，就热势更盛。内热熏蒸于周身，就表现为手足热而小便赤。小便赤正是内热的外在表现之一，我们现在判断病人有没有内热，很重要的依据就是看大小便。有没有大便结，小便赤涩？如果有，那就要考虑内热的可能性。论其理论渊源，这段经文算是一个吧。

"阴气衰于下，则为热厥"，这是热厥的基本病机。如果只是肾阴亏虚而见手足发热，那是热厥轻证。若房劳伤肾，兼以酒食无度，热自内生，就会在手足发热之外，还见到小便赤等全身热盛的表现。这是热厥之较重者。

那么，有没有情况更严重的热厥呢？当然有。最严重的热厥还会出现昏仆不知人的症状。原文的说法是"或至半日远至一日乃知人者"。其病机为"阳气盛于上，则下气重上而邪气逆，逆则阳气乱，阳气乱则不知人也"。

"下气重上"的"重"要读成 chóng。《黄帝素问直解》说："重，平声。"《类经》说："重，并也。"读成这个音，意思就是"重复"。阳热之气亢盛于上，阴精虚损于下，则不能制阳，虚阳屡屡上浮，所以说"下气重上"。"下气"就是"在下之阳气"。《黄帝内经太素》说："下之阳气重上心腹，是为邪气逆乱，故不知人也。"这里的难点在于，要把阳气和阳邪的关系搞清楚。

气是统称，既可以是正气，也可以是邪气。阳气居其位，行其事，则为正气；不居其位，就必然不能行使其正常功能，就变成了邪气，是为阳邪。在这段经文里的阳气，实际上是指阳邪。热为阳，具体到临床，也可以理解为热邪。"阳气盛于上""逆则阳气乱"的"阳气"，都可以做此解释。阳热之邪逆乱于上，扰乱神明，于是出现昏不知人的情况。这是热厥之最重者。

以上就是热厥的三种情况。其临床表现和病机都在这儿了。《内经》虽然没有讲治法，但治法自然也就蕴于其中了。在下之阴精不足，就要填补阴精；在上之阳热扰动，就要清降热气。而具体的治法，那就千变万化，不可以执一而论了。

我曾经看过一位早泄的青年男性，勃起也不够好。因为有尿频、腹股沟胀、龟头痛等表现，所以当地医院认为他是由慢性前列腺炎引起的继发性早泄，治疗了三年也没见好转。初诊时，病人补诉平素容易得口腔溃疡，大便一二日一行，质干难排出。观其舌脉，舌淡红而略暗，质嫩不糙，苔薄而少。左弦略数，右弦而软，两尺皆弱。据此辨证为肝血不足，脾肾不足。用当归芍药散合甘草泻心汤治疗两周，即见初效。照这个思路又用了两周药，患者忽然提起容易手脚发热，甚至周身燥热，发作没有规律，每次发作持续数小时即自行缓解，但尿频症状缓解不明显，而且有排尿涩滞的感觉，也是时作时止，发作时则尿色必黄。手足热而小便赤，这不就是"内热而溺赤"的热厥病吗？前药治之有效，是因为用了养血之品，精血同源，亦略有补精的作用。未获全效者，一来是只补血，而没有补益阴精；二是没有清内热的药。于是改用五子衍宗丸填精，合用连芩增液汤清热养阴。用药后，不仅热厥的症状改善了，早泄也完全好了。

（二）寒厥的病因病机及证候

与热厥相对应，寒厥也分为轻、中、重三种程度。"其寒也，不从外，皆从内也"，说明寒厥也都是内伤为病。

阳虚则寒，所以寒厥首先是由于阳虚引起的，也就是所谓的"阳气衰于下，则为寒厥"。和热厥以手足发热为主要表现所不同的是，寒厥之寒，并不只限于手足，而是可以由足而上至于膝。之所以会这样，是因为"阴气起于五指之里，集于膝下而聚于膝上，故阴气胜，则从五指至膝上寒"。"里"指内侧。足三阴经都起于足趾内侧，循下肢内侧而上行，至膝而经气大盛。《灵枢·九针十二原》说："所行为经，所入为合。""经"穴位于腕、踝关节上方，是经气旺盛而通行之处；"合"穴位于肘、膝关节附近，经气由此深入，犹江河入海。现在肾阳不足，阴寒内生，则循阴经而上。至合穴以上，经气入里，则不复觉寒，所以表现为足冷上至于膝。

"寒厥何失而然也？""何失"即"因何过失"之意。这句经文是黄帝询问寒厥的病因。"前阴者，宗筋之所聚，太阴阳明之所合也。"这是强调前阴与足太阴脾经和足阳明胃经的关系密切。人身之大筋总聚于前阴，所以说"前阴者，宗筋之所聚"。宗筋有赖于气血濡养。足阳明胃为水谷之海，主润宗筋；足太阴脾为胃行其津液，为气血生化之源，此二经与宗筋的关系尤为密切，所以说"太阴阳明之所合也"。具体来说，春夏则阳气生长，阴气相对不足；秋冬则阴气旺盛而阳气相对不足。人与天地相应，所以春夏养阳，秋冬养阴。秋冬之气阴盛而阳衰，人必顺之以收敛静藏，保护阳气，否则就会得病，比如说罹患厥病。

"此人者质壮，以秋冬夺于所用。"就是在讲秋冬没有顺天地之性以养阴，结果得病。"质壮"是体质健壮。秋冬所用，是说秋冬的天地规律，那当然就是静谧收藏了。"夺于所用"，是说没有遵循秋冬应当静谧收藏的规律。关于这一点，多数注家认为是秋冬伤于房劳，因为后文有一句"精气溢下"，所指应该是很明确了。比如《类经》说："质壮者有所恃，当秋冬阴胜之时，必多情欲之用，以夺肾中之精气，精虚于下则取足于上，故下气上争也。"体质强壮的人，就容易恃强而过用，这也是一般规律。《素问·上古天真论》说"不知持满"，就是指这种情况。肾精当藏而不藏，反而过度消耗，则精血亏虚于下，虚阳不制，逆行而上。在下之阳气上逆而不返，则肾阳必虚而生寒。寒气居于中焦，脾胃不能生化营卫，以渗灌经络，则阳气逐渐衰弱，寒气独留于四肢，表现为手足寒冷的寒厥病。

这段文字在逻辑上还是比较清晰的，主要争议是在对"气因于中"的理解上。前面讲校勘的时候，说可以根据《黄帝内经太素》改为"气居于中"。《黄帝内经太素》说："寒邪之气因虚上乘，以居其中，以寒居中，阳气衰虚。"气是寒气，中是中焦。这样解释，与前文"太阴阳明之所合也"前后呼应，文义更为流畅。"秋冬夺于所用"，不只是直接损伤肾中精气，也伤脾胃中焦，否则何以在前文特别提出"春夏则阳气多而阴气少，秋冬则阴气盛而阳气衰"呢？

当然，不做此校勘，也解释得通。代表注家如张介宾，他在《类经》中说："故凡病为寒厥，为下气上争，为精气溢下，皆气因于中也。然水谷在胃，命门在肾。以精气言，则肾精之化因于胃；以火土言，则土中阳气根于命门。阴阳颠倒，互有所关，故上文云厥起于下，此云气因于中，正以明上下相因之义。"下气上争也好，精气溢下也好，都是因为"秋冬夺于所用"，伤及中焦之气。但张介宾因为病起于房劳，就一定要把命门加进来，在逻辑上就未免有些不够顺畅。

以上两种观点，本质区别不大，都是强调秋冬恃强，则可损伤脾胃中焦，引起寒厥。从这个角度看，如果把"夺于所用"只理解为房劳，也有些局限了。劳力、劳神，应该都属于"夺于所用"。

寒厥的第三种情况是"阴气盛于上则下虚，下虚则腹胀满"。寒厥所起，是阳气衰于下，那么一定要有阴气盛于下的病机了。当病情更为严重时，比如"气居于中"，就会出现上下阴气俱盛的情况。这里的"上"是指心腹之间。《黄帝内经太素》注："上，谓心腹也。"这样的话，阳气益衰，阴气益盛。中焦阴寒大盛，阳气不运，就会发为腹满之症。虽然经文中没有列出其他症状，但我们也可以推测而知，病人还会有腹泻便溏，下利清谷，小便清长，纳差食减等表现。可以用补脾益肾，温阳散寒的方法来治疗。

六、咳

黄帝问曰：肺之令人咳，何也？岐伯对曰：五脏六腑皆令人咳，非独肺也。帝曰：愿问其状。岐伯曰：皮毛者，肺之合也，皮毛先受邪气，邪气以从其合也；其寒饮食入胃，从肺脉上至于肺则肺寒，肺寒则外内合邪，因而客之，则为肺咳。五脏各以其时受病，非其时各传以与之。人与天地相参，故五脏各以治时感于寒则受病，微则为咳，甚者为泄为痛。乘秋则肺

先受邪,乘春则肝先受之,乘夏则心先受之,乘至阴则脾先受之,乘冬则肾先受之。(《素问·咳论》)

(一)五脏六腑皆令人咳

大体来说,《咳论》这篇文章分为四个部分。首先,总论咳嗽的病机;然后,分别论述五脏咳和六腑咳,分为两个部分;最后,讲述咳嗽的治则。

《咳论》里对咳嗽病机的认识主要是以下四段经文。第一句:"五脏六腑皆令人咳,非独肺也。"第二句:"五脏各以其时受病,非其时各传以与之。"第三句:"五脏各以治时,感于寒则受病,微则为咳,甚则为泄为痛。"第四句:"聚于胃关于肺,使人多涕唾而面浮肿气逆也。"

最有名是第一句,"五脏六腑皆令人咳,非独肺也"。这句经文在《中医内科学》中也有引用,所以大家都非常熟悉。实际上,几乎所有病都适用这个句式。比如说,我是从事男科的,就可以说"五脏六腑皆令人痿,非独肾也"。但是,为什么在整本《内经》里面,只是在《咳论》里写了这句话,在其他篇章的病证中都没有这么写呢?比如《痿论》中就没有写"五脏六腑皆令人痿,非独肺也"。《素问》里讲痿病,重点病位也是在肺,"肺热叶焦"是《素问》所认为的痿病的基本病机。那为什么不说这句话呢?这是有原因的。因为"五脏六腑皆令人咳,非独肺也"这个病机,对于咳嗽来说,是有特殊意义的。

首先,这句话的潜台词是说,肺与咳嗽的关系最为密切。肺主气,肺的病变就是咳。所以,只要是咳嗽,就一定与肺有关系。后世医家也同意这个观点，只是说法略有不同。比如张琦说："五脏六腑之邪，皆能上归于肺而为咳也。"那就是说，五脏六腑感受邪气，最终都会影响到肺，而一旦影响到肺，可能就会表现为咳嗽。张介宾在《类经》中从另一个角度来解释："所以五脏六腑虽皆有咳，然无不由于肺者。"五脏六腑虽然都可以引起咳嗽，但必须影响到肺，才会导致咳嗽。

这个观点，我们现在来看，感觉理所应当，但是结合下条一起看，就会有点迷茫。"五脏各以其时受病，非其时各传以与之"，这也很好理解，五脏在其所主之时感受邪气；如果不是本脏所主之时，那就通过五行的生克传变，传到本脏而受邪，这是它的字面意思。但是需要注意，我们讲的是咳嗽，病变的核心是肺。那么就存在一个问题，肺之主时，是在秋季。一年五季，春、夏、长夏、秋、冬，在其他几个季节，是不是就是别的脏先受病呢？他脏受病引起咳嗽，到底是由他脏传之于肺，还是由肺传之于他脏？如果邪气不传于肺，还会不会引起咳嗽？如果一定要传之于肺才引起咳嗽，是否一定按生克顺序来传？还是通过其他方式来传？这个我们就不清楚了。

历代医家的解释也不一样，大体来说有两个思路。第一个是"因其时受病"，就是说，在对应的季节感受邪气，那么就先伤本脏。比如说，春天为肝气所应，那么春病就伤肝。春病伤肝以后，是直接引起"肝咳"，还是先由肝传到肺，然后引起"肝咳"呢？按照《黄帝内经素问集注》的观点，"如非其秋时，各传与之肺而为咳也"。这是符合《内经》原义的。因为"当其时受病"是五脏受病的基本规律，不仅仅咳嗽是这样，痹病、痿病也是这样。风寒湿三气杂至合而为痹，有五脏痹，有五体痹，怎么来的？都是"当其时而受病"。春天为肝之主令，所以，春天感受风、寒、湿之气，先伤于肝所合之筋，为筋痹，筋痹不已，或复感风、寒、湿之邪，则传之于肝，为肝痹。这就是《内经》五脏痹发病的基本规律。在这里，对于咳嗽，如果先由肝受病，也一定要传之于肺，才会发生咳嗽。这是张志聪的观点。

那另外一方面，如果肺直接受病，患肺咳以后，可不可以再病及他脏，而引起五脏之咳呢？这也是有可能的。比如说，《景岳全书》中注曰："因其虚而传。"什么意思呢？"盖由寒入皮毛，由皮毛入于肺"以后，并不仅仅伤于肺，而是乘各脏之虚以传之。

五脏传变，有五五二十五变。每一脏受病以后，都可能有五种传变的方式。第一种传变的方式，就是不传，仅本脏受病。其他的传变方式，就是与其他四脏的任何一脏相传，可以相生传，也可以相克传，传之于我所生，传之于生我者，都有可能。为什么不同的病人，传变的脏会不一样？原因就在于"因其虚而传之"。哪一脏不足就传之于哪一脏，这就是《内经》的观点。我们在临床应用时要充分理解这一点。比如说，这个病人素有脾胃不和，复感于寒，经皮毛而入，发为咳嗽。这样的病人，他的咳嗽就容易传之于脾，而为脾咳。

（二）脏腑咳的病因

结合上述两段注释，我们就知道，"非其时各传以与之"，既包括由肺传之于四脏，也包括由四脏传之于肺。其共同点就是"因其时而受寒邪"。感寒而病，是咳嗽发生的主要病因。

《黄帝内经》里只要讲到"寒"，我们就要思考一下，它是仅仅指寒邪呢？还是以寒邪代指六淫之邪呢？对咳嗽这个病来说，应该是指狭义的寒邪。为什么这么说呢？我们先来看看经文。《素问·咳论》说："皮毛先受邪气，邪气以从其合也。"皮毛所合者为肺，邪气以从其合，因而入肺。这是病机发展的一个方向。另一方面，皮毛受寒的同时，又有"寒饮食入胃"，那么，毫无疑问，此处的"寒"就是狭义的寒，不可能指代其他的六淫之邪。寒饮食入胃以后，由于肺经是"起于中焦，下络大肠，还循胃口"，因此入胃之寒邪能够循其经，从肺脉上至于肺，导致肺寒。这个"肺寒"肯定是里寒，加上前面感受的外寒，内外寒气相合，客之于肺，则为肺咳。这就是"皮毛者，肺之合也，皮毛先受邪气，邪气以从其合也；其寒饮食入胃，从肺脉上至于肺则肺寒，肺寒则外内合邪，因而客之，则为肺咳"所要讲述的东西。既然是两寒相合，那外面感受的邪气只能是寒邪，不可能是其他邪气，也不可能是代指所有的六淫之邪。可见，寒邪对于咳嗽的发病，是至关重要的。这个我们也可以在临床上加以验证，确实是受寒容易咳嗽，受热或者其他邪气，相对来说不容易导致咳嗽。

在《灵枢·邪气脏腑病形》篇中，也有一段类似的经文："形寒寒饮则伤肺，以其两寒相感，中外皆伤，故气逆而上行。"这段经文讲的病机与前面肺咳的病机是一样的：外有寒，这是形寒；同时又有寒饮食入胃，这是内有寒饮，然后再内外相合而为病。可见，受寒对咳嗽的发病多么重要。感寒而为病，感寒入肺而为咳，都是题中应有之义。

我们还必须要重视胃在咳嗽发病过程中的重要地位。所谓"聚于胃关于肺，使人多涕唾而面浮肿气逆也"。"涕唾"的字面意思就是流鼻涕、吐唾沫。《内经》中没有"痰"这个字，只讲饮，不讲痰。那"痰"在《内经》中是怎么表达的呢？"唾"就是其中之一。所以在这里，"使人多涕唾"，实际上就包含了痰。

这里的"胃"是单纯指胃，还是指脾胃，各家有各家的说法。我觉得，对于临床来说，没有必要分的特别清楚。因为胃本身就有气化津液的功能，即"饮入于胃，游溢津气，上归于脾"。胃如果没有气化的功能，它怎么游溢津气呢？所以，胃有气化的功能，脾更有气化的功能。脾胃相合，运化水液，包括寒饮。那么寒饮食入胃，如果超出了脾胃的运化能力，则停而为饮。这个饮，就有可能从肺脉上行于肺，留于肺，而为肺咳，这就是我们现在讲的"脾为生痰之源，肺为贮痰之器"的道理。当然，肺本身的异常，也是可以产生痰饮的，因为"肺通调水道，为水之上源"嘛。这也是肺受寒，就容易产生痰饮的一个重要原因。

总结一下，就是五脏咳也好，六腑咳也好，其主要的邪气就是寒，既包括由皮毛而受的外寒，也包括由饮食而入的内寒。

（三）脏腑咳的表现及中药治疗

何以异之？岐伯曰：肺咳之状，咳而喘息有音，甚则唾血。

心咳之状，咳则心痛，喉中介介如梗状，甚则咽肿喉痹。肝咳之状，咳则两胁下痛，甚则不可以转，转则两胠下满。脾咳之状，咳则右胁下痛，阴阴引肩背，甚则不可以动，动则咳剧。肾咳之状，咳则腰背相引而痛，甚则咳涎。帝曰：六腑之咳奈何？安所受病？岐伯曰：五脏之久咳，乃移于六腑。脾咳不已，则胃受之，胃咳之状，咳而呕，呕甚则长虫出。肝咳不已则胆受之，胆咳之状，咳呕胆汁。肺咳不已，则大肠受之，大肠咳状，咳而遗失。心咳不已，则小肠受之，小肠咳状，咳而失气，气与咳俱失。肾咳不已，则膀胱受之，膀胱咳状，咳而遗溺。久咳不已，则三焦受之，三焦咳状，咳而腹满，不欲食饮。此皆聚于胃，关于肺，使人多涕唾而面浮肿，气逆也。（《素问·咳论》）

我们先来看一下"五脏咳"。其实《咳论》的核心内容就是"五脏咳"和"六腑咳"，也是占篇幅最多的部分。《素问》中的"五脏咳"与我们现在讲的咳嗽的规律不一样，不太好理解，所以记忆起来就有些困难。但如果把道理搞清楚了，规律还是很明显的。把握了规律，自然也就好记了。

1. 肺咳

先来看一下"肺咳"。"肺咳之状，咳而喘息有音，甚则唾血。"咳嗽是主症，"喘息有音"是肺气上逆的结果，"唾血"是肺络受伤。所以，"肺咳"的病机是很容易理解的。

那怎么治疗呢？可以用小青龙汤。为什么小青龙汤是治疗咳嗽的主方？《素问·脏气法时论》中说："肺欲收，急食酸以收之，用酸补之，辛泻之。"肺气最忌耗散，而咳嗽的特点就是导致肺气耗散。既然如此，那我们就用酸味以收之，酸补之，辛泻之。肺中有邪气，那就是肺实之证，可以用辛以泻之。咳嗽是肺气上逆引起的。有上逆之气就要让它降，"肺苦气上逆，急食苦以泄之"。根据这个用药规律，治疗肺咳病就要用辛药、苦药，略佐酸药。这是中药"五味"的应用思路。除此之外，我们还要考虑应用中药的寒、热、温、凉"四气"的特点。既然是两寒相合，那就要用温药。总之，要用辛温药、苦降药、酸收药。这不正是小青龙汤的组方特点吗？当然，有这个组方特点的也不仅仅是小青龙汤，比如说厚朴麻黄汤、半夏厚朴汤，都具备这样的特点。尤其典型的是小青龙汤和厚朴麻黄汤，它们里面的"姜、辛、夏、味"四味药的性味分别是：干姜辛温，半夏辛苦温，细辛辛温，五味子酸收。这样的组合，正是辛温、苦降、酸收的体现。

半夏降气的作用非常好。有人从中药药理法象的角度讲，夏季到了巅峰，马上就要入秋的时候，气机开始敛降，而半夏正好在夏天到了一半的时候，就枯萎了，所以得夏气之甚，其性能降。在所有的止呕药当中，我们都喜欢用半夏，就是这个道理。

这样结合起来看，"姜辛夏味"的药性特点正好符合《脏气法时论》治肺中实寒的基本思路，这也就是治肺咳的基本法则。

2. 心咳

"心咳之状，咳则心痛，喉中介介如梗状，甚则咽肿，喉痹。"心病而咳，所以咳则心痛，这个好理解。"喉中介介如梗状，甚则咽肿，喉痹"，这个不好理解。心咳怎么会影响到咽喉呢？原因很简单，这是经络相传的结果。《类经》的解释是："心脉起于心中，出属心系，上挟于咽，故病喉中梗介、咽肿、喉痹也。"我们熟悉了《内经》经文就知道，其实很多心病都表现为咽喉的不适。比方说，我们前面讲肺的变动为咳，那心的变动是什么？心的变动，现在很多书上，变成简体字，写的是"噫"，但其实是不对的，它的原字应该是"嗄"，读作"shà"。这个字的意思是喉中不利。心的变动就是咽喉不利。不仅心咳之状有"喉中介介如梗状"的表现，心痹时咽喉也会不舒服，有咽干、噎膈的感觉。心瘿病也有咽喉不适的症状。可见心病往往会影响到喉。在这里，心咳则经络阻滞，所以有喉中梗介，甚至肿痛而为喉痹的表现。"诸痛痒疮，皆属于心""热胜则肿"。因为热为心之本气，与心气相通，所以心咳会有咽肿、喉痹。

怎么治疗呢？刚才我们提到了热，所以要考虑到清心经之热。够不够呢？还不够。既然有邪热，必然伤心中阴血，所以还应考虑养心中之阴血。这还不够，我们还要想一想，心咳病是不是只有热这一种病机呢？咳嗽的时候又有心痛，又有咽喉的不舒服，除了想到可能有热以外，还会想到什么？我们会想到梅核气，那么就还要考虑痰和气的问题。周学海就是这么认为的，他在《脉义简摩》中讲，心咳的"介介如梗状"是"始觉如树皮草叶一片附于喉内"的感觉。树皮、草叶甚至还没有到炙脔那么大呢，所以就只是觉得咽中有点异物感，而且也不痛。他把这个症状也称为梅核气，认为其发病也与情志有关系，因此用逍遥散、阳和汤这样的方剂来治疗。

同样还是周学海，在《读医随笔》里面说，这样的病人，"偶咳一两声，言语发声多不能畅，必先咳一两声，乃能出言"。这和我们经常说的慢性咽炎的症状很像。对这种症状，如果上手就是清热利咽，那思路就未免太单一了。我们学了《咳论》，再遇到一个久病的咽喉痹痛患者，就要考虑到其他的可能性，比如说心咳。周学海认为，这个心咳之状，是由"脾湿不运、浊气上蒸"引起来的。假如是这种情况，那我们的治疗，又跟前面治疗梅核气用的半夏厚朴汤、逍遥散、阳和汤不一样了，治疗上应该健脾化湿，利咽降气。

所以，同样是心咳，同样是这样的症状，病机却是复杂的。这个就是我们今天要重点理解的一点。虽然五脏咳各有相对明确的症状，但这些症状后面的病机，仍然很复杂。不过，复杂之中有规律：第一，咳与肺有关系；第二，某脏咳与某脏有关系；第三，还可能与其他邪气或其他脏腑有关系。这是五脏咳的三个基本原则。

3. 肝咳

前面我们讲"心咳之状，咳则心痛，喉中介介如梗状，甚则咽肿，喉痹"，这是和经络有关系。那么肝呢？肝的经络在两胁，所以"肝咳之状，咳则两胁下痛，甚则不可以转，转则两胠下满"。这个"胠"就在身体两侧，腋下两胁，准确的位置就是垂臂屈肘时，肘尖所指。需要注意的是"两胠下满"，因为每次讲到这里的时候，我可能用右手在指示部位。很多临床医生的第一反应是：你指的是右边，那就是肝有问题。这是不对的。

第一，此肝非彼肝；第二，我指右边，完全是因为我右手方便。其实左边也有"满"的症状。

"甚则不可以转"的"转"，是俯仰之意。咳得厉害的时候，有病人会说，咳得身体两侧的肌肉都抽筋了，就是说的这个不能俯仰的症状。肝咳的这个表现与肝合筋有关系，不能俯仰是由于肝病则筋脉不养的缘故。所以王肯堂在《证治准绳》里把"肝咳"与"筋实极"联系在一起。"极"的意思是到了极点而不能用。"筋实极"就是因实邪导致的筋极病，王肯堂用五加皮汤来治疗。

实际上，古人对五脏咳的治疗处方非常多，任何一脏的咳都不止一个方子。所以，我们只要知道基本的处方原则就可以了。比如说，明代秦景明在《证因脉治》里面就专门列举了"肝经咳"，症状表现为"咳则两胁下痛，痛引小腹，或寒热往来，面青色筋急"。他加了这些症状，说明他认为肝咳还应该兼有其他症状。他还对肝咳的脉象和寒热虚实进行了分析。

即使同一个肝咳，也可能不止一个病机。例如，肝咳可以是气火之咳，就是所谓的"木火刑金咳"。《证因脉治》用的是泻青各半汤进行治疗。治疗思路是疏肝清热治木火，清肺热，降肺气。方中栀子清肝，黄芩清肝肺，桑白皮清肺，地骨皮清热。我们现在讲地骨皮，认为它是退虚热的。其实，清虚热的药都可以清实热，只不过它们同时往往兼具一些补益作用。比如说地骨皮，就兼具一些补肝肾的作用，仅此而已。所以，泻青各半汤就是在泻肺，即泻金。

再比如说柴胡饮子，也是类似的，但是它多一个养肝功能。

为什么要养肝呢？因为木火刑金，首先它会伤及自身的阴血。

治疗上还可以用丹栀逍遥散，方中当归、白芍养血，茯苓、白术健脾，牡丹皮、栀子清肝，这是他的基本思路。

需要指出的是，秦景明在《证因脉治》这本书中讲咳嗽，五脏咳都讲到了。我在上面只列了肝经咳，这是为什么呢？因为，实际上，从这个简单的介绍，我们就可以看出来，他对病机的分析没有什么特别独到的地方，所以我们观其一而知其余，就没有必要再去重复了。

4. 脾咳

"脾咳之状，咳则右胁下痛，阴阴引肩背，甚则不可以动，动则咳剧。"首先，为什么会右胁下痛呢？有一次讲《内经》中五脏咳的时候，有同学说，脾不是位于左边吗？为什么会右胁下痛？首先，脾居中宫，位于中间而不是左边。第二，既然脾在中间，而不是在两侧中的某一侧，为什么会偏于右呢？原因很简单，与气机的升降有关系。人体的气机升降，其实一共是三对关系。我们最熟悉的是肝升肺降，此外还有脾升胃降和水升火降。那么脾是升的，左升右降，所谓"左右者，阴阳之道路也"（《素问·阴阳应象大论》）。这个"道路"就体现在这里。脾是左升，脾病为什么右边会有问题呢？讲一身气机"升降"最多的，莫过于黄元御了。黄元御在《素问悬解》中讲"脾从左升，左升则右降，右胁下痛"，是因为肺气不能右降的缘故。为什么肺气不能右降？脾病则气不能升。升降相因，不能升就不能降，这是天地造化自身固有的特点，所以右胁下痛。

那为什么会"阴阴引肩背"呢？还是与经络有关系。脾经从胃别出以后，上膈，此其一。其二，脾为足太阴经，与之相表里的是足阳明胃经，而手阳明大肠经是经过肩部的，布于肩背。经络同气相感，互相影响，所以会有"阴阴引肩背"的症状。当然了，"阴阴引肩背"在《内经博议》中还有另外一个解释，就是坤土之气出于西南，所以就右胁下痛。只要看一下后天八卦的方位，就非常容易理解这个解释。因为坤的位置正好是在右肩的位置。

那么为什么不可以动呢？阳主动，清阳实四肢，而脾主四肢，所以，脾虚则四肢不能动。再者，动则气耗。脾为气血生化之源，脾气虚就不善动、不能动，动则咳剧，加重病情。当然，这个"动"指的是相对剧烈的运动，而不是说一动也不能动，像木头人那样。

这种情况上在临床上很常见。有很多人咳嗽都快治好了，但在剧烈活动之后，马上又开始剧烈咳嗽；或者是工作非常辛苦，劳甚之后，咳嗽马上加剧。

既然这样，我们应该怎么治疗脾咳呢？第一个思路，既然是脾伤，自然是伤于湿邪最为常见，所以我们要化湿、燥湿、利湿，或者芳香化湿，或者淡渗利湿，或者苦温燥湿，总之要祛湿。具体采用什么方法，具体再说。但既然脾咳是在中焦，那么以芳化最好。如果影响到了肺，就需要再加上宣透，就是三仁汤所说的"开上、宣中、渗下"。

对于咳嗽来说，因为本身是气机逆上，渗下就会用得少一些，但也不是不能用。为什么呢？因为既然是气逆，一身气机是一个整体，通过渗下的治法，不但可以去湿，还可以引气下行。

第二个思路，既然是脾咳，脾气肯定受损伤。脾伤多伤在阳气，所以要温阳化气，或者温阳益气。《全生指迷方》提出，对于脾咳，可以分虚实来治。如果是虚的，用温中丸，方中干姜、半夏、白术、胡椒，都是辛温药；如果是实证，用茯苓丸，茯苓丸还是用那些辛开、苦降、温化的药和化痰的药。

5. 肾咳

"肾咳之状，咳则腰背相引而痛，甚则咳涎。"为什么腰背相引而痛？因为肾脉贯脊系于腰背，这也是肾的外应在腰的一个重要原因。为什么"甚则咳涎"？因为肾主水，肾为水脏，肾伤则不能制水，不能制水则咳涎。那怎么治呢？可以用麻黄附子细辛汤一类的方子。

我们总结一下五脏咳的总体特点。首先是病因，"各以其时受病，非其时，各传以与之"。寒邪既可以由肺传过来，也可以由外所感，传之于肺。其外在症状的规律为：咳嗽，再加各经所过处之痛和相应的功能障碍。比如说肺咳，功能障碍为肺气上逆，喘息有声，伤及肺络则咳血。心咳，喉中痛，喉为心经所过之处。肝咳，肝布于两胁，所以两胁下痛；肝主气机的疏利，肝不能疏利气机，则身体不能俯仰；肝合筋，所以"转则两胠下满"。脾咳，右胁下痛，阴阴引肩背，这是经络所过之处的病症；"甚则不可以动"，因为脾主气，动则伤气，劳则气耗，于是"不可以动"。肾咳，腰背相引而痛，因为肾脉贯脊系于腰背；咳涎则是肾主水的功能失常。

6. 六腑咳

六腑咳比较特殊。别的病都是由皮毛而入肌腠，由肌腠而入经脉，由经脉逐渐深入，再入六腑，入五脏。唯独咳嗽，由皮毛而入五脏，由五脏而出六腑。六腑在外，所以它是向外耗散的。咳嗽是一种耗散性的疾病，就在这里体现出来了。

五脏咳如果病久不去，则移于相应之六腑。六腑咳的症状特点，首先是咳嗽，再加上各腑失约之症。胃失约束，所以呕吐，"咳而呕，呕甚则长虫出"。胆藏精汁三合，如果不能约束，则精汁外出，所以"咳呕胆汁"。大肠，"传导之官，变化出焉"，如果不能约束，则"咳而遗失（矢，即"屎"）"。小肠者，受盛之官，咳而失气，还没到遗失（屎）的程度，"气与咳俱失"，是说咳嗽的时候，伴随着矢气的症状。膀胱藏津液，气化则能出，所以膀胱咳表现为"咳而遗溺"。三焦主气化，为水道之官，所以三焦不能约束则不能气化，气机郁滞，于是腹满，不欲食饮。你看，六腑咳都有失约的症状。

怎么治疗呢？方法也很简单，病在哪一腑，就用哪一腑的药。同时，这个时候还需要加以收涩。除了收涩这一腑以外，还需要收涩相应的脏。虽然是由五脏病传之于六腑，但是五脏病其实并没有好，还是需要治疗的。

（四）脏腑咳的针灸治疗

帝曰：治之奈何？岐伯曰：治脏者治其俞，治腑者治其合，浮肿者治其经。帝曰：善。（《素问·咳论》）

　　这段经文是治疗脏腑咳的基本原则，这个原则也经常用来治疗其他脏腑疾病。那么"治其俞""治其合"具体指什么呢？这里的"俞"和"合"指的是"井、荥、输、经、合"五输穴中的输穴和合穴。这五输穴，在脏、在腑、在阴经、在阳经的五行属性各有不同。而五脏的输穴和六腑的合穴，其五行属性恰好都是土。所以这句话实际上是在强调，无论治脏、治腑，都要治土。可见"聚于胃，关于肺"在治则治法上也有体现。这就是治疗脏腑咳的基本原则。

　　那么我们最后总结一下《咳论》对咳嗽辨证的指导意义。首先，我们要明白，咳嗽是以耗散为特点的疾病，所以要及时治疗，不可耽误治疗。我们经常讲，"伤风不醒便成痨"，这个"伤风不醒"的主要症状就是咳嗽，所以也有"久咳成痨"这个说法。我们不要把这个"痨"想成结核病，而应理解为劳伤性的疾病。咳嗽耗散人体气津，那当然了，日久就会成痨。

　　我们在治疗时，还需要注意收敛气机。一方面我们讲肺气要宣散，所以要散肺。但散肺就会影响肺气的收敛和肃降，所以"姜、辛、夏、味"这个黄金组合里的五味子，切切不可轻易弃用。

　　其次，五脏之间和脏腑之间的传变，与咳嗽发病都有关系，并且以肺为中心。与其他疾病不同的是，咳嗽是一个耗散性的疾病，传变方向是由脏及腑。五脏咳和六腑咳的判断，主要是依靠兼症。而这个兼症，要从该经之主病入手来分析，就比较容易理解和记忆。比如说心，心咳就是心经所过之处疼痛，心病就会咽喉不舒服，以此类推。

最后要强调的是脾胃在咳病治疗中的重要性。咳嗽之病，"聚于胃，关于肺"，治脏者治其"俞"，治腑者治其"合"，都是治其土穴。

（五）喘息不得卧与气逆的关系

人有逆气，不得卧而息有音者，有不得卧而息无音者，有起居如故而息有音者，有得卧行而喘者，有不得卧不能行而喘者，有不得卧，卧而喘者，皆何脏使然？愿闻其故。岐伯曰：不得卧而息有音者，是阳明之逆也。足三阳者下行，今逆而上行，故息有音也。阳明者，胃脉也，胃者六腑之海，其气亦下行，阳明逆，不得从其道，故不得卧也。《下经》曰：胃不和，则卧不安，此之谓也。夫起居如故而息有音者，此肺之络脉逆也。络脉不得随经上下，故留经而不行，络脉之病人也，微，故起居如故而息有音也。夫不得卧，卧则喘者，是水气之客也，夫水者，循津液而流也，肾者水脏，主津液，主卧与喘也。（《素问·逆调论》）

按照《素问经注节解》的说法："《逆调论》者，盖论调逆之法。"这段文字也不例外，主要是讨论不得卧、喘息有音、不能行三者的关系，而核心在不得卧和喘息有音上。这两组症状主要与肺、胃、肾的气机上逆有关，其论治也属于"调逆之法"，所以放在《逆调论》里论述。

本段开篇就讲"人有逆气，不得卧而息有音者，有不得卧而息无音者，有起居如故而息有音者，有得卧行而喘者，有不得卧不得行而喘者，有不得卧，卧而喘者，皆何脏使然？"这个逆气，就是指气机上逆。就是说，人有气机上逆，则可见下面所述的六种症状。气机上逆，总要落实在具体脏腑上，那么这六种症状，到底是何脏之逆呢？下文乃做逐一解释。

不过细心地数一下，就会发现，下文只解释了三种症状，还有三种症状没有解释。以王冰为主的一批医家就认为，这是"古之脱简也"。本来文中是有的，后来在传世过程中给丢掉了。但也有人认为，《内经》一向喜欢举例子，而这六种症状也不是气机上逆的所有表现。在解释了其中的三种以后，读者已经可以得知气逆致病的基本规律了，则余下的三种症状，即使不再加以解释，读者也能推而得之，所以干脆就不说了。

这两种观点，在今天看来，很难判断哪个更接近真相。不过，根据经文的解释，剩下的三种症状，可以推而知之，却是不错的。我们就先来看一看《逆调论》是怎么解释这三种气逆症状的，然后试试自己来推演一番。

第一个症状是"不得卧而息有音者，是阳明之逆也"。"不得卧"，就是不能平躺的意思。不要理解为不能睡觉，那是不寐之症，与文义不符。"息有音"，是指呼吸气粗而有声音。躺不平，呼吸的声音很粗，这是因为"阳明气逆"引起的。"阳明"，指足阳明胃经和足阳明胃腑。足三阳经以阳明胃经为长，所以这里的"阳明气逆"，实际上也包括了足三阳经的气逆在内。足三阳经都是从头走足，向下走的。现在足三阳经的经气上逆迫肺，所以呼吸气粗，有声音。

胃为水谷之海，受纳水谷而化津液，使清者得上，经肺宣发而布散全身；浊者得下，经小肠、大肠传化而出，变为糟粕。现在足阳明经气上逆，则水谷浊气亦随之而上逆。平卧之时，浊气迫肺尤甚，故不得卧。《类经》说："阳明为水谷之海，气逆不降，则奔迫而上，所以不得卧。"这个"奔迫"二字，用得特别形象。其实想要体验这种"阳明气逆"的感觉很简单，在过于饱食之后，水谷填塞于胃腑而不得下，就会出现胃中浊气上逆。如果这个时候平卧，会明显地感到胃脘部胀闷得更厉害，甚至会有胸闷欲呕的感觉。原因就在这儿：阳明经气"奔迫而上"了。

在解释完第一个症状的病机之后，《逆调论》引用了《下经》的一句话："胃不和，则卧不安，此之谓也。"这句经文大家肯定非常熟悉，尤其是治失眠比较多的医师，经常把它挂在嘴边。后世医家对这句话的阐发也非常多。《素问·评热病论》里有一句类似的经文："不能正偃者，胃中不和也，正偃则咳，上迫肺也。""不能正偃"，就是不能正面躺着。这句经文是讲胃气不和而上逆，一旦平卧就上逆犯肺，导致咳嗽；如果坐起来，胃气上逆会好一些。这里的"不能正偃"和"不得卧"一样，都是指不能躺下来。这是《内经》的原义，但是后世就加以发挥了。比如《类经》说的"今人有过于饱食或病胀满者，卧必不安，此皆胃气不和之故"。这个"卧必不安"的含义就很宽泛了，可以是不能躺下来，也可以是躺下来不舒服，也可以是躺下来睡不着觉。

其实"胃不和则卧不安"的类似病机，在《伤寒论》中也有提及，是在《伤寒例》里："尺寸俱长者，阳明受病也，当二三日发。以其脉夹鼻络于目，故身热目痛鼻干，不得卧。"阳明受病也，就是胃受病。"其脉夹鼻络于目，故身热目痛鼻干"，这和《素问·热论》中热入阳明的症状一模一样。"不得卧"，在这里也指的是不得平卧。

但后世逐渐就把这个"卧不安"变成了失眠。胃气不和引起失眠，这也是可以解释的。有两种机制：第一，"胃之大络，名曰虚里"（《素问·平人气象论》）。胃气不和，胃热循胃之大络上扰心神，心神受扰而不寐。这也是我们现在用的最多的一种解释。第二，如果胃气不和，那么内生阴邪，阴邪阻于阳跷脉，阳气不能入阴，所以睡不着。对于这种情况，《灵枢·邪客》以半夏汤来治疗。半夏汤就是后世所说的半夏秫米汤，药味很简单，就是半夏、秫米两味药，以甘澜水煎。

第二个症状是"起居如故而息有音者，此肺之络脉逆也"。"起居如故"就是起居如常，想躺就躺，想坐就坐，没有"不得卧"的表现。但是病人呼吸声音很粗，这是因为肺气逆于络脉的缘故。

这段话就是讲卧、喘、有音之间的排列组合。首先，不得卧而息有音者，是阳明之逆也。就是不能卧，而且呼吸气粗有音，这个叫作"息有音"，实际上没有到喘的地步，但是有类于喘，是"喘之渐也"，这是阳明经气之逆导致的。那么经文的解释是"足三阳者下行"，就是足三阳经的走行方向应该是往下的，现在足三阳的经气运行不往下而往上，"逆而上行"，所以就喘息有音，尤其是阳明脉逆，"阳明逆，不得从其道，故不得卧也"。

那么问题来了，为什么阳明逆就不得卧呢？因为阳明气逆，你躺下来之后，就会觉得上焦胀满，所以不能卧，坐着就好一些。如果这么解释的话，那"胃不和则卧不安"里面的"卧不安"，就不能理解为失眠，而是指躺着不舒服。

"络脉之病人也，微。"病很轻微，所以虽然息有音，但不会引起"不得卧"，故"起居如故而息有音也"。这种病人，给他稍微降一下肺气就可以了。

"夫不得卧，卧则喘者，是水气之客也。"这个最严重。不仅"不得卧"，而且还有"卧则喘"。"喘"比"息有音"来的更严重。这是什么原因引起的？"是水气之客也"。"夫水者，循津液而流也，肾者水脏，主津液，主卧与喘也"，意思就是说，津液为肾所主，现在肾不能主津液，津液停留而为水饮。这些水饮依然循着津液所行之道而行。正常情况下，肾能将津液上承于肺，所以现在水饮也顺着这个通道上逆于肺，从而导致"不得卧，卧则喘"，这就是所谓的水饮射肺。

七、痛

（一）疼痛的基本病机

帝曰：愿闻人之五脏卒痛，何气使然？岐伯对曰：经脉流行不止，环周不休，寒气入经而稽迟，泣而不行，客于脉外则血少，客于脉中则气不通，故卒然而痛。（《素问·举痛论》）

这段文字是讲五脏猝然而痛的病机。先来看校勘。"寒气入经而稽迟"，可以根据《黄帝内经太素》改为"寒气入焉，经血稽迟"，更通顺一些。这个校勘，对文义的影响并不大。

什么是"五脏卒痛"呢？就是因为病在五脏而引起突然发作的疼痛。文义很简单：寒气侵袭人体，或入于经络，或客于脉外，都可以引起五脏猝痛。寒气入于经脉，因为寒有收引的特性，则引起经脉气血运行迟滞，涩而不行，不通则痛。寒气客于脉外，而经脉因之收引，于是经脉之中的血气因之不足，运行不畅而痛。无论寒邪客于脉内还是脉外，其疼痛特点都是起病较急，所以称为"卒然而痛"。

这段经文是在讲五脏猝痛的病机，但实际上也是指出所有疼痛的共同病机，那就是"寒气入经而稽迟，泣而不行"。因为经脉中的气血涩滞不通，所以发为疼痛。

有两个地方比较值得玩味。第一个地方是"经脉流行不止，环周不休"。这是《内经》对于气血循行非常重要的一个观点。虽然文字上说的是"经脉流行不止"，但是经脉里通行的是气血，所以流行不止的也是气血。气血之循行，是如环无端，往来反复，一刻不停的。这就是"经脉流行不止，环周不休"的重要含义。而一旦气血流行不畅，甚至涩滞、闭塞，就会出现各种疾病。《医学心悟》在这段经文的基础上加以发挥，提出："所谓热则流通，寒则凝塞，通则不痛，痛则不通也。"这句话遂成为后世论痛的基石。

从严格意义上讲，疼痛只是一个症状，但中医辨病，最重视主症。如果主症是疼痛，那么疼痛也可以当成一个病，而不是作为孤立的症状来对待，例如胃痛、头痛、胁痛等等。

除了《举痛论》强调了"经脉流行不止"的重要性，《灵枢·痈疽》也有类似论述："经脉留行不止……夫血脉营卫，周流不休，上应星宿，下应经数。寒邪客于经络之中则血泣（涩），血泣则不通，不通则卫气归之，不得复反，故痈肿。"寒邪客于经脉，则血涩而不通，卫气因之聚集而不散，郁而化热，发为痈肿。实际上，经脉涩滞引起的疾病，远不止疼痛和痈疽。《丹溪心法》在解释郁病的时候说："气血冲和，万病不生，一有怫郁，诸病生焉。"将气血运行不畅作为各种疾病的发病基础，是非常有道理的。

第二个值得玩味的地方是"客于脉外则血少，客于脉中则气不通"。很多注家下了不少功夫来解释为什么寒邪客于脉外和脉中有这样的区别。例如《黄帝内经素问集注》引张兆璜之言说："张兆璜曰：气为阳，血为阴。气无形，血有形。气行脉外，血行脉中。客于脉外则血少，客于脉中则气不通，正言其形气交感之要道。"血在脉中，气在脉外，所以寒气入于脉中则病血而血少，客于脉外则病气而气不通。看上去很完美，其实不用这么机械。这也正是值得玩味之处：难道寒气客于脉内，就没有气不通吗？客于脉外，就没有脉络的收引拘急而导致的血少吗？这里的脉中、脉外，应该作互文来理解：寒气客于经脉内外，则气血涩滞不行，相对不足。

（二）十四种痛证

岐伯曰：寒气客于脉外则脉寒，脉寒则缩踡，缩踡则脉绌急，绌急则外引小络，故卒然而痛，得炅则痛立止；因重中于寒，则痛久矣。寒气客于经脉之中，与炅气相薄则脉满，满则痛而不可按也；寒气稽留，炅气从上，则脉充大而血气乱，故痛甚不可按也；寒气客于肠胃之间，膜原之下，血不得散，小络急引故痛，按之则血气散，故按之痛止。寒气客于侠脊之脉则深，按之不能及，故按之无益也。寒气客于冲脉，冲脉起于关元，随腹直上，寒气客则脉不通，脉不通则气因之，故喘动应手矣。寒气客于背俞之脉则脉泣，脉泣则血虚，血虚则痛，其俞注于心，故相引而痛，按之则热气至，热气至则痛止矣。寒气客于厥阴之脉，厥阴之脉者，络阴器系于肝，寒气客于脉中，则血泣脉急，故胁肋与少腹相引痛矣。厥气客于阴股，寒气上及少腹，血泣在下相引，故腹痛引阴股。寒气客于小肠膜原之间、络血之中，血泣不得注于大经，血气稽留不得行，故宿昔而成积矣。寒气客于五脏，厥逆上泄，阴气竭，阳气未入，故卒然痛死不知人，气复反则生矣。寒气客于肠胃，厥逆上出，故痛而呕也。寒气客于小肠，小肠不得成聚，故后泄腹痛矣。热气留于小肠，肠中痛；瘅热焦渴，则坚干不得出，故痛而闭不通矣。（《素问·举痛论》）

在讲了五脏猝痛的病机——实际上也是疼痛的基础病机之后，黄帝又列举了十四种痛证，想要知道它们的病机和特点，临床如何鉴别。于是，岐伯分别论述了这十四种痛的成因、病机和临床特点。人身之痛证当然远不止这十四种，《举痛论》在这里还是在用举例的方法来说明疼痛的常见病机。

我们可以把这十四种疼痛按照如下特点分为四大类，即疼痛的持续时间特点，按压疼痛部位的反应特点，疼痛部位特点，以及兼症特点。

1. 疼痛持续时间

涉及疼痛持续时间的经文主要有三条，"寒气客于脉外则脉寒，脉寒则缩踡，缩踡则脉绌急，则外引小络，故卒然而痛，得炅则痛立止""寒气客于小肠膜原之间、络血之中，血泣不得注于大经，血稽留不得行，故宿昔而成积矣"以及"因重中于寒，则痛久矣"。

第一条其实是在回答黄帝提问中的"其痛或卒然而止者"。寒邪客于经脉之外，经脉因之收引而缩踡拘急，气血不通，所以猝然发生疼痛。但是寒邪只是客于脉外，并没有深入经脉、筋骨之中，只要将寒气散掉，气血自然通行如常，疼痛也就消失了。"炅"就是热的意思。热可以胜寒，热气至则寒气散，寒气散则气血行，气血行则痛立止。《素问经注节解》说："热则气行，故痛止也。"

这个热是从哪儿来的呢？《举痛论》在讲"寒气客于背俞之脉"时，有一句话比较适合这里的情况，说的是："按之则热气至，热气至则痛止矣。"我们可以用推拿、按摩的方法使局部阳气聚集而热，寒气自然得散，疼痛也就好了。这就是为什么我们身体哪儿疼了，就会不由自主地按一按，通常都会觉得舒服一些。当然，除了按一按，揉一揉，我们还可以用其他的方法来"生热"，比如辛热通行的药物。中药里具有止痛作用的药物大半以上都是辛温或辛热的。比较典型的如附子、乌头、细辛、延胡索之类，都是辛而温热的，就是这个道理。也可以用温针、艾灸的方法来"生热"，而且这些治疗方法可以作用于局

部或特定的经穴，往往更有针对性。需要指出的是，虽然很多
疼痛都是得热则缓，但是我们这一条讲的"得炅则痛立止"的
疼痛，是寒邪客于脉外引起的急性疼痛。病程短，病位浅，不
能与那些久痛、痼痛相提并论。

第二条就是我们说的久痛、痼痛。不但痛的时间久，而且
还伴有积块。这里又涉及一个新的概念，就是"膜原"。"膜原"
和"三焦""命门"等中医术语一样，是一个充满争议的概念，
各家的解说都不一样。这与明代吴又可提出"邪伏膜原"的概
念有一些关系。

对《内经》的注家来讲，对"膜原"的理解还是相对统一
的。《类经》说："膜，筋膜也。原，肓之原也。"看起来说得
很清楚，其实还是很模糊。《内经知要》的解释就要具体一些：
"膜，脂膜与筋膜也。原者，肓之原，即腹中空隙之处。"丹波
元简的《素问识·卷五》注曰："盖脏腑之间，有膜而相遮隔，
有系而相连接，此即膜原也。"所以，膜原其实就是脏腑之间
相联系、相区隔的筋膜、空隙。小肠居于腹中，肠外即是膜原
所在。

现在"寒气客于小肠膜原之中"，膜原中的血络因之收引
而不能通行，所以"血泣不得注于大经"。"血泣（涩）"就是血
涩不行的意思。这样，瘀血停留于膜原之间，与肠外汁沫相合，
久而成积。瘀血久留不去，可以想见络血也是一直不通，所以
发为久痛。

在这句经文里并没有提到瘀血与肠外汁沫相合，但是在
《灵枢·百病始生》有这样的经文："肠胃之络伤，则血溢于肠

外，肠外有寒，汁沫与血相搏，则并合凝聚，不得散而积成矣。"说明"积"的产生是和瘀血与汁沫相合有关的。所谓"汁沫"，大略相当于后世所说的痰饮。那么痰瘀互结而成积，经脉长期不通，就形成慢性疼痛与腹部积块并存的情况。

应当如何治疗呢？从上面的分析中，我们可以看出，这种疼痛是寒邪客于肠胃为本，痰瘀互结为标，所以要用散寒下积、活血化痰的方法来治疗。我们可以在这个基本治则的指导下，采用自己擅长的方法来治疗。但是由于已经有痰瘀互结之积块形成，这个时候只用温通，或者按摩的方法，就不能解决根本问题了，疼痛可能得到一时的缓解，但积块不去，疼痛就会始终存在。

第三种情况是"因重中于寒，则痛久矣"。这个"重"是多音字，选择不同的读音，代表了我们对这句经文的不同理解。如果读作 zhòng，代表感受寒邪的程度比较深。持这一观点的主要是吴崑和黄元御，尤其是吴崑，特别贴心，甚至还给注了音："重，中，俱去声。此明痛甚不休者，寒气重盛，不易解散，故痛久。"（《黄帝内经素问吴注》）因为寒邪比较重，所以一时之间，难以祛除，于是表现为长期的疼痛。但正如吴崑自己所说的，寒盛是"痛甚不休"，疼痛程度比较严重才是寒甚的主要特点，而并非持续时间的长短。

如果读作 chóng，那就是反复、多次感受寒邪的意思。寒气中人而为痛，那如果反复为寒气所伤呢？当然就表现为长期、反复发作的疼痛了。正如《内经知要》所说："重者，重复受寒也。伤之深，故不易愈也。"基于这个分析，我们认为，"重"

在这里，还是读成 chóng 比较好，主要是强调反复、多次的感受寒邪，会造成疼痛症状的迁延难愈。

十四种痛证中，与持续时间有关的就是以上这三条。一条是突发的疼痛，得温则痛减，来得快也去得快。另两条是长期慢性疼痛，与寒邪与痰瘀相合不去，或反复感受寒邪有关。

2. 疼痛部位

第二类疼痛是寒气客于一些特定部位，引起经脉相引而痛。引起这类相引而痛的依据是经脉的循行路线。比如，前面已经分析过，寒气客于背俞之脉，是因为足太阳经气散于心，所以表现为心与背相引而痛。另外的两种相引而痛，分别是"寒气客于厥阴之脉，厥阴之脉者，络阴器，系于肝，寒气客于脉中，血泣脉急，故胁肋与少腹相引痛矣"和"厥气客于阴股，寒气上及少腹，血泣在下相引，故腹痛引阴股"。

"厥阴之脉"，当然就是足厥阴肝经。它络阴器而系于肝，循气街而上少腹，布于胁肋，所以寒气客于肝经就会出现胁肋和少腹的相引而痛。这是很常见的一种疼痛症状。如果向下牵引至阴囊、睾丸，则往往被称为"偏坠疼痛"，是疝病的主要表现。这也是金元以后诸医家提出治疝多从肝论的重要原因。比如天台乌药散、橘核丸之类的方剂，都可以治疗此类疼痛。不过，寒气客于厥阴之脉，厥阴经气不利，固然可以出现胁肋、少腹相引作痛，而湿热、郁火客于肝经，也可以出现类似症状，临床必须仔细辨析。

"厥气客于阴股，寒气上及少腹，血泣在下相引，故腹痛引阴股。""厥气"就是指寒气，这个没什么争议。"阴股"是指外阴和大腿部位。阴股是三阴经和冲脉所过之处。三阴经由阴股而上，行于腹部。寒气客之，经脉气血不畅，拘急收引，则表现为腹痛引及阴股。由于肝经与阴器有密切关系，《素问经注节解》认为，阴股病变主要考虑与厥阴有关，这是有临床依据的。腹痛引及阴器，多半是与肝经有关，但若是引及大腿内侧，那就不仅限于厥阴肝经了，太阴、少阴皆可见之，可以根据疼痛的具体位置和牵引线路加以鉴别。这对于疾病的定位诊断往往有非常好的提示作用。比如有个病人，虽然因为阳痿来求医，但是素有腹痛，大腿内侧亦时有疼痛，二痛并发时则常有相互牵引之感。仔细询问病史，大腿内侧疼痛的位置正位于太阴所过之处。于是从脾论治，不但疼痛消失，阳痿主症也随之而愈。

3. 按之何如

第三大类痛证，与疼痛部位受按压之后的反应有关。有喜按者，有拒按者；有按之则去者，有按之无益者。此类痛证一共有五段经文，四种情况。

第一情况是"寒气客于经脉之中，与炅气相薄则脉满，满则痛而不可按也；寒气稽留，炅气从上，则脉充大而血气乱，故痛甚不可按也"。寒气入于经脉之中，经脉之中的阳气欲逐寒外出，阳气、寒邪相互搏结于经脉，则经脉满而不能行，气血因之逆乱，于是出现疼痛症状。可以想见，这种疼痛必然是以胀痛、热痛为主的。此时如果按压疼痛部位，则经脉益加满甚，疼痛也就更加明显，所以"痛甚不可按也"。

怎么治疗呢？如果只是阳气与寒邪相搏而经脉胀满，那么只要想办法让经脉通行就可以了。比如针刺以泻其气，刺络以泻其血都可以。用按摩手法治疗也可以，虽然按之痛甚，但合理的手法也可以散寒祛邪，通行血脉。只是起手宜轻柔，待寒气渐散，经脉渐通，再逐步加大手法的力度。当然也可以用温经散寒、活血通络的药物治疗。如果已经有阳气郁结化热的情况，则在温散基础上，还要再酌加凉血清热，甚至改以凉血通络、清热解毒为主。病去之后，再根据情况决定是否需要养血温经。

第二种情况是"寒气客于肠胃之间，膜原之下，血不得散，小络急引故痛。按之则血气散，故按之痛止"。前面讲过，寒气客于膜原，会痛久而成积。这条也是寒气客于"肠胃之间，膜原之下"，二者有没有什么区别呢？从文字上看，主要是寒气客于"小肠膜原之间、络血之中"与"肠胃之间，膜原之下"的区别。寒气在血络之中，则血瘀而成积。如果只是在"肠胃之间，膜原之下"，则未入血络，尚在气分，寒气收引小络，拘急而痛。这种未入血络的寒邪更易祛散。通过按摩、推拿的手法，就可以使气血通行，帮助阳气祛寒外出。寒去则气血得行，疼痛自然就消失了。这就是"按之则血气散，故按之痛止"的意思。

第三种情况也是按之则痛止。原文是："寒气客于背俞之脉则脉泣，脉泣则血虚，血虚则痛，其俞注于心，故相引而痛；按之则热气至，热气至则痛止矣。""背俞之脉"就是足太阳膀胱经。《黄帝内经素问集注》说："背俞之脉，足太阳之脉也。太阳之脉循于背，而五脏六腑之俞皆在太阳之经，故曰背俞之脉。"寒气客于足太阳膀胱经，则其经气收引不利，气血不行。

气血不行，就表现为局部的血气不足，所以说"脉泣则血虚"。血虚不能荣养，就发为疼痛。哪些地方疼痛呢？首先当然是足太阳膀胱经的主要循行部位：枕、项、腰、脊。其次，还可以表现为心与后背相引而痛。这是"其俞注于心"的缘故。五脏六腑的背俞穴都在膀胱经上，而足太阳膀胱经是有一支别脉入心而散的："足太阳之正，别入于腘中，其一道下尻五寸，别入于肛，属于膀胱，散之肾，循膂，当心入散。"（《灵枢·经别》）所以寒气入于足太阳膀胱经，会出现心与后背相引而痛。太阳主表，背俞之脉位置相对表浅，所以按之能及，使血气通行，则痛止。

如果寒邪所客的位置很深，怎么按也按不到，那么用按摩一类的手法治疗，效果就不好了。这就是下面要讲的第四种情况："寒气客于侠脊之脉则深，按之不能及，故按之无益也。"

侠脊之脉是哪儿呢？《黄帝内经素问集注》说："侠脊之脉，伏冲之脉也。伏冲之脉，上循背里，邪客之则深。"伏，是深伏的意思。冲，就是冲脉。伏冲之脉，就是深伏之冲脉。冲脉上行于背脊者，位置较深，所以得了"伏冲之脉"这个名字。以其挟脊而行，所以又叫"侠脊之脉"。寒气客于侠脊之脉时，因为病位较深，按之不及，所以热气不能至，寒气不能散，疼痛也不能缓解。这就是"按之无益"的原因。当然，因为同样的原因，疼痛也不会因之加重。这样的疼痛表现在临床上，就是一种无所谓拒按或喜按的状态。因为按之不及，所以按压对疼痛的程度完全没有影响。

以上就是根据按压疼痛部位以后的反应列举的四种情况。

或者寒气客于经脉之中，与正气搏结而脉满，则按之益甚；或者寒气客于肠胃之外，膜原之下，则按之血气散而痛减；或者寒气客于较表浅的背俞之脉，按之则热气至而痛减；或者寒气客于位置较深的侠脊之脉，则按之无益。

4. 兼证

第四类疼痛是根据疼痛兼证的不同，来判断疼痛的病机。有五种情况。

第一种是"寒气客于五脏，厥逆上泄，阴气竭，阳气未入，故卒然痛死不知人，气复反则生矣"。前面我们讲过，五脏猝痛是由于寒气客于经脉内外所致。这里的疼痛病位还要更深入一些，寒气已经深入五脏。这往往是病情暴急而重的表现，毕竟脏不可伤，"治五脏者，半生半死也"。五脏主藏精气，五脏之气为寒邪所迫，则不复藏于五脏，厥逆而上。这种五脏精气不藏反逆的现象，称为"泄"。"阴气竭"的"竭"，如张介宾、李中梓等注家，都解释为枯竭。但是结合上下文，如若脏气已然枯竭，纵使脏气复返，人也复活不了。李今庸先生认为，此处的"竭"通"遏"，是"阻遏"之意。阴寒之气阻遏于五脏之内，则阳气不能入归于五脏，所以突发剧痛，昏死不知人。如果通过治疗，或者正气渐复，祛除了入脏之寒气，五脏阳气复返，则得以复生。潜台词就是，如果寒气盘踞五脏而不去，阳气不返，那就病重难医了。

第二种情况是"寒气客于冲脉，冲脉起于关元，随腹直上，寒气客则脉不通，脉不通则气因之，故喘动应手矣"。这又是一种寒气客于冲脉的情况。冲脉的循行路线，散见于《灵枢经》

《素问》的各个篇章，比较复杂。其主干的循行路线是起于肾下胞中，经会阴，出于气街，并足少阴肾经，挟脐上行，至胸中而散。它有四个主要分支：①从胸中上行，经过咽喉，络于唇口；②从气街下行，并入足少阴经，顺着阴股内侧后缘，向下进入腘窝，走行于小腿内侧，一直到内踝后，经气渗入三阴经中；③从内踝后分出，行于足背，进入足大趾的内侧间隙之中；④从胞中出来以后，向后行于脊柱之内。

前面讲侠脊之脉，就是冲脉的最后一个分支，是由胞中而出，向后行于脊内。这里则是寒气客于冲脉主干，挟脐而随腹直上，至胸中而散，所以会出现"喘动应手"的症状。这是比较直接的解释，如《类经》就说："其脉并足少阴肾经，夹脐上行，会于咽喉，而肾脉上连于肺，若寒气客之则脉不通，脉不通则气亦逆，故喘动应手也。"《内经知要》也说："气因以逆，故喘。"但是有些医家对"喘动应手"的理解有所不同，他们认为"喘"并不是指气喘，而是指痛处的搏动感，亦为一解。

第三种情况是"寒气客于肠胃，厥逆上出，故痛而呕也"。肠胃属于六腑，以通降为顺。现在寒气入客，则肠胃不能和降。腑气失于通降，则气机壅塞而痛。腑气厥逆而上，还会出现呕吐的症状。这个也是很常见的寒实腹痛证，用温暖胃肠的治法，很快就会好起来。温药如檀香、干姜，或者温灸神阙、关元、中脘等穴位都可以。

如果寒气客于小肠，小肠不能受盛胃之水谷，水谷急入大肠，则发为泄泻、腹痛。这就是第四种情况："寒气客于小肠，小肠不得成聚，故后泄腹痛矣。"这种情况下，寒气也往往随着腹泻而去，所以可能会表现为泻后则痛消。《黄帝内经素问集注》更特别指出，得泄则寒邪不得聚于小肠而成积。这种情况下，腹泻反而是一种机体的自我保护，切不可见泻止泻，而要循其病机，散其寒气，则小肠自安，泄泻自止。

第五种情况是"热气留于小肠，肠中痛，瘅热焦渴，则便坚不得出，故痛而闭不通矣"。这也是《举痛论》十四种痛证中唯一的热证。先来看看几个字的意思。"瘅"就是热的意思。"焦渴"的渴，却不是口渴，而是通"竭"，干涸之意。"瘅热焦渴"就是因热盛而津液枯涸之意。这个津液枯涸，当然是小肠首当其冲。小肠主液，小肠的津液枯涸，除了表现为大便秘结之外，还有小便的涩滞不通。《素问经注节解》说："坚者，大便燥结；干者，小便癃涩也。"热气留于小肠引起的这种腹痛和二便不利，是典型的实热之证，当治以泄热润燥之法，例如应用增液承气汤之类。

以上就是《举痛论》的十四种痛证。这十四种痛证只是岐伯、黄帝二位举例以阐明疼痛的机理，并不能涵盖所有的疼痛病机。在《内经》里，还有很多地方论及疼痛，必须前后参看，才能完全理解《内经》对疼痛的论述。论述疼痛比较集中的篇章有《素问·痹论》《素问·刺腰痛论》《灵枢·周痹》《灵枢·论痛》和《灵枢·厥病》等，可以与本篇相互参看，以求全面理解。

八、胀病

（一）什么是胀病

黄帝曰：脉之应于寸口，如何而胀？岐伯曰：其脉大坚以涩者，胀也。黄帝曰：何以知脏腑之胀也？岐伯曰：阴为脏，阳为腑。黄帝曰：夫气之令人胀也，在于血脉之中耶？脏腑之内乎？岐伯曰：三者皆存焉，然非胀之舍也。黄帝曰：愿闻胀之舍。岐伯曰：夫胀者，皆在于脏腑之外，排脏腑而郭胸胁，胀皮肤，故命曰胀。（《灵枢·胀论》）

"脉之应于寸口，如何而胀？"这是黄帝提问，胀病在寸口脉的表现特点是什么？胀病的脉象特点是"大坚以涩"。大是脉形宽大，坚是脉来有力，涩是脉来艰涩。《黄帝内经灵枢注证发微》说："其脉大者，以邪气有余也；其脉坚者，以邪气不散也；其脉涩者，以气血涩滞也。"这个脉象说明胀病是以实邪阻滞为主的一种疾病。

具体是什么邪气呢？"夫气之令人胀也"。气机阻滞是引起胀病的主要病机。阻于何处？"在于血脉之中耶？脏腑之内乎？"这是黄帝提问的气机阻滞所在的两个部位：经脉或脏腑。这很符合我们现在的认识。气机阻滞主要不就是停滞于经脉之中吗？岐伯肯定了黄帝的猜测，但同时指出这种猜测不够准确："二者皆存焉，然非胀之舍也。"

这是什么意思呢？就是说胀病当然有经脉和脏腑的气机阻滞，但这里的气机阻滞都不是胀病的关键所在。胀病发病的关键，在于"夫胀者，皆在于脏腑之外，排脏腑而郭胸胁，胀皮肤，故命曰胀"。气机阻滞于脏腑之外的部位，在胸胁及皮肤之间，因此充斥和排挤脏腑、胸胁、皮肤，发为胀病。以其所客之处不同，而有五脏六腑胀之不同。

接下来，分别论述了五脏六腑胀的临床表现，以及胀病的主要病机。在《胀论》原文，是先论临床表现，后论病机。我们为了理解的方便，把病机放在前面先讲。了解病机之后，再看临床表现，就容易理解。

(二) 胀病的病机

黄帝曰：胀者焉生？何因而有？岐伯曰：卫气之在身也，常然并脉循分肉，行有逆顺，阴阳相随乃得天和，五脏更始，四时循序，五谷乃化。然后厥气在下，营卫留止，寒气逆上，真邪相攻，两气相搏，乃合为胀也。黄帝曰：善。何以解惑？岐伯曰：合之于真，三合而得。(《灵枢·胀论》)

我们已经知道胀病是气机阻滞于脏腑之外引起的，那么引起气机阻滞的病因是什么呢？是寒气与营卫之气搏结而留止。具体来看一下。岐伯首先说，卫气或行于脉外，与营气并行；或行于分肉之间以温养之。昼行于阳，夜行于阴，日夜不休。营卫之气的正常循行与天地四时相应，于是五脏六腑功能正常，水谷得化，气血以生。

"厥气在下"之"厥气"就是指邪气。在这里，主要是指寒邪，因为下文就有"寒气逆上"的经文可以佐证。清湿则伤下。寒为阴邪，伤人则先中于下部，所以说"厥气在下"。寒气入客，卫气起而抗邪，营卫之气与寒邪搏结而逆上，留于脏腑之间，则发为胀病。

"合之于真，三合而得"，不太好理解。主要疑惑点是在对"真"的理解上。《黄帝内经太素》将"真"理解为"真气"，说："行补泻时，近者一取合于真气，即得病愈；远者三取合于真气，称曰解惑之也。"那么"合之于真"的意思就是通过补泻等治法，使邪气得去，则真气相合，胀病得愈。"三合而得"，则与下文之"远者三下"相应，是说胀病之重者，须得三下之后，真气才能相合。文义虽通，难免牵强。《新编黄帝内经纲目》的注文则更为简洁明晰："于，为也。真，真谛，真理。"全句意即引起胀病的病机真谛，在于寒气、卫气和营气这三者的相互搏结，合而留滞。

（三）五脏胀与六腑胀及中药治疗

黄帝曰：愿闻胀形。岐伯曰：夫心胀者，烦心短气，卧不安。肺胀者，虚满而喘咳。肝胀者，胁下满而痛引小腹。脾胀者，善哕，四肢烦悗，体重不能胜衣，卧不安。肾胀者，腹满引背央央然，腰髀痛。六腑胀：胃胀者，腹满，胃脘痛，鼻闻焦臭，妨于食，大便难。大肠胀者，肠鸣而痛濯濯，冬日重感于寒则飧泄不化。小肠胀者，少腹䐜胀，引腰而痛。膀胱胀者，少腹满而气癃。三焦胀者，气满于皮肤中，轻轻然而不坚。胆胀者，胁下痛胀，口中苦，善太息。凡此诸胀者，其道在一，明知逆顺，针数不失。（《灵枢·胀论》）

首先校勘一下，"夫心胀者，烦心短气，卧不安"中的"卧不安"，可据《针灸甲乙经》删去。"大肠胀者，肠鸣而痛濯濯，冬日重感于寒则飧泄不化"里的"濯濯，冬日重感于"应删去，"飧泄不化"改为"泄，食不化"。"轻轻然而不坚"改为"鼙鼙然而不坚"，鼙是敲鼓时"砰砰砰"的声音，"鼙鼙然"是外坚内空这样一种状态。"凡此诸胀者"中的"者"字删去。

知道了胀病的病机特点，再来看五脏六腑胀就容易理解了。各脏腑胀病的表现主要是两大方面：寒迫气机、内遏脏气引起的本脏功能失调，以及相应的经气失调。

心胀的表现是"烦心短气，卧不安"。心气本热，受寒气内迫而不得发越，故见烦心、短气。"卧不安"在这里主要是指夜寐不安。心主神明，现在心气受寒气排挤、压迫，不能舒畅，就表现为夜寐不安。发病关键在于寒邪与营卫相合而内迫，治疗重点就应当放在祛除寒邪，舒畅气机上。费伯雄据此立"离照汤"以治之。

经曰：心胀者，烦心短气，卧不安。心本纯阳，寒邪来犯，阴阳相战，故烦满短气而卧不安也。治之之法，但须发其神明，摧荡邪气，使浮云不能蔽日，自然离照当空，太阳之火，不烦补助也。离照汤主之。

离照汤（自制）

琥珀（一钱） 丹参（三钱） 朱砂（五分） 茯神（三钱） 柏子仁（二钱） 沉香（五分） 广皮（一钱） 青皮（一钱） 郁金（二钱） 灯芯（三尺） 姜皮（五分）

本方仍用心痹通阳抑阴煎之辰砂、琥珀、茯神、丹参、沉香，而去当归、白术、远志、益智、故纸、红枣，加柏子仁、灯芯、郁金、青陈皮，姜亦用皮。以痹偏于血，而胀偏于气，故减去归、术等六味，而加郁金、青陈皮等助沉香以行气也。——祖怡注（《校注医醇賸义》）

此方出自费伯雄。费伯雄是清末名医，也是孟河医派的大家，曾经将积累数十年的经验写成《医醇》，一共有二十四卷。书版都刻好了，还没来得及印刷，就毁于一场火灾。虽然事后多方寻找，也没有找到残留的刻版或手稿。后来因避太平天国之战乱，加上患足疾而行动不便，枯坐一室，确实比较无聊，想起一生心血所集，竟然一字不传，也很可惜。于是根据回忆，重新编写了这本书，大约不到原稿的十分之二三，所以改书名为《医醇賸义》，取"剩义"之谐音，也有传本就把书名写成《医醇剩义》。这本书非常薄，简体横排版大约不到100页，但是内容很精到。大家有时间的话，不妨找来看看。对于五脏六腑胀，费伯雄都有立方，并解释方义。因为书中朱祖怡写的方解已经很清楚，我们就只引方，不再做解释了。

肺胀的表现是"虚满而喘咳"。"虚满"是指因气滞而引起的胀满，并无有形之邪与气滞相合，所以说是"虚"。在《伤寒论》中也有这种表达方式，大家应该比较熟悉的。寒气相搏，留止于肺外，排挤肺气，则虚满；肺气因之逆上，则喘咳。可以用温肺桂枝汤。

肺胀者，虚满而喘咳。肺为主气之脏，居于至高，寒气逆上，肺气壅塞，清肃之令不能下行，故虚满而喘咳。当温肺降气，以解寒邪，温肺桂枝汤主之。

温肺桂枝汤（自制）

桂枝（五分） 当归（二钱） 茯苓（二钱） 沉香（五分） 苏子（一钱五分） 橘红（一钱） 半夏（一钱二分） 栝蒌实（四钱） 桑皮（二钱） 姜汁（二小匙，冲服）

本方以姜汁、桂枝为主药，所以用当归、茯苓者，助姜、桂也。消胀仍以沉香为大将，橘、半、栝蒌、苏子、桑皮，皆肺胃气分药，所以助沉香也。——祖怡注（《校注医醇賸义》）

肝胀的表现是"胁下满而痛引小腹"。胁下、小腹皆是肝经所过之处，肝气不利而为肝胀，所以可见此证。还是用温阳散寒、疏肝理气的方法，可用青阳汤治疗。

肝胀者，胁下满而痛引小腹。肝为将军之官，气血皆盛。但木喜条达，寒气上递，则两气相积，而肝木怒张。胁下乃肝之本位，痛引小腹，则壅极而决矣。当疏肝化浊，青阳汤主之。

青阳汤（自制）

青皮（一钱五分，醋炒） 柴胡（一钱，醋炒） 蒺藜（四钱） 乌药（一钱） 炮姜（五分） 广皮（一钱） 延胡（一钱，酒炒） 木香（五分） 郁金（二钱） 花椒子（二十四粒，打碎）

本方所用青皮、柴胡、蒺藜、乌药、延胡、郁金、广皮、木香，无非疏肝解郁、利气活血之品，俱是肝家不桃要药。然而重点则在独取乌梅安胃丸之椒、姜，盖温通之性强，而前八

味皆大得其力矣。——祖怡注（《校注医醇賸义》）

脾胀的表现是"善哕，四肢烦悗，体重不能胜衣"。哕，是指嗳气、干呕之症。"体重不能胜衣"，字面意思是身体觉重，甚至连身上穿的衣服都承负不起，可见疲累已极的一种状态。脾主运化水谷，主四肢。寒气困脾，则水谷不化，胃气不降，则为嗳气干呕；脾气困阻不通，则四肢不养，困重不堪，难以任物，甚至到了"不能胜衣"的地步。用温中散寒，理气健脾的方法治疗，比如姜术二仁汤。

脾胀者，善哕，四肢烦，体重不能胜衣，卧不安。脾为湿土而主四肢，寒气乘之，则土德衰而真阳不运，故善哕而肢体疲重，夜卧不安也。当扶土渗湿，兼解寒邪，姜术二仁汤主之。

姜术二仁汤（自制）

炮姜（五分） 白术（二钱） 茯苓（三钱） 半夏（一钱）

当归（二钱） 苡仁（八钱，炒） 砂仁（一钱） 厚朴（一钱）

木香（五分） 广皮（一钱） 生熟谷芽（各四钱，煎汤代水）

本方以姜术二仁命名，扶中阳即所以去伏寒。半夏、茯苓、厚朴、广皮、砂仁、木香、生熟谷芽，所以健脾胃而助消化者至矣。一派纯阳药中，加一味当归补血活血，不完全放弃血分，是制方之正法。——祖怡注（《校注医醇賸义》）

肾胀的表现是"腹满引背，央央然腰髀痛"。肾为胃之关，贯脊属肾。肾阳为寒气所迫，则胃之关门不利而为腹满。肾之经气不利，则胀满引背，腰髀疼痛。"央央然"，通"快快然"，是一种郁结不舒的样子。肾藏一身元阳，肾中阳气不振，就表现为这种郁郁寡欢的样子。宜温肾散寒，化气通阳以治之，例如温泉汤。

肾胀者，腹满引背，央央然腰髀痛。肾本属水，寒气乘之，水寒则成冰，气益坚凝，坎中之真阳不能外达，故腹满引背，时形困苦。腰髀痛则下元虚寒，营血不能流灌也。当温肾祛寒，温泉汤主之。

温泉汤（自制）

当归（二钱）　附子（八分）　小茴香（一钱）　破故纸（一钱五分，核桃肉拌炒）　乌药（一钱）　杜仲（三钱）　牛膝（二钱）　木香（五分）　广皮（一钱）　青皮（一钱）　姜（三片）

本方与肾痹用附、归、茴、故、木香、牛膝、姜七味相同，而去茸、脊、菟、智、独活、枣，加杜仲、核桃、乌药、青陈皮，因彼系虚多，此则寒重。两方皆温通温补，而用药不同，大有分寸，其为重视肾阳，尤觉显而易见，以丹田元阳，乃人类生命之本也。——祖怡注（《校注医醇賸义》）

以上是五脏胀。再来看六腑胀。胃胀的表现是"腹满，胃脘痛，鼻闻焦臭，妨于食，大便难"。胃气停滞，则腹满而胃脘痛，不想吃东西，腑气不畅而大便难，这些都好理解。"鼻闻焦臭"是什么意思？这其实是指胃中积食不化、热腐馊臭的味道。胃气受寒邪、积气的郁阻而不降，饮食不化，积于胃中，化腐而臭。这样就好理解了。怎么治疗呢？平胃散寒，兼以理气就可以了。用温中平胃散。

胃胀者，腹满，胃脘痛，鼻闻焦臭，妨于食，大便难。胃为水谷之腑，职司出纳。阴寒之气上逆，水谷不能运行，故腹满而胃痛。水谷之气腐于胃中，故鼻闻焦臭，而妨食便难也。当平胃祛寒，温中平胃散主之。

温中平胃散（自制）

炮姜（五分）　砂仁（一钱）　木香（五钱）　谷芽（三钱，炒）　神曲（三钱，炒）　广皮（一钱）　茅术（一钱）　厚朴（一钱）　枳壳（一钱）　青皮（一钱）　陈香橼皮（八分）

本方以平胃散去甘草，加炮姜、香、砂，而以神曲、枳壳、谷芽助消化，青皮、香橼和肝胃。平胃散所以燥脾湿，此方所以温胃寒，胃寒乃胃病中最习见之一种。——祖怡注（《校注医醇賸义》）

大肠胀的表现是"肠鸣而痛，寒则飧泄不化"。寒气客于大肠内外，经气不利，故痛。复感于寒，或伤于寒饮食，则寒邪益甚，大肠失于传导变化之职，导致完谷而出，故为飧泄。病由寒起，则以祛寒为主，兼以理气。

寒气上逆，变化失度，故肠鸣腹痛而有水声。重感于寒，故完谷不化也。当温通肠胃，上下兼顾，未可徒治大肠也。顾母理脏汤主之。

顾母理脏汤（自制）

枳壳（一钱五分，麸炒）　青皮（一钱五分）　厚朴（一钱）干姜（五分）　谷芽（二钱，炒）　当归（二钱）　茯苓（二钱）白术（一钱）　木香（五分）　白蔻（六分）　橘饼（三钱，

切片)

本方乃上条温中平胃散加减，以干姜易炮姜，以白术易茅术，加当归、茯苓等，所以顾母也。枳、朴、蔻、香辈，所以温通肠胃也。谷芽、橘饼皆扶胃药，所以佐姜、术、归、苓也。理脏必须顾母者，胃是来源，大肠乃出路也。——祖怡注(《校注医醇賸义》)

小肠胀的表现是"少腹胀，引腰而痛"。小肠位于腹中，前近少腹，后附腰脊。今寒邪外迫，气机停滞，故见少腹膜胀，引腰而痛。似当治以温通小肠，但费伯雄这次的治疗思路却有所不同。他认为小肠较胃、大肠为细，传化易受阻，故治疗当以通二便为要务，立通幽化浊汤以治之。本方温通少而通下多，是比较有特色的治疗方法。小肠属六腑，总以通降为顺，况且火腑再用温药，力道就比较难把握，一不小心温之太过，则易化燥而扰心，反伤正气。不如通泄腑气，则寒凝气滞皆随二便而去，也算是釜底抽薪的一种治法。

小肠胀者，小腹胀，引腰而痛。小肠为受盛之官，居胃之下，受盛水谷而分清浊，水液渗于前，糟粕归于后。寒气上逆，则化物不出，故小腹膜胀、引腰而痛也。当分理水谷，俾二便通行，则胀满自解。通幽化浊汤主之。

通幽化浊汤(自制)

枳壳(一钱五分) 青皮(一钱五分) 木通(一钱五分，酒炒) 车前(二钱) 赤苓(二钱) 蔻仁(三钱) 厚朴(一钱) 木香(五分) 乌药(一钱) 谷芽(三钱，炒) 姜(三

大片）

本方与脾痹加味木通汤相同者，仅有木通（减其量而加酒炒）、赤苓、车前三味，而另用枳、朴、青皮、乌药、蒌仁、木香，以通幽门；重用生姜，佐以谷芽，以顾脾胃。因小肠上承胃而下走膀胱、大肠，所以分水谷而行糟粕，其本身薄而且细，曲折最多，上不如胃之厚，下不如大肠之宽，是消化系之关隘，其为病比胃、大肠为独多，故以通二便为急务也。——祖怡注（《校注医醇賸义》）

膀胱胀的表现是"少腹满而气癃"。癃是小便不通之意。"气癃"即因气滞而癃。膀胱本在小腹，其气通于少腹，能藏津液，气化以出。故而膀胱胀表现为少腹胀满，小便不通。应该用通阳化气、散寒利水的方法以恢复膀胱的气化功能，如既济汤。

膀胱胀者，少腹满而气癃。膀胱主藏津液，气化则出。盖水气循下焦而渗入膀胱，津液之藏，皆由气化渗入，然后能出。寒气上逆，则水气窒塞不通，故少腹满而小便癃也。当理气行水，俾寒水得真阳而通利，既济汤主之。

既济汤（自制）

当归（二钱） 肉桂（五分） 沉香（五分） 广皮（一钱）泽泻（一钱五分） 牛膝（二钱） 瞿麦（二钱） 车前（二钱）苡仁（四钱） 葵花子（四钱，炒研，同煎）

本方用当归、牛膝、沉香、广皮、泽泻、车前，与胞痹利济汤同，而其着重则在肉桂之活血，同沉香之通气，二味大力之药合作。因为胀重于痹，膀胱最易蓄血，而小便不通，有发生水道闭塞之危险。本方与其说是重在利水，不如说其重在通阳之更为正确也。——祖怡注（《校注医醇賸义》）

三焦为决渎之官，元气之别使，是元气、津液的运行通道，行于分肉之间，应于皮毛腠理。寒气迫滞，则三焦气阻，气留于皮肤之中，分肉之间。皮肤就像鼓皮，三焦停滞之气就像鼓腹中的空气，所以摸上去是"鼟鼟"然的感觉。因为其内并无有形实邪，所以按之不坚。三焦为水道，气停则水停。治疗起来，要宗叶天士"通阳不在温，而在利小便"之义，用甘淡阳药以治之，如通皮饮。

三焦胀者，气满于皮肤中，轻轻然而不坚。上焦如雾，中焦如沤，下焦如渎，此状其气与水之流行，而究无实在形质。受寒气逆，故气满于皮肤之中。因无形质，故虽胀而轻轻然不坚也。当调和气血，疏导行水。通皮饮主之。

通皮饮（自制）

广皮（一钱） 青皮（一钱） 冬瓜皮（二钱） 茯苓皮（四钱） 当归（二钱） 厚朴（一钱） 枳壳（一钱） 砂仁（一钱） 泽泻（一钱五分） 车前子（二钱） 鲜姜皮（一钱）

本方以五皮饮为主，所谓以皮行皮，轻可去实也；再以枳、朴消痞满，以泽泻、车前利水道；最后以当归、砂仁调和肝胃之气血，可谓轻松流利，举重若轻。于气满皮肤中，轻轻然不坚，针锋相对矣。——祖怡注（《校注医醇賸义》）

胆胀的表现是"胁下痛胀，口中苦，善太息"。胆为甲木，主少阳相火。寒迫相火，相火被逼迫而逆上，发为口苦。胁为胆经所过，故胁胀，善太息。虽病有相火上扰之象，病本却在寒滞。这个时候不可以直接苦寒清热，而应辛温通行，使寒邪从气血而散，则胆火自然条顺。用后辛汤。

> 胆胀者，胁下痛胀，口中苦，善太息。胆为中正之官，决断出焉。肝虽强，非胆不能断。但胆气血皆少，为清静之腑，寒气干之，故胁痛口苦；气郁不舒，故善太息也。当轻扬和解，后辛汤主之。
>
> 后辛汤（自制）
>
> 柴胡（一钱） 郁金（二钱） 广皮（一钱） 当归（二钱）茯苓（二钱） 栀子皮（一钱，姜汁炒） 蒺藜（四钱） 枳壳（一钱） 合欢花（二钱） 佛手（五分）
>
> 本方柴胡为少阳正药，郁金为治郁良剂，当归、茯苓肝脾兼顾，栀子佐柴胡而清少阳，合欢佐郁金而通心气，枳壳、蒺藜、广皮、佛手皆肝家气分药，肝胆相为表里，深得手挥目送之妙。——祖怡注（《校注医醇賸义》）

以上就是《灵枢·胀论》中论及的五脏六腑胀。可能是因为《灵枢经》的注家比较少的原因，后世对胀病的发挥并不多，而且对五脏六腑胀的认识也各有不同。比如肺胀病，后世讨论得比较多，但后世说的肺胀与《胀论》讨论的肺胀有所不同，就是不再拘于寒气迫于气机，而是作为对一切肺气胀满疾病的统称。

近些年来，心胀、胆胀谈得也逐渐多起来了，主要是把它们和扩张性心肌病、胆囊炎分别联系起来了。尤其是近十来年的文献，基本上把心胀的概念就直接指向扩张性心肌病，胆胀的概念就直接指向胆囊炎，甚至在医学专业高级职称考试的试题里也是这样写的。从严格意义上讲，他们除了借用了心胀、胆胀这些名词外，核心内涵已经和《内经》原义相去甚远了。大家如果要查资料，深入学习一下的话，务必要注意到这一点。

（四）胀病的针灸治疗

> 黄帝问于岐伯曰：《胀论》言无问虚实，工在疾泻，近者一下，远者三下。今有其三而不下者，其过焉在？岐伯对曰：此言陷于肉肓而中气穴者也。不中气穴，则气内闭，针不陷肓，则气不行；上越中肉，则卫气相乱，阴阳相逐。其于胀也，当泻不泻，气故不下，三而不下必更其道，气下乃止，不下复始，可以万全，乌有殆者乎？其于胀也，必审其胗，当泻则泻，当补则补，如鼓应桴，恶有不下者乎？（《灵枢·胀论》）

这里的《胀论》是《灵枢·胀论》所引用的上古文献。这个文献认为，胀病的治疗"无问虚实，工在疾泻"。我们经常讲虚则补之，实则泻之，就在《胀论》篇里，也有"当泻则泻，当补则补"的文字。为什么这里不管虚实，都要赶紧采用泻法呢？这是由胀病的基本病机决定的。

前面说过，胀病的脉象是"大坚以涩"，反映了寒气与营卫之气搏结于脏腑之外的特点。这是一个非常典型的实证病机，所以高明的医生治疗胀病，必以泻法为主。"工"，就是指高明的医生。

具体用什么方法来"泻"呢？"近者一下，远者三下"。这里的"下"可以理解为"下法"。《黄帝内经灵枢注证发微》说"今下之者三"，即是此意。但结合下文，分析治疗没有效果的原因是"不中气穴""针不陷肓"，我们不难看出，"下"是指用针刺行泻法。在实际应用中，以上二说可以并存，用药则泻下，用针则泻经气。

"近者"是指初得病者。因病情尚轻，泻下一次就可以了。"远者"是指久病之人。因病情渐深，则需要多次治疗。如果反复治疗了一段时间，病情仍未痊愈的，就要考虑治疗方法是不是有问题了，所以黄帝问曰："其过焉在？"

岐伯指出，治疗失败的主要原因是"不中气穴""针不陷肓"。"不中气穴"，是说针刺时穴位没有定准，针扎到旁边去了，这样当然就起不到泻经气的作用，所以气机仍然闭结于内，胀病也就无从减轻了。"针不陷肓"，意思是说针刺时，进针的深度不到位。"肉肓"是指"皮下肉上之膜"（《黄帝内经太素》）。患胀病时，邪气陷于肉肓之中，故而针刺治疗，必须选定正确的穴位，并且要正确刺入这个深度才行。取穴不准，进针过深过浅，都不能成功地泻经气以取得预期的效果，这就是"当泻不泻，气故不下"的意思。

对这种治之无效的情况，应当怎样处理呢？"三而不下必更其道"，最终达到"气下"的目的，胀病自然就会好。"必更其道"，就是换个地方，换个深度来针刺。《黄帝内经太素》说：

"必须更取余穴，以行补泻，以胀消为工，故得万全，必无危生之祸也。"

在"工在急泻"的基础上，《胀论》又做了最后的总结："其于胀也，必审其脉，当泻则泻，当补则补，如鼓之应桴，恶有不下者乎？""脉"字，通"诊"，就是由胀病的外在表现而知其内证的意思。对于胀病，必须仔细审察其病形，明其虚实，初起多实则急泻之，久病可虚，则当补之。

明白了补泻之间的关系，治疗起来的效果就像是鼓槌敲在鼓上，立即就发出声音一样确实，哪里还有治不好的病呢？后世医案中，常常用来说明疗效之确切的成语"桴鼓相应"，就出自这段经文，算是这段经文的一个"金句"吧。

（五）肤胀与臌胀

黄帝曰：肤胀何以候之？岐伯曰：肤胀者，寒气客于皮肤之间，鼕鼕然不坚，腹大，身尽肿，皮厚，按其腹，窅而不起，腹色不变，此其候也。鼓胀何如？岐伯曰：腹胀，身皆大，大与肤胀等也，色苍黄，腹筋起，此其候也。

黄帝曰：肤胀、鼓胀可刺邪？岐伯曰：先泻其胀之血络，后调其经，刺去其血络也。（《灵枢·水胀》）

还是先来看校勘。"腹胀，身皆大"，在"大"前面，据《针灸甲乙经》和《黄帝内经太素》，要补一个"肿"字，是"腹胀，身皆肿大"。

这段经文来自《灵枢·水胀》。在《水胀》篇里，主要是讲了几个典型的"水病"和"胀病"的鉴别，一共是讲了五个病：水、肤胀、臌胀（原作"鼓胀"）、肠覃和石瘕。其中肤胀和臌胀以胀为特点，所以放在胀病这里讲。肠覃和石瘕以积块为特点，就放在积病里讲。水病类似于现在的水肿病，所以放在水肿里讲。

1. 病机及主要证候

先来看肤胀病。与所有胀病一样，肤胀也是寒气外客所生。不过，《胀论》中讲的脏腑诸胀，是寒气客于脏腑之外，气机停滞而挤压脏腑，而肤胀则是寒气客于皮肤之间，形成所谓的"气肿"。因为气是无处不到的，所以"腹大身尽肿"，表现为一身尽肿。因气而肿，所以外表虽然肿大明显，但其内不过是寒气充满而已，并不坚实，故称为"鼞鼞然不坚"。张介宾注："气本无形，故不坚。""皮厚"，不是说皮肤真的变厚了，而是与水肿病相比，显得皮厚一些。水肿明显的人，他的皮肤往往显得比较薄一些，是从这个角度来说的。如果真的是皮肤变厚，甚至"如牛领之皮"了，那就是疽病的特点。《灵枢·痈疽》说："疽者，上之皮夭以坚，上如牛领之皮。"可见这个才是真的皮肤变厚。"腹色不变"是说腹部皮肤的颜色如常，没有异常的变化。这也是一个鉴别点，是相对于下面臌胀的"色苍黄，腹筋起"而言的。

比较有争议的是"按其腹，窅而不起"。"窅"的原义是眼眶很深，这里引申为凹陷。"按其腹，窅而不起"就是说，按压肤胀病人的腹部，会凹陷而不能起。自从《水胀》篇提出这个症状以后，按之凹陷不起一直作为气肿的典型症状。理由是寒气充于肌肤，寒性收引，则气机凝滞。压按之后，气聚而不能马上复原，于是"宵而不起"。从文义上看，这么理解当然是没错的。但是这与临床所见明显不符。水肿的病人往往表现为按之"宵而不起"，而很多气肿患者则是按之即起的。

对于这一点，还是张介宾解释得比较明白："以手按其腹，随手而起者属水，宵而不起者属气，此固然也。然按气囊者，亦随手而起；又水在肌肉之中，按而散之，猝不能聚，如按糟囊者，亦宵而不起，故未可以起与不起为水气之的辨。"意思是说，按之凹陷不起，或随手而起，并不能作为判断水肿和气肿的标志性症状。后人总结说，在躯干部分，气肿凹陷不起，水肿按之即起；在四肢部分，气肿按之即起，水肿凹陷不起。此说也可以作为参考。

再来看臌胀病。臌胀病的特点是"腹胀，身皆大，大与肤胀等也，色苍黄，腹筋起"。与肤胀病一样，臌胀病也是一身尽肿，肿胀程度也类似。区别在于肤胀病皮色不变，臌胀病皮色苍黄，而且腹部青筋显露。苍是深青色，"苍黄"就是青黄的颜色。木色为青，土色为黄，青黄是肝木克脾土的表现。肝合筋，脾之外应在大腹，现在肝木克脾土，所以大腹青筋显露。

《水胀》篇只讲了臌胀病的临床特点，从而与肤胀相鉴别，但并没有说明其病因病机是什么。《素问·腹中论》对臌胀的病因病机做了论述：

黄帝问曰：有病心腹满，旦食则不能暮食，此为何病？岐伯对曰：名为鼓胀。帝曰：治之奈何？岐伯曰：治之以鸡矢醴，一剂知，二剂已。帝曰：其时有复发者，何也？岐伯曰：此饮食不节，故时有病也。虽然其病且已，时故当病，气聚于腹也。

这段经文首先是补充了《水胀》篇关于臌胀证候的论述，补充的症状有心腹胀满，食欲减退。其发病原因是饮食不节。《黄帝素问直解》注曰："此脾土气先虚，而饮食不节，故时有复发之病也。"总之，还是酒食无度，脾胃自伤，湿热内生的缘故。《灵枢·经别》也有"足太阴之别，名曰公孙……虚则鼓胀"的经文，说明脾虚是臌胀病的重要病机，而受到肝木之克伐则是脾虚的病因所在。

鸡矢醴是以鸡矢白为醴。《本草纲目》记载鸡矢白"气味微寒，无毒"，用于治疗臌胀，只是治标之法，能够下气消积，通利二便，以取一时之效。若要长治久安，还得在治标之后，平肝通络，健脾祛湿。这个治法也是从臌胀的病机里得来的。

从《水胀》篇记述的臌胀表现来看，与现在的肝硬化腹水非常像，很多人把二者等同起来，是有一定的道理的。但二者只是症状上的类似，而在诊断要点和病因病机，尤其是在疾病的发展方向上存在不同，这个是必须要注意区别的。

2. 针刺法则

虽然上文分析肤胀和臌胀的病机都在气分，并未入于血络，但谈到二病之治疗时，却是从刺血络入手。马莳善针灸之术，他的《黄帝内经灵枢注证发微》是这么解释的："此言刺肤胀、鼓胀之法也。二胀皆有血络，须先泻之，后当分经以调之。其有血络，又当再刺去之可也。"马莳认为，肤胀和臌胀都可以观察到显现于外的血络，必须先刺血络以泻其邪，然后再据各经之证，取穴以调之。在此过程中，如果又看到有血络，还应当再刺其血络。

这种治疗臌胀的方法现在肯定是用得比较少了，但是放血疗法仍然是中医临床的常用治疗方法，对于各种急症、实证效果尤佳。以《内经》刺络放血的方法来说，多半是见其血络而刺之。如《类经》注这段经文时就说："无论虚实，凡有血络之外见者，必先泻之。"也是很强调刺血络以泻之。这是与现在以取穴（包括特定穴、阿是穴、反射区）为主的放血疗法有些不一样的地方。

九、水肿病

黄帝问曰：少阴何以主肾？肾何以主水？岐伯对曰：肾者至阴也，至阴者盛水也；肺者太阴也，少阴者冬脉也。故其本在肾，其末在肺，皆积水也。帝曰：肾何以能聚水而生病？岐伯曰：肾者胃之关也，关门不利，故聚水而从其类也。上下溢于皮肤，故为胕肿。胕肿者，聚水而生病也。帝曰：诸水皆生于肾乎？岐伯曰：肾者牝脏也，地气上者属于肾而生水液也，故曰至阴。勇而劳甚则肾汗出，肾汗出逢于风，内不得入于脏腑，外不得越于皮肤，客于玄府，行于皮里，传为胕肿，本之于肾，名曰风水。所谓玄府者，汗空也。（《素问·水热穴论》）

这段经文主要是讲肺肾关系，以及二者在水肿病发病中的重要作用，而重点是讲肾在水肿病发病中的重要作用，并且介绍了风水的发病机制。

（一）其本在肾，其末在肺

"少阴何以主肾？肾何以主水？"这两句话乍一听，有点儿莫名其妙。足少阴经就是肾经，肾就是主水啊，什么叫"何以主"？其实从后面的回答，我们不难看出，这两句话的意思是在问："足少阴经为什么可以主肾病？""肾是如何引起水肿病的？"

"肾者至阴也，至阴者盛水也。"我们知道脾为至阴，这里又来了一个"肾者至阴也"，是不是很奇怪？其实这两个至阴的含义是不一样的。脾为至阴的"至"是到达的意思，脾为刚刚触及阴分的阴，是阴气之轻浅者，故称为"至阴"。而"肾者至阴也"的"至"作极点讲，肾位居五脏最低处，是阴中之阴，所以称为"至阴"。《类经》说："肾应北方之气，其脏居下，故曰至阴也。"

"至阴者盛水也。""盛"是多音字，在这里要读"成"的音，是"容纳"的意思。《说文解字》曰："黍稷在器中以祀者也。"其本义是把黍、稷这些祭品装在器物里。"至阴"即是肾。《黄帝内经素问集注》说："盛者，受盛而多也。"肾主水，所以有盛水之功。但是要注意，不可以把这里的"盛水之功"理解为肾就像个器皿一样把水装起来。它强调的还是肾的化水之力，这个从下文的"地气上者属于肾而生水液也"也可以得到佐证。

肺为手太阴经而通调水道，肾为足少阴经而主水，所以二脏都与水肿病有密切的关系。但是它们在水肿病发生中的作用和地位有所区别。肾主水，是水肿病发生之根本所在，故曰"其本在肾"。肺布水，为清虚之脏，易受水气而为病，故曰"其末在肺"。《素问悬解》说："肾脉贯胸膈入肺中，肾水泛滥，则自其经脉而浸肺脏，皆积水之区也。"

（二）肾为胃之关

"肾何以能聚水而生病？"这是问肾是通过什么机制而使水液停留而发生水肿病的。岐伯在正式回答这个问题之前，先抛出了一个新的观点，就是"肾者胃之关也"。对于这句话的解释，历代医家几乎没有什么争议。《素问·经脉别论》说："饮入于胃，游溢精气，上输于脾，脾气散精，上归于肺，通调水道，下输膀胱。水精四布，五经并行。"胃受水饮而化之，是水液代谢的重要一环。肾开窍于前后二阴，主司二便。二便是人身水液代谢最重要的终末环节，大多数水液都是由二便而排出的。因此，肾主二阴的功能，就决定了它可以通过调节前后二阴的功能而影响胃主津液。这就是"肾为胃之关"的含义。"关"，就是"关卡"的意思。

《类经》注曰："关者，门户要会之处，所以司启闭出入也。肾主下焦，开窍于二阴，水谷入胃，清者由前阴而出，浊者由后阴而出，肾气化则二阴通，肾气不化则二阴闭，肾气壮则二阴调，肾气虚则二阴不禁，故曰肾者胃之关也。"这称得上是各注家的代表性意见。若是肾之功能失调，则二便失司，必然会影响到一身水液代谢。水肿病以体内水液积留为特征，所以张介宾说"肾气不化则二阴闭"，二阴闭则水不得出，积于体内，而为水肿病，这就是"聚水而生病"了。

但是前后二阴的功能异常，既可以闭而不开，也可以开而难闭，所以肾病而二便失司的另一个极端就是二便的排泄无度。在小便则为小便清长、遗尿、失禁等症；在大便则为五更泄泻、大便不禁等症。

肾与小便的关系本来就很密切，临床上辨诸小便异常，首先都会想到肾与膀胱，因此肾病而小便清长这类情况，很少有人会把它和"肾为胃之关"联系起来。更多的时候，是从大便异常来解释"肾为胃之关"的。最典型的就是前面讲到的五更泄泻了。

五更时分，正是阴寒最盛之时。肾阳亏虚的患者逢此阴寒之时，则更加不能耐受阴寒，而表现为腹泻，下利清谷。可以用温阳益肾、健脾止泻的方法来治疗，比如四神丸。

近十多年的研究又有了新的倾向。一个是从文字训诂的角度讲，在古汉语中"胃"与"谓"音同义近，是在《内经》成书相近时代常用的文字通假方法。这样就可以把这句话理解为"肾者谓之关"。照此理解，这是在强调肾在五脏中的重要作用，甚至不再局限于水液代谢了。这样理解当然有道理，但是理论意义反而下降了。肾在五脏中的重要性不言而喻，在这里再次强调，既无必要，也没有实际意义。所以在文字上，我们不反对这种提法，但是在应用上，却是少有引用者。

（三）风水的病机

既然"肾为胃之关"，前后二阴的功能正常对于津液代谢有着重要的意义，那么，"关门不利"，则二便不通，津液不能出，在体内"聚水而从其类也"。水留在体内，随气而行，于是"上下溢于皮肤"，发于"胕肿"。"胕肿"的"胕"，通"漂浮"的"浮"，就是浮肿的意思。"胕肿者，聚水而生病也"，胕肿就是水气所生之病。

黄帝是个好学生啊，马上就继续追问了："诸水皆生于肾乎？"既然肾主水，为胃之关，肾对水肿病的发生这么重要，那么是不是所有的水肿病都是由肾而生的呢？岐伯没有正面回答这个问题，没有说"然"，也没有说"不然"。他说："肾者牝脏也，地气上者属于肾而生水液也，故曰至阴。"这里其实是再一次强调肾的气化功能与水液代谢的关系。在《内经》里，但凡讲到水液代谢，都是基于水气互化，循三焦而行这个基本观点的。

"牝脏"就是阴脏，肾为阴中之阴，所以是"牝脏"。其位最低，下者为地，地气也是指代阴气而言。所以说地气属于肾，这个好理解。"地气上者"是什么意思呢？这里的地气，是指由肾气化的津液之气。地气为阴，阴在下则应升，而与阳相应，阴阳由此交感。此气上升而交感，则化为津液，布散全身，这就是"地气上者属于肾而生水液"的意思。这个不就是《素问·阴阳应象大论》中"雨出地气"那句经文在水液代谢过程中的具体应用吗？但是这句话只能解释"水生于肾"，不能完全回答黄帝的问题，所以岐伯接下来又举了一个水肿病的例子，用来说明水肿病不是都由肾而生，但往往与肾都有点关系。这个例子就是"风水"。

"勇而劳甚则肾汗出，肾汗出，逢于风。"什么叫作"勇而劳甚"？就是超出自己能力之外的劳伤，叫作"勇而劳甚"。比如，只能挑一百斤担子的人，偏要挑两百斤，这就叫作"勇而劳甚"。还有一种解释呢，认为"勇而劳甚"是特指房劳过度。在这种情况下出的汗，叫作"肾汗出"。房劳而肾汗出，腠理皆开，肾中空虚，这个时候最易受邪，不能吹风。但是，如果这个病人没有注意，"肾汗出而逢于风"，于是风邪入侵人体。因为脏腑尚有卫外之力，所以这个风邪往内不能入于脏腑，而向外呢，正气亦不足以鼓邪外出，加上风邪客于腠理，开合失司，所以也不能外越于肌肤。于是劳汗和风邪一起客于玄府，这就是现在说的"风水相搏"。搏在哪里呢？搏于玄府。玄府是什么？"玄府者，汗空也"。"空"即"孔"，玄府就是汗孔。那么风与水相搏于汗孔，汗孔位于腠理、皮毛之间，于是风水同"行于皮里"，表现为浮肿。这就是风水病的发病过程。

那么我们想想，风水发病的最根本原因是什么啊？"本之于肾"，所以虽然"名曰风水"，也要从肾治。我们现在对于风水一般从肺治，因为肺主皮毛，水肿病"其末在肺"，这个当然也有道理。除了肺和肾，还有"肾为胃之关"呢，那跟胃也有关系。跳出风水这个例子，我们想想水肿病还可能与哪些脏腑有关呢？"诸湿肿满，皆属于脾"，那是不是跟脾也有关系？"三焦者，决渎之官，水道出焉。"水肿病和三焦也有关系。所以除了肾之外，肺、脾、胃、三焦还有膀胱，这些与水液代谢有关的脏腑都可能与水肿病的发生有关。这就是岐伯举风水为例想要说明的问题。

(四)水肿的证候特点

水始起也,目窠上微肿,如新卧起之状,其颈脉动,时咳,阴股间寒,足胫肿,腹乃大,其水已成矣。以手按其腹,随手而起,如裹水之状,此其候也。(《灵枢·水胀》)

接下来看看水肿病初起的症状特点。这段经文比较简单,就一个地方要注意:"窠"应该读成"裹"。

首先,水肿初起的时候,最早往往是肿在眼睑,即"目窠上微肿"。肿到什么程度呢?就像是刚刚睡醒,睡眼惺忪而眼皮微肿的那个样子,"如新卧起之状",这是水肿病初起。

随着病变逐渐地进展,还会出现新的症状。比如"颈脉动",可以看到颈部静脉的搏动。因为水气上逆于肺,所以会有"时咳"的表现。"阴股间寒"是在下之阳气不足。阳气不足,则水液从而留之,出现"足胫肿"。水液留于下则"足胫肿";留于腹部,就出现"腹乃大"。到了"足胫肿,腹乃大"的地步,水肿病就已经完全形成了。

水肿病"腹乃大"的特点是"以手按其腹,随手而起,如裹水之状"。如果用手去按压病人的腹部,它就像一个装满了水的皮囊一样,按下去马上就弹起来。这是水肿病腹大的特征。这个特征是为了跟哪个疾病鉴别呢?是为了跟我们前面讲过的肤胀相鉴别。关于按之起或不起的辨析,在讲肤胀的时候已经讲得比较详细了,就不再展开了。

（五）内伤水肿的主要病机及证候

帝曰：其有不从毫毛而生，五脏阳以竭也，津液充郭，其魄独居，精孤于内，气耗于外，形不可与衣相保，此四极急而动中，是气拒于内，而形施于外。治之奈何？岐伯曰：平治于权衡，去宛陈莝，微动四极，温衣，缪刺其处，以复其形。开鬼门，洁净府，精以时服，五阳已布，疏涤五脏。故精自生，形自盛，骨肉相保，巨气乃平。（《素问·汤液醪醴论》）

这段是《内经》论述水肿最重要的经文之一。主要讲了内伤水肿的病机、证候、治疗目的、法则和方法，是后世论治水肿的基础文献。

"其有不从毫毛而生"，就是指没有感受外邪而发生的水肿。前面讲的风水病，是风水相搏于玄府，是"肾汗出"复感风邪而生的。如果没有感受外邪，也发生的水肿，其病机是什么呢？其病机是"五脏阳以竭也"。这个"竭"不能理解成耗竭的意思。如果五脏阳气，尽皆耗竭，那就不仅是水肿的问题了，而是要危及生命了。"竭"通"遏"，是阻遏的意思。五脏的阳气被阻遏，导致了内伤水肿的发生。人身水液代谢，依赖于维持气水互化的气化作用，其原动力在肾中阳气，而发生于三焦、膀胱等"气化以出"之处，使水液布散全身。阳气是水液代谢全过程的动力所在，若五脏阳气阻遏，则气不能化水，水液停留，就不再是正常的津液，而成为异常的水饮之邪。这就是内伤水肿发生的基本病机。

这种水肿具体有什么表现呢？"津液充郭，其魄独居，孤精于内，气耗于外，形不可与衣相保，此四极急而动中，是气拒于内，而形施于外"。我们分别来解释一下。

"津液"是指停留之水液，"魄"指身体，"精"指有形之阴精，"气"指无形之阳气。"其魄独居，孤精于内，气耗于外"是说形体独居，则神气不能与之相应，阴精孤立于内而阳气耗散于外。水肿患者，水饮"充郭"以后，形神不能相谐，只有其形——人胀起来了——但是呢，未得其神，他的神气已经被消耗于外了。

外在的表现是什么呢？就是人肿起来了，"形不可与衣相保"。"相保"就是相适应。这句话是说，原来很合适的衣服，现在穿不上了——因为身体肿起来了，这叫"形不可与衣相保"。

"此四极急而动中，是气拒于内，而形施于外。""四极"就是四肢，指四肢肿胀而急。"中"是五脏，"动中"是影响到五脏气机。水气停聚，阴邪盛而阳气闭拒于内，水气停留于外，所以说"气拒于内，而形施于外"。

（六）水肿的治疗原则

水肿应当怎样治疗呢？"平治于权衡，去宛陈莝，微动四极，温衣，缪刺其处，以复其形；开鬼门，洁净府，精以时服"。这就是讲水肿的治疗原则。

首先讲了水肿的治疗目的，是"平治于权衡"。就是说以平为期，"盛者泻之，虚者补之"，这是一个大的方向。具体怎么去实现这个目标呢？这就要求做到"精自生，形自盛"。精气可以自生，形体得以充盛，于是邪气得去。

"巨气"就是邪气的意思，因水饮邪气之盛而称为"巨气"。"骨肉相保"就是说水肿消退了，原来肿起来的肉恢复到与身体相适应的水平了。这就是我们的治疗目标。

怎么达到这个目标呢？我们还得回到"五脏阳以竭（遏）"这个基本的病机上去。我们要把这个被阻遏的阳气通行起来。具体的治法有七种。第一个，"去宛陈莝"。"去宛陈莝"的意思就是去除体内阻滞阳气运行的阴邪。而这个阴邪有两种说法。一种说法是，宛、陈、莝都是指垃圾、杂物、阴邪，是应该被祛除的邪气。还有一种说法是，应该校勘成"去宛莝陈"。这样，"莝"就变成一个动词。"莝"的原义是杂草，后来就引申为割杂草，或者"割"这个动作。两种解释方法的意思是一样的，就是要把阻遏阳气的阴邪给祛除掉。

这些阴邪包括什么呢？最常见的就是所谓的恶血，也就是瘀血，当然也包括痰浊和水饮。于是，后世根据这四个字，就演变出活血、化痰、逐饮等治疗水肿的治法来。但是按照《内经》原义，主要还是指祛除瘀血。

第二个治法是"微动四极"。四极就是四肢，"微动四极"就是四肢要微微地运动起来。用我们现在的话来说，就是轻度的运动。要动，但不是大动，是微动。微动能够振奋阳气，而过度运动则反而消耗阳气。"微动四极"最好的方法是"做操"。传统一点儿的，比如五禽戏、八段锦都可以。现代一点儿的，徒手操、广播操，甚至瑜伽也都不错。关键是要把握好运动的程度，以微微汗出为最佳，若是大汗淋漓，就有些过度了。

"温衣"，穿衣以使人温，就是多穿点衣服以保暖的意思。温衣的目的是什么呢？保存阳气。温衣是保存阳气的最简单方法。有临床经验的医生都知道，水肿患者，最忌受寒。受一次寒，病情就加重一次。为什么会这样呢？因为水肿的基本病机就是阳气的阻遏，而寒邪最能收引阳气。阳气本来就不通畅，再受寒邪收引，当然就会加重病情了。

第四种治疗是"缪刺其处"。"缪刺"是什么意思呢？缪刺在《素问·缪刺论》里面有解释："夫邪客大络者，左注右，右注左，上下左右与经相干，而布于四末，其气无常处，不入于经俞，命曰缪刺。"就是以左刺右，以右刺左，这个叫作缪刺。"缪刺其处"的目的在于以针引阳气，用针刺的方法来引动阳气。那为什么要缪刺呢？因为肿的地方不容易引经气，所以最好是在没有肿的那个地方去刺。这就是水肿选择缪刺的最直接原因。也有注家说"缪刺"其实是一种刺络之法，刺络以泻经中邪气，以通行阳气，治疗水肿。这个说法也有道理。

我们最熟悉的是剩下的三种治法："开鬼门，洁净府，精以时服"。这三种方法都可以敷布五脏之阳以"疏涤五脏"。"开鬼门"的意思是发汗，"洁净府"是利小便。鬼门就是汗孔，开鬼门就是开汗孔，所以是发汗法。净府就是膀胱。"洁净府"，使净府清洁，那就是利小便。"开鬼门，洁净府"是后世用药物治疗水肿时使用最多的治法。例如《金匮要略·水气病脉证并治》的"水气病"中，就有"诸有水者，腰以下肿，当利小便；腰以上肿，当发汗乃愈"的说法，直到现在仍然是治疗水肿的重要指导原则。

对"精以时服"的解释，各家差别比较大。大体有两种观点，一种将"精"理解为人体之精气，尤其是肾精，那么"精以时服"的含义就是人体精气服从于四时变化的规律。天人相应是《内经》的基本观点。如果人之精气阴阳能顺应四时阴阳之变化，那就是正常的，就算有病，也是轻浅而易愈的。这样理解的话，"精以时服"就不只是一种治疗方法，更是一种人体在治疗后应当达到的状态。通过与四时相应的治疗、摄养方法，使人身精气最终与四时之气相合，则津液之化生和敷布自然就可以恢复正常了。比如《黄帝素问直解》就是这种观点："气耗于外矣，肺气通调，则五脏之阳亦已输布，不致五脏之阳已竭矣。"张介宾、张志聪皆持此论，算是比较经典的一种解释了。

另一种解释是认为这是一种宾语前置的用法，应当是"以时服精"，"精"这个宾语给放到前面去了。这也是古文中常见用法，比如大家非常熟悉的"微斯人，吾谁与归？"如果这么来理解，就是按四时之变化"服精"。

"服"，是服食的意思。《说文解字》说："服，用也。"中医有句老话，叫"医不三世，不服其药"。这都是服食的意思。那"精"是什么意思呢？原义是选择过的好东西，后来就引申成精微、精华。这里可以是指食疗，也可以扩展一下，理解为有补益性质的药物。如果作为食疗理解，则是按四时不同而制订相应的食疗方案；如果作为药物理解，则是据四时以行补益之法。

以上两种解法其实并无矛盾之处，因为重点都是在强调要与四时相应，而施以治疗。治疗的方法则可以多种多样，既可以是调摄、导引，比如《素问·四气调神大论》的四时养生之法；也可以是食疗、药物，比如现在临床中用补益脾肾的方法治疗阴水。总之，要记住天人相应这个基本规律就可以了。

最后来总结一下，这段经文一共讲了七个治法。第一个，"去宛陈莝"，即祛除瘀血，或者说祛除阴邪；第二个，"微动四极"，适度运动；第三个，"温衣"保暖；第四个，"缪刺其处"，针引阳气；第五个，"开鬼门"以发汗；第六个，"洁净府"利小便；最后是"精以时服"，按四时以补益。这就是水肿的基本治疗法则。

十、积聚

黄帝曰：积之始生，至其已成，奈何？岐伯曰：积之始生，得寒乃生，厥乃成积也。黄帝曰：其成积奈何？岐伯曰：厥气生足悗，悗生胫寒，胫寒则血脉凝涩，血脉凝涩则寒气上入于肠胃，入于肠胃则䐜胀，䐜胀则肠外之汁沫迫聚不得散，日以成积。卒然多食饮则肠满，起居不节，用力过度，则络脉伤，阳络伤则血外溢，血外溢则衄血；阴络伤则血内溢，血内溢则后血；肠胃之络伤，则血溢于肠外，肠外有寒，汁沫与血相搏，则并合凝聚不得散而积成矣。卒然外中于寒，若内伤于忧怒，则气上逆，气上逆则六输不通，温气不行，凝血蕴里而不散，津液涩渗，著而不去，而积皆成矣。(《灵枢·百病始生》)

这段文字有几个地方是需要校勘的。"厥乃成积也"的"厥"后面要根据《黄帝内经太素》再补一个"上"字。"悗生胫寒"的"悗"前可以根据《针灸甲乙经》再加个"足"字。

"血脉凝泣则寒气上入于肠胃"，这里的"血脉凝泣则"五个字可以删去，留下"寒气上入于肠胃"就可以了。"肠胃之络伤"的"胃"字要改作"外"字。"气上逆则六输不通"的"六"改成"穴"。"凝血蕴里而不散"的"里"改成"裹"。"津液涩渗"的"涩渗"可以改成"凝涩"。后面这几处校勘的依据都是《针灸甲乙经》。

（一）积聚形成的病机

这段经文主要是讲了"积"病的病因病机，并且举了几个成积的具体例子。需要指出的是，虽然这里讲的"积"，主要是指腹部的积块，与现在用以泛指全身各处的积块的概念有所不同，但是，研究其发病过程对帮助理解其他部位的积块的形成机制也有重要的参考意义。

1. 得寒乃生，厥上成积

"积之始生，得寒乃生，厥上乃成积也"，这是"积病"的基本病机。《内经》中关于积病的论述很多。有人统计过，在《素问》中，"积"出现过 50 次，而《灵枢经》中也有 44 次。当然这些"积"未必都是指积病，而与积病相关的经文主要集中在我们今天讲的《百病始生》篇，以及《素问·举痛论》《灵枢·五变》这三篇里，涉及的积病病名非常之多。《百病始生》中就有"其著孙络之脉而成积者"，可称为孙络之积。按照这种简称方法，还有阳明之积，伏冲之积，脊筋之积和输脉之积。当然还有后面要讲的肠覃和石瘕，这是在《灵枢·水胀》中论述的。此外还有肥气、伏梁、痞气、息贲、肠瘤、昔瘤、血瘕等等。初学的时候，一眼看过来，眼睛都要花掉。不过不用急，我们还是从基本病机来入手。

要分析"积"的病机，首先就得知道"积"是什么。《难经·五十五难》云："病有积、有聚，何以别之？然：积者，阴气也；聚者，阳气也。故阴沉而伏，阳浮而动。气之所积名曰积，气之所聚名曰聚。故积者，五脏所生；聚者，六腑所成也。积者，阴气也，其始发有常处，其痛不离其部，上下有所始终，左右有所穷处；聚者，阳气也，其始发无根本，上下无所留止，其痛无常处，谓之聚。故以是别知积聚也。"这段文字鉴别了积和聚的异同。"积者，阴气也。"这句话奠定了"积"病的基本属性。"积"病以结块积聚而不散、"其始发有常处，其痛不离其部，上下有所始终，左右有所穷处"为特征，是有形之实邪所成。"阳化气，阴成形"，所以其基本属性就是"阴"。《难经》所说"积者，阴气也"，盖源于此。

同气相求，发生阴病必由于阴邪，阴邪必客于阴处。积病既为阴病，其病就多半与寒湿等阴邪有关。脏属阴，腑属阳，所以积病的病位也多居于五脏，而少见于六腑。《难经·五十二难》所说"脏病者，止而不移，其病不离其处：腑病者，仿佛贲响，上下行流，居处无常"，就是一个很好的证据，说明脏病以"止而不移，其病不离其处"为特征。

本段经文更是明确提出"积之始生，得寒乃生，厥上乃成积也"，认为积病的发生，盖由感受寒邪而致。"清湿则伤下"，寒为阴邪，寒邪客于人体之下部，如足胫之处，循经脉上行，入于腹中，所以说"厥上"。寒邪入腹，或客于肠胃之中，或客于经脉之外，收引阳气，则导致气血凝滞而津液不行，形成气滞、血瘀、痰饮等有形阴邪，久则成积。例如，我们已经比较熟悉的《素问·举痛论》说："寒气客于小肠膜原之间，络血之中，血泣（涩）不得注入大经，血气稽留不得行，故宿昔而成积矣。"

2. 三种情况

在《灵枢·百病始生》中，又分别列举了三种成积的具体病机，也都是与寒邪有关的，我们分别来看一下。

（1）寒痰结聚

第一种病变过程是寒气上逆于肠胃，迫聚津液而成积。"厥气生足悗，足悗生胫寒，胫寒则血脉凝泣，寒气上入于肠胃，入于肠胃则䐜胀，䐜胀则肠外之汁沫迫聚不得散，日以成积。""厥气"即寒气，因为在下之寒气要逆行而上，所以称为"厥气"。"足悗"是指两足不适的症状，并非只限于足部的酸痛，更多的是一种胀痛不适感。《类经》注："由胫寒而血气凝涩，则寒气自下而上，渐入肠胃，肠胃寒则阳气不化，故为䐜胀。"寒气客于两足，则两足胀痛不适而寒，寒气循经而上，入于肠胃，则肠胃亦寒。肠胃为寒气所客，阳气阻遏，气机壅塞于内则为䐜胀；压迫肠外津液，使其不能正常流行敷布而停聚，则为汁沫。汁沫与寒气相合，久而久之，就形成了积。

（2）寒痰瘀血成积

第二种情况是寒、痰、瘀血三者互结而成积。"卒然多食饮"是指暴饮暴食，饮食不节，则肠中为水谷所充满。这个时候，如果起居不节，用力过度，那么本来就饱胀紧张的肠中络脉，更加容易受伤。阳主外，阴主内，阳络即指肠外之络，阴络即指肠内之络。肠外之络伤则血溢于肠外，肠内之络伤则血溢于肠内。如果是血溢肠内，临床上就表现为大便有血，即所谓"后血"。"后"就是肛门，有个成语是"宁为鸡首，不为牛后"，也是取的这个意思。

那假如是阳络伤而血溢于肠外呢？这个离经之血当然就会停留于肠外而不去。此时若是复感寒邪，或者肠胃素有寒邪未去，则离经之血、寒邪和汁沫相互搏结，"凝聚不得散"，形成积病。这种积，是寒、痰、瘀三者相合而成，与现代的中医肿瘤形成学说最为接近。

（3）气滞血瘀痰凝

第三种情况是外伤于寒，内伤情志，气滞、血瘀、痰凝相合而成积。"卒然外中于寒，若内伤于忧怒，则气上逆，气上逆则穴输不通，温气不行，凝血蕴裹而不散，津液凝涩，著而不去，而积皆成矣。"外伤于寒，则阳气收引；内伤于忧怒等情志，则气机上逆。气机上逆，复经寒邪收引，则腧穴不通。腧穴本来就是五脏经气的输布通道。现在腧穴不通，说明在内之五脏之气逆乱。五脏之气为什么会逆乱呢？情志生于五脏，亦伤五脏。现在情志内伤，五脏之气当然会出现相应的异常了，这个在《素问·举痛论》的九气之变中已经有详细的论述。五脏经气逆乱，则阳气不能通行，阴血失去了阳气推动，就会停滞、凝聚。于是血停为瘀，津液停而为痰。寒、气、痰、瘀，久留不去而成积。

从上面列举的三个例子，我们可以发现，《灵枢·百病始生》认为积病的病机，是以寒邪入侵、寒气上逆为主要病因。而寒邪入侵，或兼以饮食不节，起居无常，或兼以情志不调，则内生气滞、血瘀、津停等病理变化，产生有形阴邪，相互搏结，而成积病。

基于这个理论，我们在治疗积病时，就要特别注意使用温经散寒、调理脏气的方法，根据具体情况，采用兼以行气、活血、导滞、化痰、利水等治法。既然积病非一日而成，我们的治疗，也就不能求一日之功，而是要坚持长期治疗。那么，把握好攻积与扶正的关系，也就必然是积病治疗的重点之一，切不可只求攻积，而置正气于不顾。

（二）肠覃

肠覃何如？岐伯曰：寒气客于肠外，与卫气相搏，气不得荣，因有所系，癖而内著，恶气乃起，瘜肉乃生。其始生也，大如鸡卵，稍以益大，至其成如怀子之状，久者离岁，按之则坚，推之则移，月事以时下，此其候也。（《灵枢·水胀》）

1.病因病机

"覃"通"蕈"，发"训"的音，是地菌、小蘑菇这类的东西。肠覃就是生长在肠管内外的积块，其形如蕈，故称"肠覃"。

肠覃是如何产生的呢？还是与寒气袭人有关。卫气行于分肉、三焦之间，肠外正是卫气所过之处。寒气客于肠外，正与卫气相搏结。寒性收引，则卫气因之不能正常运行，称为"气不得荣"。"荣"，通营，就是运行的意思。卫气不得行，与寒邪一起留滞于肠外，所以说"因有所系，癖而内著"。"癖"的原义是腹内的积块，在这里活用为动词，就是积聚的意思。邪气有所系留，则气血亦随之而积聚于肠外、腹内，于是"恶气乃起，瘜肉乃生"，肠覃乃成。这里又有了两个新的概念：恶气和瘜肉。

什么是"恶气"？"恶"者，过也，所以"恶气"就是不正之气。《素问·四气调神大论》中也有"恶气"的说法："云雾不精，则上应白露不下。交通不表，万物命故不施，不施则名木多死。恶气不发，风雨不节，白露不下，则菀槁不荣。"王冰注："恶谓害气也。"天地阴阳气机不交，则生恶气而不能散发。在这里则是寒邪收引卫气，相互搏结而生恶气。简单点理解，就是不正之气。但毕竟还是有其特殊之处，理解为变生肠覃的邪毒浊气可能更准确一些。

自从《水胀》篇提出恶气这个概念以后，很多医家都采用恶气这个概念来分析肿瘤类疾病的病机。例如《医述》就说："余鳖瘕，……恶气左右走，上下腹中痛。"现在恶气的概念逐渐被一个新的概念——癌毒所代替了。很多医者都认为癌毒是肿瘤发病过程中的重要因素，甚至专门发展出了所谓的癌毒学说。其理论渊源，就来自这段经文。

"瘜肉"，就是恶肉。《说文解字》曰："瘜，寄肉也。……《广韵》曰：恶肉。""瘜"，通"息"，和现在说的息肉在概念上是类似的，但并不相同。因为现代医学的息肉有明确的定义，是指"因黏膜发育异常而形成的像肉质的突起物"。而在这里，

"瘜肉"只是指新生之恶肉，与黏膜没有任何关系。现在很多论文喜欢引用这句话来解释结肠息肉等疾病的发生机制，不能说不合适，但如果仅仅是因为"瘜肉"二字与"息肉"相似而引用，可能就有失经文原义了。

2. 证候特点与中药治疗

肠覃的证候特点是初起大如鸡卵，以后渐次增大，甚至大如妊娠之状；腹中肿块按之坚硬，推之可移；病程常以年计。与下文"石瘕"的重要鉴别点是，女性肠覃患者的月经是正常的。因为原文中有"月事以时下"这句话，所以一般认为只有女性会得这种病。

肠覃生于寒气客于肠管内外，与卫气相搏结而成，那么就可以用散寒理气的方法来治疗。《医宗金鉴》说"肠覃香棱丸若神"，香棱丸方由木香、丁香、枳壳、三棱、莪术、茴香组成，可以作为我们治疗肠覃的参考处方。

（三）石瘕

石瘕何如？岐伯曰：石瘕生于胞中，寒气客于子门，子门闭塞，气不得通，恶血当泻不泻，衃以留止，日以益大，状如怀子，月事不以时下。皆生于女子，可导而下。(《灵枢·水胀》)

1. 病因病机及证候特点

石瘕的病机比较好理解，但是"衃"字的意思要解释一下。《说文解字》说："衃，凝血也。"《灵枢悬解》说："衃，血块也。"所以"㿗"就是瘀血的意思。石瘕是生于胞中的疾病。病人感受寒气以后，寒气客于胞宫之门，即子门。子门是经血所出之处。现在子门因寒气而闭塞不通，则胞中经血当下而不能下，成为恶血，留阻于内，日积月累，逐渐增大，最后也会大到像是怀孕了一样。因为寒气客于子门，子门闭塞不通，所以病人的月经是异常的，即"月事不以时下"，一般的理解是闭经或月经推迟，经量减少。

肠覃、石瘕都会出现腹大如怀妊之状，病情的发展也都往往要经历一段比较长的时间，二者的主要鉴别点就在于月经是否正常。肠覃是恶气结于肠管内外，石瘕是恶血留于胞中，所以肠覃患者的月经是正常的，而石瘕患者则往往表现为闭经，或经血不畅。

2. 治则治法

既然石瘕以寒气客于子门，恶血不泻，㿗以留止为病机特点，那么治疗方法就应该是导恶血以下之，这就是"可导而下"的意思。不过，这里的"导而下"主要是指使用针刺的方法，引动阳气，导恶血而下。后世有人认为"导而下"是指用坐药、导药以使之下，这就有点儿望文生义了。坐药、导药当然可以用，也可能有效，但原文的"导"却不是导药的意思。

当然，用药物也可以"导而下"。古人有很多用于治疗石瘕的方剂，仔细看看它们的组方，主要就是选用三类药：①温经散寒类，可以散子门之寒，比如干姜、肉桂、附子、细辛之类；②活血化瘀类，甚至是破血散结类的，可以除胞中恶血，比如三棱、莪术、桃仁、红花、没药、当归之类；③泻下类，可以使瘀血由大肠而出，比如大黄。

《医宗金鉴》治石瘕的方剂，用的就是大家熟悉的石瘕吴茱萸汤，药用当归、肉桂、吴茱萸、牡丹皮、制半夏、麦冬、防风、细辛、藁本、干姜、茯苓、木香、炙甘草，以养血、散寒、理气为主，兼以通络，是从治疗"寒气客于子门"这个病因入手的。《卫生宝鉴》在《妇人门·石瘕论并治方》下，列了七个方子，其中的和血通经丸，用芍药、木香、当归、肉桂、五灵脂、大黄、水蛭、莪术、虻虫、桃仁，以活血导下为主，和我们前面分析的基本治疗思路还是一致的。

蒲辅周老先生曾经治疗一例很典型的"石瘕"案，记载在《蒲辅周医案》中，我们来看一下：

陈姓女，23岁，某年春三月，午后来蒲老处求诊，自诉月经三月未潮，渐渐腹胀疼痛，小腹硬，手不能近，连日流血，时多时少，坠胀难受，食欲减少。某医院检查，认为"是妊娠，已五六月"，而患者自知非孕，与第一、二次妊娠不同。观其颜青，舌色紫，扪其腹，拒按，大如箕，脉象沉弦涩，末次月经是去年十二月中旬，正在经期，随夫运货，拉车于旅途之中，自此月经停止，下月应至不至。蒲老指出："此病实非孕也，腹大如箕，非三月孕形，腹胀痛而小腹坠甚，拒按而坚，亦非孕象，且连日流血而腰不痛，又不似胎漏。此必经期用力太过，兼之途中感受冬候严寒所致。"《灵枢·水胀》篇曰："石瘕生于胞中，寒气客于子门，子门闭塞，气不得通，恶血当泻不泻，衃以留止，日以益大，状如怀子，月事不以时下，皆生于女子，可导而下。"此女体素健壮，主以当归饮、血竭散合剂：当归二钱，川芎二钱，醋制鳖甲五钱，吴萸一钱五分，桃仁、赤芍各二钱，肉桂一钱，槟榔一钱，青皮一钱，木香、莪术、三棱、大黄各一钱，延胡索二钱，血竭一钱。浓煎温服。

此方乃温通破坚之剂，服一剂，下掌大黑血一片，痛稍减，坚胀不减，脉仍如故，乃以原方再进，并随汤药送化癥回生丹一九。次日其妹来告："服药一时许，患者突然昏倒，不知人事，手足亦冷，见下衣皆湿，宽衣视之，皆为血块，大如碗者一枚，余如卵者数枚，色多瘀黑，不一会，手足自温，神志渐清，今日有恶心，不思食，昨日之药，能否再服？"患者自觉小腹胀痛俱减，但觉尚有似茄子硬块未去。蒲老思之良久说："大积大聚，衰其半而止，大毒治病，十去其六，况血海骤空，胃虚不纳，宜急扶胃气。"原方止后服，易以异功散加味：党参三钱，白术、茯苓、炙甘草各二钱，砂仁、香附、陈皮各一钱，当归、白芍各二钱，生姜三片，大枣四枚。嘱服二剂。

越三日，其妹来告："患者服药后，胃口已好，睡眠亦安，已不流血，惟连下豆渣状物，今晨复下卵大硬块，色白，坚如石，弃之厕中。"惜未将其送化验室分析。再以十全大补，连服三剂，诸证皆除，惟全身浮肿。蒲老告之曰："此虚肿也。"仍以十全大补，肉桂易桂枝，又进三剂，身肿消失，精神渐复，停药，以饮食调理，又一月恢复健康，月经应期而至，一切如常。（《蒲辅周医案》原书未分段）

本案患者以闭经三月，伴腹胀痛，小腹硬，阴道出血伴纳差为主要表现。蒲老据证辨为"石瘕"，以温经散寒、破血逐积之药攻之，果然下恶血无数，而胀痛俱减。但患者却又出现了昏倒，醒后恶心、不思食的表现。这是血海骤空，胃虚不纳，以异功散加香、砂、归、芍扶助胃气。正气渐复，祛邪外出，而排出豆渣状物和色白硬块，诸症遂除。后以十全大补汤调补而获全功。

案中以"温通破坚"法治石瘕，是正治之法。针对病人恶血得下之后的胃气空虚、昏不知人的变证，先以异功散扶助胃气，再用十全大补汤补益气血，更是手法老到。

十一、瘅病

（一）脾瘅

帝曰：有病口甘者，病名为何？何以得之？岐伯曰：此五气之溢也，名曰脾瘅。夫五味入口，藏于胃，脾为之行其精气，津液在脾，故令人口甘也。此肥美之所发也，此人必数食甘美而多肥也，肥者令人内热，甘者令人中满，故其气上溢，转为消渴。治之以兰，除陈气也。《素问·奇病论》）

瘅病在《内经》中很多地方都有记载，算是论述比较多的病。瘅病并不是《内经》独创的一个病。在《汉书·艺文志》中记载，当时存世的经方类书籍就有《五脏六腑瘅十二病方》这么一本书，可见当时确实是有这么一类疾病称为"瘅"的。

"瘅"的原义是劳病。早期的字书，比如《尔雅》和《说文解字》，都将"瘅"释为"劳病"。但就《内经》来说，将

"瘅"作为"劳病"来解释的,几乎没有。

瘅的第二个意思是与"疸"相通,就是"黄疸"。比如《素问·玉机真脏论》说:"肝传之脾,病名曰脾风,发瘅,腹中热,烦心出黄。"这个"瘅"就通"疸"。

第三个意思是"热",尤其指"内热"。王冰注本段文字时说:"瘅,谓热也。"《内经》中的"瘅"多数是指"热",而瘅病就是指一系列因内热而形成的疾病。后世讨论得比较多的有消瘅、脾瘅、胆瘅等。

本段经文即是论脾瘅的经典段落,尤其因为提到了饮食与消渴的关系而被今人广泛引用。这种引用是否合适呢?是不是和"膏粱之变,足生大疔"一样,是一种误引呢?我们先来看看原文。

1. 证候及病因病机

脾瘅的主要表现是口甘,即嘴里有甜味。这个症状在临床上还是蛮常见的。因为甘为土味,所以口甘常责之于脾湿。那么脾瘅的这个口甘症状是怎么来的呢?原文的解释是"此五气之溢也,名曰脾瘅"。"五气"是指土气。《黄帝内经素问集注》注曰:"五气者,土气也。土位中央,在数为五。"《类经》则解释为五味所化之气,意思其实差不多。土味为甘,今土气独盛,所以口甘,这个病就叫脾瘅病。

五味代指水谷,胃为水谷之海,水谷入胃,必先藏于胃。胃在脾之运化功能的帮助下,游溢水谷,化其精气,布散全身以荣养之,这就是"五味入口,藏于胃,脾为之行其精气"。正常情况下,水谷精气应当布散全身。如果因为某些病因,导致脾不助胃行其津液，水谷精微独留于脾，土气独盛，则令人口甘。这里的"精气"和"津液"所指相同，都是水谷精微。

张志聪注此句曰："津液不能输布于五脏而独留在脾，脾气上溢，发为口甘。"意指口甘乃由"脾气上溢"所致。这可能是受到了下文"其气上溢，转为消渴"的影响。《素问经注节解》也说："脾多津液，则湿热内盛，上溢于口而为甘也。"但实际上从"其气上溢，转为消渴"分析，口甘是脾瘅的典型表现，脾瘅进一步发展，则脾气上溢而转变为消渴之病，所以脾瘅之口甘，还只是"津液在脾"，还没有到"其气上溢"的地步。

再进一步分析，引起"津液在脾"，土气独盛的病因又是什么呢？金句又来啦："此人必数食甘美而多肥也，肥者令人内热，甘者令人中满。"原来脾瘅的病因是吃得太好了，这类人一定是总在吃又美味、又爽滑的好东西。这类好东西的特点是甘、美、肥。这三个字的含义与我们现在熟悉的字义都有所出入，偏偏这两句话我们又引用得特别多，所以很有必要多说两句。

甘，《说文解字》曰："美也。"是长得漂亮的食物吗？可不是呢！段玉裁注："美，甘也。甘为五味之一，而五味之可口皆曰甘。"看到没有？古文里甘、美是一个意思，凡是好吃的，就称为甘美。那么怎样的食物最好吃呢？当然是味道好的，有独特风味的食物好吃啦。这类食物通常都是味厚之品。味厚的食物，就不易消化，积留于中焦，阻滞气机，所以说"甘者令人中满"。

肥，《说文解字》曰："多肉也。"肉比较多的食物，就称之为"肥"。《素问·热论》说："食肉则复。"《素问·脏气法时论》说:"五畜为益。"肉类食物性多甘温,热病患者食之则易食复,平人食之最能补益。《类经》说:"肥者,味厚助阳,故能生热。"所以说"肥者令人内热"。

病人多食肥甘之品,则气机壅滞而化热,水谷精气独留于脾而不能布散全身,于是发为口甘。这种壅滞蓄积之热,《素问·奇病论》给了一个专有名词:陈气。大概是陈腐郁结之气的意思吧。

陈气久留于体内,则化热渐盛,上溢而热,转为消渴之病。我们现在往往把消渴与糖尿病等同起来,这当然是不合适的。消,是消耗之意。《景岳全书》曰:"消,消烁也,亦消耗也。凡阴阳气血日见消败者,皆谓之消。"渴,也不能理解为口渴。段玉裁注《说文解字》曰:"渴,尽也。渴、竭古今字。古水竭,字多用渴。"所以"渴"实际上是枯竭之意。因为消耗而枯竭,这个就是"消渴"的原义。脾瘅病的发展,一方面水谷精气独留于脾,则气血生化必然乏源;一方面肥甘内生湿热而壅阻,久则化热伤正,灼伤阴血,所以才会转为消渴。

2. 治法

对于"津液在脾",土气独盛的脾瘅病,应当如何治疗呢?基本原则是"除陈气也",具体方法是"治之以兰"。前面已经分析过,"陈气"即肥甘美食在脾胃蕴结而成的壅滞蓄积之热,我们现在常称之为湿热。这是脾瘅发病的关键病理因素,那"除陈气"当然就是基本治则了。

为什么用兰草来治疗呢?《类经》说,这是因为"兰草性味甘寒,能利水道,辟不祥,除胸中痰癖,其气清香,能生津止渴，润肌肉，故可除陈积蓄热之气"，主要是借兰草芳香之气，以去除湿浊之邪。湿热相合为病，湿去则热自散。此时陈气积聚，湿重而热轻，口甘是土气胜的表现。如果真的是以热胜为主，就不是口甘，而是口苦了，因为火味为苦呀。因此当下治疗重点在湿而不在热，要选用芳香化湿之法来治疗。

以兰为名的中药，不止一味。佩兰、泽兰、铃兰、马兰、龙舌兰、珠兰……太多了，数都数不过来。这里的"治之以兰"到底是用哪味药呢？一般认为，是指佩兰。佩兰味芳香而性不温，能醒脾化湿，清暑辟邪，用于治疗湿热内阻、湿重于热的脾瘅是最合适不过了。如果脾瘅治之未愈，"其气上溢，转为消渴"，则热盛渐重，阴血已耗，就不宜过用佩兰之类的香燥之品了。《素问悬解》注曰："津液在脾，则治之以兰。及成热中、消中，则兰为芳草，不可用矣。"提醒得非常到位。

现在，我们可以回答前面提出的问题了。引用这段文字来说饮食和消渴的关系是合适的，不能说是误引。但本段讨论的脾瘅病却并非消渴病，而"甘美而多肥"也不是特指甜食和大肥肉。

（二）胆瘅

帝曰：有病口苦，取阳陵泉。口苦者，病名为何？何以得之？岐伯曰：病名曰胆瘅。夫肝者，中之将也，取决于胆，咽为之使。此人者，数谋虑不决，故胆虚气上溢而口为之苦。治之以胆募俞，治在《阴阳十二官相使》中。（《素问·奇病论》）

1. 主证及病因病机

这段文字有几个地方需要校勘一下。"口苦，取阳陵泉"这六个字，按《新校正》的说法，疑此为误，应该删去。《新校正》这么说的主要依据是《黄帝内经太素》里没有这六个字。第二个地方是"故胆虚气上溢"，这个"虚"字，按《针灸甲乙经》应当删去。"治在《阴阳十二官相使》中"的这个"治"字，根根《针灸甲乙经》和《黄帝内经太素》，也应删去。

这段经文主要是讲"胆瘅"病的证候、病机和治疗。"有口苦者，病名为何？""病名曰胆瘅。"可见胆瘅病的主要表现就是口苦。胆病口苦，这个很好理解，因为胆汁就是苦的。我们熟悉的治疗胆病要方小柴胡汤，它的主要见症也有口苦，所谓的小柴胡七症就是口苦、咽干、目眩、往来寒热、胸胁苦满、心烦喜呕、默默不欲饮食。再往前看看，口苦甚至还是少阳病的提纲症之一："少阳之为病，口苦、咽干、目眩也。"

那么，胆病为什么会有口苦的症状呢？《素问·奇病论》仍是从经脉和脏腑气化功能的角度来进行解释的："夫肝者，中之将也，取决于胆，咽为之使。此人者，数谋虑不决，故胆气上溢而口为之苦。"这里"中之将"的"中"是指人体内部。肝为将军之官，有护卫五脏之功，所以说肝为"中之将"。肝主谋虑，胆主决断，肝的谋虑最终是靠胆的决断实现的，王冰注："肝与胆合，气性相通，故诸谋虑，取决于胆。"

"咽为之使"是说咽可以反映出肝胆功能的变化。这个还是基于经络来的，《类经》的注文说得很明白了："足少阳之脉上挟咽，足厥阴之脉循喉咙之后上入颃颡，是肝胆之脉皆会于咽，故咽为之使。"正因为"咽为之使"，所以肝胆之热可以循经上咽，最后引起口苦。

什么情况下才会出现胆气上溢而口苦呢？"此人者，数谋虑不决"。肝胆谋断相成，如果老是谋虑，却因为种种原因，难以决断，就会伤胆而致胆气怫郁。胆寄相火，胆郁则相火上炎，胆气随之而上，发为口苦。这个口苦是胆中相火所致，故称"胆瘅"。

还有一个问题，就是前面我们在讲脾瘅的时候提到过，口苦往往是有热；现在胆瘅又说，口苦是胆气上溢引起的，这是怎么回事呢？其实在胆瘅这个问题上，二者并不矛盾。胆瘅病为什么会有胆气上溢呀？不也是胆中相火上炎引起的吗？也还是有热呀。苦为火热之本味，热甚则苦，这个没问题。只是除了因热而致口苦之外，这段经文告诉我们，胆气上溢也可以见到口苦。所以，因热而溢会口苦；胆虚而逆，也会口苦；胆气横逆犯胃，也会口苦。只是后面的这些口苦就未必一定与热邪有关了。

2. 治法

胆瘅病应当如何治疗呢？"治之以胆募、俞"。胆的募穴是日月，背俞穴是胆俞。我们知道，募穴是脏腑之气输注于胸腹部的穴位，常常与背俞穴配合使用，以治疗相关脏腑的病证。尤其是对六腑病证的治疗，应用会更多一些。那么在这里呢，正是募、俞合用以治胆病。

如果是使用药物治疗呢？那就针对胆瘅病的胆腑郁热的基本病机，给予清热疏泄的治法，一些经典的方剂，比如温胆汤、小柴胡汤等，都可以据证使用。

十二、痈疽

夫血脉营卫，周流不休，上应星宿，下应经数。寒邪客于经络之中则血泣，血泣则不通，不通则卫气归之，不得复反，故痈肿。寒气化为热，热胜则腐肉，肉腐则为脓，脓不泻则烂筋，筋烂则伤骨，骨伤则髓消，不当骨空，不得泄泻，血枯空虚，则筋骨肌肉不相荣，经脉败漏，熏于五脏，脏伤故死矣。

黄帝曰：夫子言痈疽，何以别之？岐伯曰：营卫稽留于经脉之中，则血泣而不行，不行则卫气从之而不通，壅遏而不得行，故热。大热不止，热胜则肉腐，肉腐则为脓。然不能陷，骨髓不为燋枯，五脏不为伤，故命曰痈。黄帝曰：何谓疽？岐伯曰：热气淳盛，下陷肌肤、筋髓枯，内连五脏，血气竭，当其痈下，筋骨良肉皆无余，故命曰疽。疽者，上之皮夭以坚，上如牛领之皮；痈者，其皮上薄以泽。此其候也。（《灵枢·痈疽》）

先来看一看校勘。"血枯空虚"，这个"血"要据《黄帝内经太素》改作"煎"。"营卫稽留于经脉之中"的"卫"，可据《针灸甲乙经》改作"气"。"然不能陷，骨髓不为燋枯"的"陷"后面，要再补上"于骨髓"，这样就是"然不能陷于骨髓，骨髓不为燋枯"，意思更清楚一些。这个校勘的依据也是《针灸甲乙经》。

"筋髓枯"的"枯"，要改为"骨肉"；"血气竭"的后面也要补上一下"绝"字，与前面的文字正好是四字一句："筋髓骨肉""血气竭绝"，读起来很舒服。最后一个要校改的地方是"上如牛领之皮"，"上"可据《针灸甲乙经》改作"状"。

（一）痈疽的形成过程

这段原文主要讲了两部分内容：一是痈疽的形成、化脓、恶化的过程，一是痈和疽的鉴别要点。我们先来看看痈疽是如何形成的。

讲起痈疽的形成，我们最熟悉的《内经》经文，可能是《素问·生气通天论》里的"营气不从，逆于肉理，乃生痈肿"。但如果是专讲痈疽的病机和治疗，《灵枢经》的最后一篇《痈疽》肯定是更专业、更全面。这段经文所讲的形成痈疽的基本病机和《生气通天论》是完全一致的，其核心都是营卫之气的壅塞不通。

《痈疽》开篇就回顾了"血脉营卫"的循行特点：营行脉中，卫行脉外，周流不休，与天地相应。而痈疽的形成则是由于"血泣而不通，不通则卫气归之，不得复反"。原文指出，引起血泣（涩）不行的病因是"寒邪客于经络之中"，但实际上我们可以推知，其他一切可能壅塞经气的邪气都有类似的作用。关键点并不在于寒邪或者其他什么邪气客于经络，而是这些邪气引起了血涩。

血涩则经脉不通，于是"卫气归之"。在这里，"归"的原义是归结，引申为留聚。就是血停则气滞的意思。"不得复反"，是说经脉不通，血涩气滞以后，营卫之气的运行失其常度，无法恢复到"周流不休"的状态。荣卫之气不行，则郁而化热，化为痈肿。这是痈肿发生的基本病机。

接下来，这段经文又详细解释了从寒邪入客到脓成，到形成痈疽，再到致人死亡的演变过程。

（二）成脓与恶化

寒气入客，化为痈肿的第一步是化热。化热之后，才能启动"热胜则腐肉，肉腐则成脓"的成痈之路。而前段总括性的文字恰好就解释到化热为止。相信细心点的同学已经看出来了，"寒邪客于经络之中则血泣，血泣则不通，不通则卫气归之，不得复反"，这个不就是一个寒邪客于经络，血气不行，郁而化热的过程吗？

内热既成，则热邪腐化血肉，形成脓液。从这一点，我们就可以看出，一切脓液皆由血肉所化，消耗的是血肉，也是营卫之气。这个时候，如果脓成而得泄，则热随脓去，脓尽自愈。其外在的表现就是痈肿成脓溃破，然后收口向愈。但如果脓成而不得泄，没有一个排脓的通路，那么毒热无处宣泄，就会向内发展，腐蚀筋骨，直至骨髓。在这个过程中，气血津液不断损耗，直到入髓而耗精。五脏乃藏精之处，这样就内伤五脏精气，乃至于死亡。

要注意的是，在毒热化腐，渐次深入的过程中，只要没有宣泄的途径，毒热之邪的力量就会一直增强，而正气反而渐次衰弱，这是非常危险的。所以原文中强调"不得骨空，不得泄泻"，这两个"不得"，都是说毒热之邪无法及时外泄，最终就会形成"煎枯空虚",甚至蚀伤经脉,邪毒随之扩散,或渐入五脏,伤脏而死。

这段关于痈疽形成和传变规律的描述,是后世论述各种化脓性疾病的理论依据。随之就产生了中医外科学最重要的两个治疗思想:一是通行气血,二是泄脓排毒。

为什么治疗痈疽类疾病,通行气血很重要?因为痈疽发病的启动环节就是气血壅滞啊,"血泣(涩)则不通,不通则卫气归之,不得复反,乃为痈肿"嘛。其实,经脉的壅滞贯穿了痈疽发病的全过程,热胜肉腐也好,经脉败漏也好,是不是必然会影响经脉通行啊?反之,如果经脉得以通行,那么郁热就有消散之机,就可能阻断肉腐成脓的病机演变。这就不难解释为什么在有些古人的医案里,患者的病情反而因为"经脉败漏",毒气走泄而得以一过性减轻。因为邪气得泄了嘛。当然这种情况的代价是毒气走泄,蔓延全身,是疾病的进一步发展,而非向愈之机。这一点我们必须得非常明确。

所以在治疗痈疽的方剂中,活血通络药物始终占有一席之地。比如治疗痈肿初起的仙方活命饮,就选用陈皮理气,乳香、没药活血;脓成未溃的代表方是透脓散,用川芎、当归、穿山甲活血通络。哪怕是治内痈的方子,也是这样。苇茎汤治肺痈,用桃仁活血;大黄牡丹汤治肠痈,用牡丹皮、桃仁活血通络。即使痈肿到了比较严重的阶段,通行气血也是非常重要的。比如这则脱疽案,就很有代表性。

患者,女,76岁。双足红肿疼痛,延及脚踝,小脚趾干枯坏死，其余脚趾色赤黑，有溃烂趋势。胃纳可，夜眠欠安，大便干结，小便黄。舌质红，苔黄微腻，偏干。趺阳脉搏动消失。西医院建议自小腿水平截肢。患者难以接受，而寻求中药治疗。糖尿病史20余年，既往餐前血糖15mmol/L，餐后血糖18mmol/L左右。现口服二甲双胍降糖治疗，控制不佳。

　　黄芪50g，桂枝15g，白芍12g，干姜6g

　　肉桂3g，黄连8g，大黄18g，枳实12g

　　厚朴10g，瓜蒌20g，半夏8g，胆南星6g

　　当归15g，红花12g，皂角刺20g，紫草5g

　　14副。每日一副，早晚分服。睡前两小时，用药渣泡脚20分钟。

　　同时使用外用处方：朱砂、青黛、青礞石、姜黄、三棱、皂角刺等药打粉，麻子苋熬汁，调成糊状。每晚泡脚结束后，将膏剂涂于患处，纱布外敷，每日更换。

　　依此法前后调治三月余，小脚趾干枯坏死局限，即以剪刀将坏死部分剪去。其余脚趾溃烂消退，皮色如常，疼痛全无。趺阳脉亦恢复搏动。

　　这则医案来自我的一个学生。她父亲是一位基层中医师，以善治脱疽而闻名乡里。在假期里她随父出诊而录得此案。这则医案，可以聊的地方非常多，但是有一点是最值得我们玩味的，那就是医者对气血通行的重视。

　　黄芪桂枝五物汤是通行阳气的，当归、红花、紫草是通行经脉的，全方半数以上药物的功效是通行气血。而小承气汤、小陷胸汤也是泻实以通腑气的。整个方子里，通的力量是很强的。相反，那些所谓的抗炎药、抑菌药，比如清热解毒药、苦寒药（如"三黄"之类），却几乎没有用。为什么会是这样一个处方思路？就是为了要使气血通行。

至于破脓排毒，更是外科治疗的重中之重。采用一切手段，包括外用药，甚至切开排脓等手段，以保证脓液得以排出，让毒邪有出路，是外科治疗的关键。如果都是开方子吃药，外科和内科不就没区别了吗？所以老是有人说中医没有外科，那真的是太不了解中医了。而各种五花八门的排脓方法，则是中医外科非常有特色的内容。比如，可以用药以蚀疮而穿头出脓，可以用药捻扩大创口以使脓通畅排出，或者干脆就用刀剪等工具切开引流。把握泄脓的时机、力度和方法，选择合适的方法促进排脓泄毒，以恢复正气，更是中医外科的精华所在。高手和菜鸟，往往就差在这一点上。我们来看一下朱丹溪在这个医案里对排脓时间的把握。

一妇以毒药去胎后，脐右结块，块痛甚则寒热，块与脐高一寸，痛不可按，脉洪数。谓曰：此瘀血流溢于脉外肓膜之间，聚结为痛也。遂用补气血、行结滞、排脓之剂，三日决一锋针，脓血大出，内如粪状者臭甚，病妇恐。因谓气血生肌，则内外之窍自合，不旬日而愈。（《名医类案》）

这个妇人的痈肿起于用药物打胎之后，发病部位肯定是比较深的，所以丹溪用"补气血、行结滞、排脓"的方法托脓外出。待痈脓成熟之后，以"锋针"切开，使脓血大出，毒邪也就随之而出了。"内如粪状者"，就是秽毒之邪的一种表现。毒去以后，气血才能生长，所以调摄之下，很快就好了。那肯定有人想问，这个"内如粪状"的东西，到底是不是"粪"呢？

是不是痈肿蚀伤肠管了呢？这种可能性当然是有的，但具体到这个病案，可能性极小。原因很简单，一是"如粪"，那就一定不是粪；二是"不旬日而愈"，如果伤及肠管，绝无速愈之理。

再顺便说一下，如果真的伤及肠管了，中医能治吗？历代古籍对这类疾病的治疗记载还是不少的，应该说中医是可以治的。但限于种种原因，现在的治疗报道并不多。

（三）痈和疽的鉴别要点

痈和疽的鉴别要点是什么呢？主要在邪气的微甚、病位之浅深以及正气的损伤程度上，具体在临床表现上亦有所不同。

导致痈的邪气相对要轻一些，所以病位也要浅一些，损伤正气的程度也要弱一些。虽然也有热胜肉腐而成脓的过程，但是毒热之邪较轻，不会深入骨髓，所以"骨髓不为燋枯，五脏不为伤"。"燋"，就是"焦"，二者的意思完全一样。

而疽呢，邪气就比较亢盛了。原文说了，"热气淳盛"。"淳"是大的意思，"盛"也是大，可见这个邪气有多亢盛。因为邪气亢盛，所以病位深，正气损伤也更严重，于是"下陷肌肤、筋髓骨肉"，最终引起五脏气伤，甚至到"血气竭绝"的地步。"当其痈下，筋骨良肉皆无余"，在疮痈之下，筋骨肌肉，乃至骨髓，都被亢盛的毒热之邪焚伤殆尽，这就是疽的表现。

具体在临床表现上的区别，主要就是"疽者，上之皮夭以坚，状如牛领之皮；痈者，其皮上薄以泽"。什么意思？这是从痈疽的皮肤触感上鉴别二者。痈的病位浅，所以触之较软，感觉皮肤比较薄。由此推知，其脓成之后，也比较容易溃破。疽的病位深，所以邪热熏蒸之下，皮肤反而变得粗糙增厚，"状如牛领之皮"。由此推知，疽成脓以后，就难以外溃，而易内陷。这就是二者的区别。

现在《中医外科学》所说的痈疽，仍未超出《灵枢经》所述，概念上基本没有大的变化。

第十七讲 养 生

一、养生总则

故智者之养生也，必顺四时而适寒暑，和喜怒而安居处，节阴阳而调刚柔，如是则僻邪不至，长生久视。(《灵枢·本神》)

这段文字说的是养生的基本要求和目的，可以视为《内经》养生思想的总纲。我们常说中医重视养生，那么什么是养生？养生的目的是什么？这段经文给出了答案。

所谓养生，也称作摄生、道生，是指保养生命，以达到身体健康无病、延年益寿的目的。也就是所谓的"僻邪不至，长生久视"。"僻"，就是邪气。"僻邪"是同义复词，就是指邪气。"僻邪不至"，邪气不伤人，那么身体就健康无疾。"长生久视"出自《老子·五十九章》："有国之母，可以长久，是谓深根固柢，长生久视之道。""长生"是指生命长久，"久视"是指耳目不衰。"长生久视"就是指生命长久而不衰老。所以《内经》认为，养生不仅是要活得长，要"度百岁乃去""尽终其天年"，更要身体健康，耳目不衰，要"年皆度百岁而动作不衰"。

怎样才能达到这样的养生境界呢？这里给出了具体的方法："顺四时而适寒暑，和喜怒而安居处，节阴阳而调刚柔。"

（一）怎样做到健康长寿

1. 顺四时而适寒暑

"顺四时"的字面意思是指顺应天地四时的变化。天人相应是《内经》最核心的思想之一。《素问·宝命全形论》说："夫人生于地，悬命于天，天地合气，命之曰人。"《素问·六节脏象论》说："天食人以五气，地食人以五味。"人既然是受天地之气以生、以养的，那当然就必须要顺应天地之气变化的规律，这就是天人相应。而天地之气的变化，最明显、最容易为我们所感知的就是四时的变化，所以《内经》常以四时以指代天地之气。这里的"顺四时"也是如此。要养生，首先当然要顺应天地四时之变。后面我们还会专门讲到《素问·四气调神大论》中的四时养生法。

但是除了四时之变，天地之气的变化规律还有很多，包括长一些的节律，比如六十年一甲子，这就是五运六气主要分析的内容；短一些的节律，比如一日之内的昼夜之变等，这些都是养生必须要注意的问题，全部暗含在这句"顺四时"里。所以"顺四时"的真实含义就是顺应天地之气的变化。

"适寒暑"和"顺四时"可以作为同义重复来理解。因为四时的变化，不就是寒来暑往吗？但是"寒暑"和"四时"毕竟不同。"寒暑"偏重于天气寒温的变化，而"四时"则是天地阴阳彼此消长的结果。所以我们还是有必要来讲"适寒暑"的重要性。

"适寒暑"，就是说我们要采用合适的方法以适应天气的寒温之变。冬天冷了，我们就要厚衣近火，以保护阳气；夏天热了，就得轻衣纳凉，以保留阴津。由于地域不同、环境不同，寒暑的变化也会不同，我们就要学会适应各种变化。比如北方冬天都有集中供暖，那么就要适当减少衣物，多饮水。夏天的时候，空调、风扇能给我们带来无尽的凉爽，但如果一不小心，太过了，反而会得病。这个时候就要注意避免空调直吹，适当增加衣物。这种因为环境温、湿度变化而适时加以相应调整的行为，就是"适寒暑"。想要做到这一点，除了要有"适寒暑"的意识，还要有敏锐的感知力，适当的控制力。《灵枢·本脏》说："志意者，所以御精神，收魂魄，适寒温，和喜怒者也。"就是说人的意识要能感受寒温之变，还要能控制自己的行为，因寒温的变化而及时地做出调整。

小孩子的感受力很强，气温略有变化他们就感觉到了，可是他们没有自我控制力，怎么舒服怎么来。夏天热了，就站在空调口底下吹；冬天冷了，恨不得把人都塞到暖气片里去。结果乍寒乍热，过寒过热，就容易引起疾病。这就是不能"适寒暑"的后果。

老年人倒是有自我控制力，但是感受力下降了。我们可以看到很多老年人虽然随身带有备用的衣物，但是等他感觉到天凉，人常常已经受寒感冒了。这也是不能"适寒暑"。可见，想要做到"适寒暑"，也不是一件容易的事儿。

2. 和喜怒而安居处

"和喜怒"是指调节情绪，使喜怒等七情都不要太过。这里的"喜怒"是指所有七情而言的。七情由五脏气化而生，一旦出现太过或不及，则直伤本脏，或因五行生克而伤及他脏。七情不和是引起疾病的最常见原因，在"病因病机"那部分，我们也曾经重点讲过七情致病的特点和规律。所以想要健康长寿，七情调和就显得非常重要。

在这里要注意的是，对七情宜调和，不宜抑制。这里的"和"字用得特别好。七情是五脏气化的正常外现，如果完全没有了喜怒哀乐，那当然也不正常。只要这些情绪都在正常范围，是可控的、调和的，就不但不会致病，反而有助于五脏气化。即使某种情绪出现得过久、过激了，也不应该强行压制，而是应该疏导、调和。更重要的是，患者本人要能意识到情绪过度的危害，从内心深处恢复平和，在思想上"恬惔虚无"，这样就可以"心安而不惧"，各种异常情绪自然就可以消弭于无形了。

"安居处"，是指居处安定，起居规律。古人对居住环境的要求还是很高的。首先是对居住的位置有要求，住在向阳之高地最佳。《素问·五常政大论》说："一州之气，生化寿夭不同……高下之理，地势使然也。……高者其气寿，下者其气夭。"《千金翼方》还设有讨论择地而居的专篇《择地》，指出"地势好，亦居者安"。

其次，居住的环境也对养生有影响。居住的环境要空气清新而流通，靠山近水，幽静秀美，宜建于阳位，而不宜建于阴位。阳位是指山的南面，水的北面；阴位是指山的北面，水的南面。

居室则宜坐北朝南，以保证房间向阳、干燥。房间不宜太大，也不宜太小。曾经有一个病人，家有豪宅。因为是自家盖的房子，所以建了一个非常大的卧室，并且仿照电影里那样，在卧室中间放了一张"法国大床"，四周则是空空如也——没办法，这个卧室确实太大了。结果他后来就抱怨老是睡不好，半夜总容易惊醒。《吕氏春秋》说"室大多阴"，说的就是他这种情况。怎么解决呢？因为装修花了很多心思，他实在舍不得再改，只好退而求其次，在他的法式大床上装了一个很有中国风的大蚊帐，感觉总算是好了一些。

房间还要温暖舒适，通风敞亮。平时要记得勤打扫，常通风。睡觉或休息时，房间的密闭性要好，不能有风直接吹到人身上。《备急千金要方》说："小觉有风，勿强忍，久坐必须急急避之，久居不觉，使人中风。"即使夏天炎热，开窗而睡，也要注意尽量不要直接受风，老年体弱者尤其要注意。现在有些房间在装修的时候，直接把空调装在床的上方，结果一开空调，直接对着床吹，这样人当然就容易得病了。

这些是对居住环境的要求。"安居处"还包括了生活起居要规律。《素问·生气通天论》说："起居如惊，神气乃浮。"生活起居不规律是损伤正气的重要原因。起居要有规律，要顺应天地四时的规律，这样才能健康长久。比如夏天天亮得早，就要早点起来；冬天天黑得早，寒气也重，就要早点休息。早上起来，阳气伸展，就适当出门运动；晚上日落之后，阳气潜藏，就宜于静养休息，不要再做剧烈的运动了。

3. 节阴阳而调刚柔

"阴阳"是指男女，"节阴阳"是说要节制房事。刚为阳，柔为阴，调刚柔，就是和调阴阳。这个和调阴阳，当然可以指和调一身之阴阳，也可以指调和男女之阴阳。如果是后者，那么和"节阴阳"就是一个意思。

节制房事是《内经》养生思想中非常重要的一部分。首先是房事频率不宜过高，否则容易让人生病，尤其是引起性相关的一些疾病，比如阳痿。《素问·痿论》说："入房太甚，宗筋弛纵。"《灵枢·邪气脏腑病形》说："有所用力举重，若入房过度，汗出浴水，则伤肾。"

其次，要注意入房时机，不宜醉饱行房。如《素问·上古天真论》批评不善养生者说："以酒为浆，以妄为常，醉以入房，以欲竭其精，以耗散其真，不知持满，不时御神。"醉以入房，不但耗伤真精，还伤及肝、脾、肾等脏腑。如《灵枢·邪气脏腑病形》说："有所击仆，若醉入房，汗出当风，则伤脾。"《素问·腹中论》说："若醉入房，气竭肝伤。"

房事不节，还可以引发风证、热证、厥证、血枯、早衰等多种疾病。所以想要"长生久视"，就必须"节阴阳"。当然，适度的房事是有益健康的。《内经》有所谓的"七损八益"，指的就是不同的房事方式和时机对养生的影响不同。七损，是七种对人体有害的性爱方法；八益，则是指八种能保养精气的性爱方法。"能知七损八益，则二者可调，不知用此，则早衰之节

也。"（《素问·阴阳应象大论》）

（二）知"道"对养生的重要性

上古之人，其知道者，法于阴阳，和于术数，食饮有节，起居有常，不妄作劳，故能形与神俱，而尽终其天年，度百岁乃去。今时之人不然也，以酒为浆，以妄为常，醉以入房，以欲竭其精，以耗散其真，不知持满，不时御神，务快其心，逆于生乐，起居无节，故半百而衰也。（《素问·上古天真论》）

这段经文主要是在强调"知道"的重要性。"知道"者，就可以活得长久而健康，不"知道"者，就会早衰而短寿。这里有一个地方可以校正一下。"以耗散其真"的"耗"字，按《新校正》的说法，可以校改成"好"字。这样就是"以欲竭其精，以好散其真"，两句正好相对，在文义上也更通顺一些。

"上古"，是托古之词，可以理解为假想中的重视养生、善于养生的世界。在这个世界里，当然有很多养生"大牛"，也就是所谓的"知道者"。一般来说，我们会把"知道者"解释为"精通养生之道的人"。但实际上，这个道并不特指"养生之道"。如《类经》说："道，造化之名也，《老子》曰，有物混成，先天地生，寂兮寥兮，独立而不改，周行而不殆，可以为天下母，吾不知其名，字之曰道者是也。"张介宾引用《老子》的话来解释"道"，说明他认为，"知道者"是要通晓天地之大道，而不只是通晓养生之小道。这实际上是中国古代一种普遍的认识，如《素问经注节解》也说："天地有常道，人能体天地之道以为道，是谓知道者。"之所以在讲养生的时候，会提到天地之大道，是因为《内经》的基本思想就是天人相应，人之道是遵从于天地之道的。个人当然不可能改变天地之道，那么想要"长生久视"，就必须得顺从天地之道，以期更好地与天地相应，从而达到养生的目的。顺从天地之道，首先当然就得通晓天地之道，所以善养生者，必然就是"知道者"。

具体到养生来说，这个"道"体现在哪里呢？体现在"阴阳"和"术数"上。要养生，就要"法于阴阳，和于术数"。"法于阴阳"就是以阴阳为法，这个好理解。阴阳理论是《内经》看世界的基本方法论，从世界的构建到生命活动的解释，无不归于阴阳。"察色按脉"，要"先别阴阳"；治病要"审其阴阳，以别柔刚"；养生当然也得别阴阳，调刚柔。

值得讨论的是"术数"。通常我们会把"术数"解释为调摄精神、锻炼身体的一些养生方法，尤其是导引、按跷等。这个当然不错，如《类经》注曰："术数，修身养性之法也。"在《内经》中也有很多相关内容。比如讲养生要"恬惔虚无，真气从之，精神内守，病安从来"，再如从"中央"而出的"导引按跷"之法。但是"术数"的真实含义却要比这些养生方法广泛得多。从文法上看，"和于术数"与"法于阴阳"相对，那么"术数"和"阴阳"应该是同一个层级的概念。阴阳是万物之根本，而"术数"却只是一些具体的锻炼方法，似乎确实有点儿对不上。

术数，实际上指的是以阴阳五行理论去解释和推算世间万物和人事变化规律的各种方法，是对阴阳五行理论的具体推演和应用。这么说，仍然有些狭隘。因为，即使是阴阳五行本身，也可以算作术数的一个部分。只是阴阳五行重在理论，而术数重在推演而已。术数是基于古人对于世界的观察，尤其是天文观察，再进行数理抽象以后，形成的一整套分析体系，一度是学问家们关注的重点内容。清代《四库全书·经部·易类》中对术数有个概括性的说法："术数之兴，多在秦汉以后。要其旨，不出乎阴阳五行，生克制化。实皆《易》之支派，傅以杂说耳。"这个说法是有依据的。我们经常讲到《汉书·艺文志》，它记载了医经七家，经方十一家。其中医经七家之唯一流传至今的，就是《内经》。就在这本《艺文志》中，记载了多少术数典籍呢？光是在其《数术略》中提到的书籍就有 190 种，共 2528 卷。再加上"兵家""阴阳家"中与术数相关的书籍，总数达到整个《艺文志》中记载书籍的三分之一。

《内经》中也有大量与术数相关的内容，比如各种数字的运用。其中有讨论天地变化规律的内容，比如《素问·五常政大论》说："气始而生化，气散而有形，气布而蕃育，气终而象变，其致一也。"《素问·天元纪大论》说："九星悬朗，七曜周旋""天以六为节，地以五为制。"也有讲人身脏腑气血的，比如《素问·生气通天论》所说："天地之间，六合之内，其气九州九窍、五脏、十二节，皆通乎天气。"书中对术数的应用，可谓随处可见。五脏六腑，六气六节，九宫八风，十二经脉，二十四节气，六十甲子等等，都深深地渗透着术数的思想。术数在这里的意义，不是简单的数字罗列或内容总结，而是反映了当时的学者在对天地万物观察的基础上，进行的归纳、分析和演绎，并将其运用到医学上的成果。从这个角度来讲，"和于术数"其实是再次强调，养生是顺应天地自然的规律，"术数"只不过是自然规律的具体表述方式而已。李梴在《医学入门》中说"术者，阴阳所发；数者，阴阳节限也。和术数，即法阴阳也"，算是抓到了问题的关键。

"食饮有节，起居有常，不妄作劳"，这三条是具体的养生方法。只有做到这三条，才可能"形与神俱，而尽终其天年"。而这三条，实际上就是"法于阴阳，和于术数"的体现。为什么这么说呢？"节""常""妄"的判断标准是什么？是"数"，是自然规律。比如一日要吃三顿饭，这就是"节"的一种。《灵枢·五味》说："故谷不入，半日则气衰，一日则气少矣。"这种情况就是不节。起居和劳作也都一样，都有一个应当遵守的标准，称为"节""常"都可以。这个"节""常"的确立都是依据天地之道来的。

接下来就讲了一些不守其常的反面典型：以酒为浆，以妄为常，醉以入房，以欲竭其精，以好散其真，不知持满，不时御神，务快其心，逆于生乐，起居无节。这样做的后果就是"半百而衰"。这几句的意思很好懂，难点在于实践。所谓"知易行难"，在这里体现得特别明显。很多病人都跟我们说："医生，我们也知道不能这样。但是人在江湖，身不由己啊。"但是没办法，想要养生，就只能遵循这些基本规律。希望既能"务快其心"，又可以"尽终其天年"，是不可能的。

(三)人之寿夭各不同

黄帝曰：人之寿夭各不同，或夭寿，或卒死，或病久，愿闻其道。岐伯曰：五脏坚固，血脉和调，肌肉解利，皮肤致密，营卫之行，不失其常，呼吸微徐，气以度行，六腑化谷，津液布扬，各如其常，故能长久。(《灵枢·天年》)

人的寿夭之数，各有不同。有人长寿，也有人早夭。如何来判断一个人是长寿，还是夭寿呢？这里指出了长寿之人的特点。这个特点，我们也可以理解为健康人的基本特征。

五脏主藏精气而不泻。"五脏坚固"，是指五脏精气充盈，不易受邪；"血脉和调"，是指气血行于脉内，通畅而循其度，气血调和。

"肌肉解利"中的"解"，是开放；"利"，是便利。这是说肌肉舒缩灵活，活动自如。"皮肤致密"是说人体的皮毛肌腠紧致而能护卫外邪。

"呼吸微徐，气以度行"，是说呼吸不粗不急，徐徐而来。人身之气，随呼吸而行，一息六寸，这就是"气以度行"。营卫依其常道而行，六腑得以化谷，津液得以敷布，这就是一个健康的人。维持这种状态，就可以长寿。

总结一下上面说的这些现象，有一个共同特点，那就是"守常"。脏腑气血，经脉肌肉，都可以正常地完成各自的功能，都是本来应有的样子，这就是"守常"。五脏主藏精，那就把精气藏好；六腑主化物，那就把五谷运化好；营卫循行无端，气血通行无碍，这些都是"守常"。想要健康，就得遵从人身自有之规律，这就是养生的核心。

（四）真、至、圣、贤四种"牛人"的养生之道

黄帝曰：余闻上古有真人者，提挈天地，把握阴阳，呼吸精气，独立守神，肌肉若一，故能寿敝天地，无有终时，此其道生。

中古之时，有至人者，淳德全道，和于阴阳，调于四时，去世离俗，积精全神，游行天地之间，视听八达之外，此盖益其寿命而强者也，亦归于真人。

其次有圣人者，处天地之和，从八风之理，适嗜欲于世俗之间，无恚嗔之心，行不欲离于世，被服章，举不欲观于俗，外不劳形于事，内无思想之患，以恬愉为务，以自得为功，形体不敝，精神不散，亦可以百数。

其次以贤人者，法则天地，象似日月，辩列星辰，逆从阴阳，分别四时，将从上古合同于道，亦可使益寿而有极时。（《素问·上古天真论》）

这是《内经》假托上古之人而提出的四种养生境界。真人境界最高，至人比真人要差一些。圣人掌握了一般养生法则，比普通人要强，可以活到百岁以上。贤人懂得并且能遵守养生之法，寿命比普通人要长一些。

有些注家说，圣人和贤人也就罢了，总还有努力的希望。真人和至人，简直就是神仙一类的人，理论上可能存在，凡人真的很难做到。《内经》提出这四个境界，意义在于：告诉我们

养生的重要性，以及可能达到的程度。也是告诫我们在养生的时候，要严格要求自己，以达到更好的养生效果。做不做得到，反倒不是最重要的了。

我们来看一下这传说中的四种境界。先从真人开始。为什么把养生境界最高的人称为"真人"呢？张介宾说："真，天真也。不假修为，故曰真人。"因为他们养生水平最高，已经达到了"天真"的境界，他们的每个行为都自然而然地与天地规律相和谐，毫无勉强刻意之处，所以称为"真人"。"提挈""把握"都是掌握的意思，真人已经完全掌握了天地阴阳的变化规律。

"呼吸精气，独立守神，肌肉若一"是讲真人的养生效果。《内经知要》说："全真之人，呼接天根，吸接地脉，精化为气也。独立守神，气化为神也。精气皆化，独有神存，故曰独立。肌肉若一者，神还虚元，虽有肌肉而体同虚空也。"这段解释，基本上就是道家的炼精化气、炼气化神、炼神还虚、炼虚合道的另一种说法。真人通过把握天地阴阳，而达到形神身心皆合于天道的境界，所以能"寿敝天地，无有终时"，称得上是"与天地同寿"了。这当然不是凡人可以企及的境界，只能存在于理想之中。但是"提挈天地，把握阴阳"确实是各种养生方法之总纲。

至人也不简单。至，就是极。《类经》说："至极之人，其德厚，其道全也。"德和道，都是指天地变化的基本规律，不能简单理解成德行和道法。至人的养生，还是基于天地之道。"和于阴阳，调于四时"，是参合阴阳之变化，和调于四时寒暑之往来。去，是远离。"去世离俗"，是说至人的思想行为已经超越世俗，所以也不会为世俗所牵绊。王冰注曰："心远世纷，身离俗染，故能积精而复全神。"陶渊明诗曰："结庐在人境，而无车马喧；问君何能尔，心远地自偏。"差不多就是这个意思。可见至人未必是要远离尘世，去做一位出家人。

"积精全神"，就是聚精会神的意思。聚精会神去做什么呢？体察天地阴阳之变，顺应四时阴阳规律以养生，这样就可以神气充塞于天地之间，耳目聪明于八达之外。简单地说，就是至人关注养生，可以达到看得比常人远、听得比常人清楚的境界。他们的感官可以变得更加敏锐，寿命更长，身体也更为强健。"亦归于真人"，是说至人的养生境界也是接近真人一类的。当然，至人只是"益其寿命"，比起真人的"寿敝天地"，那是远远不及了。

圣人，《黄帝素问直解》谓之为"先知先觉之人"。其实不需要这么具体，我们只要知道是善于养生的人，就可以了。圣人能"处天地之和，从八风之理"，这不还是顺应自然的意思吗？但是与至人"去世离俗"不同，圣人可以"适嗜欲于世俗之间"。"适嗜欲"是什么意思？是说圣人可以有一些嗜欲爱好吗？并不是。适，是调适。"嗜欲"，是世俗之"嗜欲"。圣人对于世俗的一些"嗜欲"，一些习惯性的东西，可以很好地与自身的养生要求相调适，而不是一味地拒绝和远离。这也很好理解。毕竟圣人是生活在世俗之间的嘛，所以对于这些世俗之嗜欲，并没有"恚嗔之心"，也不会去做一些去世离俗、不食人间烟火的事儿。这就是后面所说的"行不欲离于世，被服章，举不欲观于俗"。

"被服章"这三个字，按《新校正》的说法，是多出来的，可以删去。"观"，是仿效之意。圣人生活在世俗之中，但既能调适世俗的生活习惯，也并不刻意仿效时俗。"外不劳形于事"，是说不会因为世俗之事而劳力劳心。"内无思想之患"，是说在内也没有心理上的负担和情绪上的困扰。可见圣人虽在世俗之中，却并未受制于世俗，他所做的一切都是为了身心愉快，形神得养。这个"以自得为功"，并不是只想自己得到某些东西，而是"自得其道"的意思。得什么道？养生之道。就是说圣人所秉持的态度是合于自己的养生之道。世俗如何，并不在其考虑之列。通过这样的养生手段，圣人也可以活到百岁以上。

对我们现代人最有启发意义的，其实是贤人的养生之道。具体来说就是"法则天地，象似日月，辩列星辰，逆从阴阳，分别四时，将从上古，合同于道"。什么天地、日月、星辰、阴阳、四时，汇成一句话，就是自然。遵循自然之道，努力学习上面真人、至人、圣人的养生方法，这就是贤人的养生之道。能做到这一点，也可延年益寿。

看完这四类"大牛"的养生经验，是不是觉得好难？我们都是世俗之人，怎么可能"举不欲观于俗"呢？更别谈什么"去世离俗"了。其实，是否处于世俗之间并不重要。对养生来说，最重要的是顺应天地四时的规律。当世俗行为与天地四时规律矛盾的时候，要尽量弃世俗而从天地。所谓"将从上古"，就是这个意思。至于能做到多少，就得看各人的实际情况了。知道这一点，比不知道好；能做到一点，比完全不做好。通过对四种养生境界的学习，我们就知道养生的目标了，可以朝这个方向去努力。

二、养生方法

（一）上古圣人之教

　　夫上古圣人之教下也，皆谓之虚邪贼风，避之有时，恬惔虚无，真气从之，精神内守，病安从来？是以志闲而少欲，心安而不惧，形劳而不倦，气从以顺，各从其欲，皆得所愿。故美其食，任其服，乐其俗，高下不相慕，其民故曰朴。是以嗜欲不能劳其目，淫邪不能惑其心，愚智贤不肖不惧于物，故合于道。所以能年皆度百岁而动作不衰者，以其德全不危也。（《素问·上古天真论》）

　　照例还是先来看看校勘。"夫上古圣人之教下也，皆谓之"这句，《新校正》注曰："按全元起本云：上古圣人之教也，下皆为之。《太素》《千金》同。"可见当时林亿看到全元起的本子，以及《黄帝内经太素》和《备急千金要方》的文本，认为应该改过来，而且这么改过来以后，确实通顺一些。《新校正》还引用《黄帝内经太素》的注文说："上古圣人使人行者，身先行之，为不言之教。不言之教胜有言之教，故下百姓仿行者众，故曰下皆为之。"就是说上古圣人是这样教老百姓养生的，而老百姓也随其言传身教而为之。具体怎么做？接下来说的很多，其实主要就是两大方面，在外宜避邪气，在内宜调精神。

1. 外避虚邪

"虚邪贼风，避之有时"，就是要我们避邪气的意思。主要问题有两个，一是"虚邪贼风"是特指还是泛指；二是避邪气的具体方法。

"虚邪"和"贼风"在《内经》中是有特定含义的。《素问·八正神明论》说："虚邪者，八正之虚邪气也。"八方之气，皆有虚邪。《类经》将虚邪解为虚风，"虚邪，谓风从冲后来者，主杀主害。"这和《灵枢·九宫八风》之"从其冲后来为虚风"是一个意思。张介宾这么解释的依据也就在《灵枢·九宫八风》里。原文接下来就说道："谨候虚风而避之，故圣人曰：避虚邪之道，如避矢石然。""虚邪"意指"虚风"，显然可见。虚邪、虚风都是致病力比较强的邪气，因此不但易于伤人为病，而且其为病也较为严重。

而"贼风"的致病力就要弱一些。《灵枢·岁露论》说，月满之时，气血较盛，"虽遇贼风，其入浅不深"，说明"贼风"的致病力并非很强。《灵枢·贼风》则说"夫子言贼风、邪气伤人也，令人病焉"，将"贼风"与"邪气"并举，也说明"贼风"只是指普通邪气而言，不像"虚邪"那样具有较强的致病能力。当然，我们在之前的经文里也讲到，很多注家也认为"贼风"就是"虚邪"，二者是一个意思。

那么这里的"虚邪贼风"，到底是特指这两种邪气，还是泛指所有邪气呢？从文义上看，还是理解为泛指为佳。圣人养生，避邪气以防其伤人，当然是一切邪气都要"避之有时"的，不可能以邪气致病力弱，就坦然受之。《黄帝素问直解》说"凡四时不正之气，皆谓之虚邪贼风"，确实如此。有些注家一定强调分清是"虚邪""虚气"，是否是"从冲后来者"，无论是在理论上还是在实际养生上，都毫无必要。

以泛指作解是有现实意义的。我在临床上看的年轻病人比较多。很多病人说，我就喜欢对着空调吹，很舒服，也从不感冒；或者说，冬天我只需要穿很少的衣服，稍微有点受寒也不要紧。这就是认为小邪不用避的典型思想。实际情况是，既然受邪，必伤正气，无非是现在发病还是将来发病的区别罢了。既然是可以避免的伤害，为什么还一定要去承受呢？日子久了，正气渐耗，不就要生病了吗？所以，养生之要，在于外避邪气，一切邪气都要避，而不只是避致病力强的"虚邪"。

第二个问题是避邪气的方法。因为邪气其实就是四时不正之气，所以避邪气的方法就是按四时变化的规律来躲避邪气。例如《四气调神大论》中讲，根据四时不同，起居规律也有所不同，这当然有顺应天地阴阳的因素在里面，但是同时也是一种"避之有时"。尤其是冬天，之所以"早睡晚起"，就是要"以避寒气"。这是一个比较典型的例子。

2. 内调精神

精神情志对正气的影响我们已经非常熟悉了。那么调适精神情志的目标是什么？又应当如何实现呢？其总纲就在这段经文里。

《广雅》说："恬，静也。""惔"通"憺"，《说文解字》说："憺，安也。""恬"和"惔"的意思都是安静。什么安静？精神安静。"虚无"就是没有杂念。精神安静了，就自然没有杂念了。这里要纠正一个错误的理解。很多人把"恬惔虚无"理解为"什么也不想"，这当然是不对的。什么都不想，那不是变成木头人了吗？"恬惔虚无"是说精神安静，只专注于当下的事情，而没有杂念。如果真的什么都不想，又怎么可能有这本《内经》呢？当然，实际上《内经》是一个很长的时间段里，一群医经家集体创作的结果。而这些创作者当然也是要思考，要去做很多具体的事务的。但只要他们是专注而精神安静的，那就是"恬惔虚无"。当我们把精神调适到这种状态以后，当然也就不会有什么大的情志波动，不会有怒则气上、恐则气下之类的气机变化，这样"真气"就可以依从其本性而行，是谓"真气从之"；精神就内守于五脏而不浮越于外，是谓"精神内守"。于是阴气能藏精而起亟，阳气能卫外而为固，邪气当然也就无法侵犯人体而为病了。王冰注解为"恬惔虚无，静也。法道清净，精气内持，故其气从，邪不能害"，也是说的这个意思。

有的人看到"虚无""真气"之类的字眼，就认为这段文字是在讲导引、内功之类的东西。应该说在《内经》中讨论导引、气功的内容还是不少的，比如按跷，再比如《素问·刺法论》中的导引之法："肾有久病者，可以寅时面向南，净神不乱，思闭气不息七遍，以引颈咽气顺之，如咽甚硬物，如此七遍后，饵舌下津令无数。"但是在这里，"恬惔虚无"和导引气功可以说一点关系也没有，只是讲调神的方法而已。关注当下，心无杂念，精神安静而内守，这就是调神的关键所在。只要掌握了这一点，即使有繁忙的事务，也可从容不迫，泰然处之。很多人抱怨自己的心情烦躁、精神不安是因为外在环境或者事务繁杂造成的，实在是搞错了方向。《内经》里讲，调适精神，是求诸内，而不是求诸外的。

接下来，岐伯还介绍了达到"恬惔虚无"的具体方法。"志闲"是思想闲适，不会思绪如飞，胡思乱想；"少欲"是控制各种欲望，使它们处在一个较低的水平。欲望少了，心思自然就容易清静。"所以任物者谓之心"，"心安"是指内心不为外物所扰动，其实还是要"少欲"。但光是"少欲"还不够，还要"不惧"。"不惧"不是说胆子大，什么都不怕，而是指心中安定，不为外物的变化而焦虑，类似于范仲淹说的"不以物喜，不以己悲"。志闲而心安，这样即使形劳于事，但是自己也并不会感到很疲倦，不会有"五劳"之累。

做到了这三条，其实就是一种"恬惔虚无"的状态了，"气从以顺"和"真气从之"的意思是一样的，都是真气从其本性而条畅。

"各从其欲，皆得所愿"，主要有两种理解方式。一种是真气各从其所欲，这样人的行为就自然符合天地之道。如《类经》说："惟其少欲，乃能从欲，故无所往而不遂。精粗皆甘也，美恶随便也。"这种理解是由上文"真气从之"顺承而来，其核心是气一元论。另一种理解是从人之欲，得人之愿。典型代表是张志聪的《黄帝内经素问集注》所说："五方之民，衣食居处，各从其欲，是以皆得所愿也。"其实这种解释与前一种理解也并不矛盾，只是更具体化，更强调"五方之民"这个主体而已。二者都是认为在"气从以顺"的基础上，人体能更好地与天地相应，因此各种需求也就自然与天地之气的变化相一致。所以自然而然地表现为所有欲望和需求都能得以满足。无论"从其欲""得所愿"的主体是人还是真气，这里强调的重点都是养生的人只有真正做到了"恬惔虚无"，其体内"真气"就自然顺应天地之气，那么他之所想、所欲也自然合于天地之道，当然他的所欲所想也就自然可以得到满足了。

我们来看接下来的文字，正是对这个核心观点的进一步论证。"美其食"，无论吃什么都觉得很香。因为他所食用的正是天地自然而生的，那有什么理由不香甜呢？"任其服"，无论穿什么，都很满意。穿衣服是为了外应天地寒暑之变，内合世间人伦之道，所以对于衣着的其他方面就不会过度追求了。"任"就是随意、任其自然的意思。"乐其俗"，与当地风俗相安而乐。所谓一方水土养一方人，每个地方的风俗都是和当地的实际特点相契合的，自有其道理。这样的话，居其地而乐其俗，也是顺应天地的一种表现形式。

当然，这里有个前提，就是这个风俗也是顺应天地而自成的，并没有太多的人为因素加诸其上，不是需要移风易俗的那种。但另一方面，也是更重要的一点，就是风俗对于养生者来说，也是天地自然的一部分，所以"乐其俗"本身就是"恬惔虚无""志闲而少欲"的一种表现形式。从这个角度讲，无论这个习俗是什么，似乎都可以乐之、安之，这才是上古圣人的养生之道。

"高下不相慕"的"高下"，一般理解为社会地位。意思是说，无论身居何位，都安然处之，而无互相羡慕、轻视、怨恨等想法。那么很多人就说，你看看，你们中医就是不求上进，所以几千年来都只是这个样子，一点进步也没有。其实并不是。
"高下不相慕"是双向的，是强调不因社会地位而影响人的本
心，实际上还是前文"志闲而少欲，心安而不惧，形劳而不倦"
的具体应用。也就是说，下位者不会羡慕和谄媚上位者，但也
不会厌恶和抵触上位者。人应当如何做、做什么，唯一的判断
依据是天地之道，与"高下"并无关系。这样一种状态，就是
"朴"。王冰注："不恣于欲，是则朴同。""其民故曰朴"，是说
只要"恬惔虚无，真气从之"，就自然可以不为己欲所困扰，就
可以达到"朴"的境界。而"朴"的具体表现有哪些呢？正是
上面列举的"美其食、任其服、乐其俗……"等等。

　　能做到"朴"，就能不为外物所引诱和迷惑，所以"嗜欲不
能劳其目，淫邪不能惑其心，愚智贤不肖不惧于物"。这里必须
要解释一下的，是"淫邪"。它是指淫乱不正的事物。淫，是太
过；乱，是不正。有太过，就有不及；有偏盛，就有偏衰，所
以"淫邪"是指一切偏离正常的事物，绝非单指两性关系而言。
而即使是讲两性关系，在正常范围，那就是人伦。只有太过或
不及了，才可以称之为"淫邪"。从这个角度上讲，两性关系
和其他行为在是否可以被称为"淫邪"这个事儿上，毫无特别
之处。

　　做到上面说的所有这些养生要诀，达到了"朴"的境界，
最终的效果就是养生取得成功："年皆度百岁而动作不衰"。

（二）避虚邪之道

　　风从其所居之乡来为实风，主生，长养万物；从其冲后来

为虚风，伤人者也，主杀主害者。谨候虚风而避之，故圣人日避虚邪之道，如避矢石然，邪弗能害，此之谓也。(《灵枢·九宫八风》)

这段主要是讲了实风、虚风的概念，并且强调避虚邪是多么的重要。关于"实风"和"虚风"，我们在之前的经文里其实已经讲过很多次，而这段文字也比较好理解，这里就不重复了。总之，虚风是不当其时之气，致病力强，善避虚风虚邪是养生最重要的原则之一。

（三）应天地以养生

1. 天忌不可不知

帝曰：星辰八正何候？岐伯曰：星辰者，所以制日月之行也。八正者，所以候八风之虚邪以时至者也。四时者，所以分春秋冬夏之气所在，以时调之也。八正之虚邪，而避之勿犯也。以身之虚而逢天之虚，两虚相感，其气至骨，入则伤五脏，工候救之，弗能伤也。故曰：天忌不可不知也。(《素问·八正神明论》)

这里有一个小的校勘，"以时调之也，八正之虚邪"，依《读书余录》，可以改为"以时调八正之虚邪"，这样文字更整齐，文义也更通顺。

《内经》养生思想的核心是天人相应，强调要顺天而行，不能逆天行事。"天忌"就是"人忌于天"。王冰注："人忌于天，故去天忌。犯之则病，故不可不知也。"但天是没有感情的，当然也不会搞一堆的规定和禁忌。所以这里的"天忌"，实际上指的是会让人得病的天地之变，具体来说，就是虚邪贼风出没的日子。前面讲"避虚邪之道，如避矢石然"，但是矢石如果是出没无常的，我们又如何避得掉呢？《九宫八风》的这段经文正是教我们发现虚邪贼风的出没规律的，知道了这个，我们就能预先防范，"避之有时"了。

既然讲到"避之有时"，我们就必须了解时间是怎么一回事儿。

上古先民，日出而作，日落而息，对时间的感受是极为敏感的。但是怎样去计时，却是一个大学问，表现在人类社会中的，就是对历法的认识。曾经有学生问我，《内经》里经常讲顺应四时之变，现在还流行二十四节气养生，那么这个四季更替也好，二十四节气也好，是根据什么确定的呢？是某个人规定的？还是有什么客观依据？应该说这两种成分都存在。四季的变化是客观存在的，但四季的起止时间的确定却有一定的人为因素在里面。人类所有的历法，都是通过观察天文现象，结合自身的文化和认识进行分析、总结，顺应人民生产、生活的需要而制定出来的。天文现象是制定历法的基础，所以也必定就是确实四时、节气的基础。这段经文首先要讨论的正是这个问题。

"星辰八正何候？""八正"是八个最重要的节气，即四立和二分、二至。星辰的变动，节气的确定，是依据什么呢？依据对天象的观察。通过看起来相对不变的星辰来定位，我们就可以测知日月的运行情况。由日月之运行，则可以确定"八正"的时间。知道了"八正"的准确时间，就能了解四时寒暑、六气更迭的变化，就知道什么时候应当多风，什么时间应该转暖，也就可以推知与八风相对应的虚邪会在何时出现。比如秋分应该来西风，但是来了东风，这就是秋分的虚邪。我们根据这个，就可以对各种不同的虚邪预为防范，这就是"以时调八正之虚邪"。

如果不能及时防范虚邪，为其所中，两虚相得，则往往病深且重，所以说"其气至骨"。这是强调病情深重，并不是说虚邪只能伤骨。

"工候救之，弗能伤也"，关键是把"工候"两个字搞清楚。"工"是医生，"候"是诊察。好的医生可以及时诊察虚邪所犯之疾，及时救治，那么就不至达到病深入骨的地步，所以说"弗能伤也"。

2. 顺四时以养生

春三月，此谓发陈，天地俱生，万物以荣，夜卧早起，广步于庭，被发缓形，以使志生，生而勿杀，予而勿夺，赏而勿罚，此春气之应，养生之道也。逆之则伤肝，夏为寒变，奉长者少。

夏三月，此谓蕃秀，天地气交，万物华实。夜卧早起，无厌于日，使志无怒，使华英成秀，使气得泄，若所爱在外，此夏气之应，养长之道也。逆之则伤心，秋为痎疟，奉收者少，冬至重病。

秋三月，此谓容平，天气以急，地气以明。早卧早起，与鸡俱兴，使志安宁，以缓秋刑，收敛神气，使秋气平，无外其志，使肺气清，此秋气之应，养收之道也。逆之则伤肺，冬为飧泄，奉藏者少。

冬三月，此谓闭藏，水冰地坼，无扰乎阳。早卧晚起，必待日光，使志若伏若匿，若有私意，若已有得，去寒就温，无泄皮肤，使气亟夺，此冬气之应，养藏之道也。逆之则伤肾，春为痿厥，奉生者少。（《素问·四气调神大论》）

这一段是《内经》专门论述四时养生的重要经文，因此在各种场合都被广泛引用。这段话文字的难度不大，行文比较有规律，所以也比较好懂。它是按春、夏、秋、冬的次序论述四时养生之法。每一季都是先讲这个季节的持续时间，气化特点，天地之间的表现；然后讲人如何与之相应，包括作息规律，起居原则；最后举例说明违反四季养生的后果。

首先是春天。在春季的三个月里，天地气化的外在特征是"发陈"。王冰注曰："春阳上升，气潜发散，生育庶物，陈其姿容，故曰发陈也。"可见发乃生发，陈是布陈之意。天地万物都充满生气，欣欣向荣。人也应该顺应这种气化特点，宜升发舒散，而不宜抑郁。所以要夜卧早起，然后穿着宽松的衣服，披散着头皮，保持一种很放松、舒缓的状态，在庭院里慢慢地散散步。这样就能帮助志意生发。总的来说，这些行为的目的都是要与天地生发之气相应；具体来说，就是"生而勿杀，予而勿夺，赏而勿罚"，这十二个字也可视为春季养生的基本原则。

接下来的每一季，也都有类似的原则。比如夏季的"使华英成秀，使气得泄，若所爱在外"；秋季的"收敛神气，使秋气平，无外其志，使肺气清"；以及冬季的"若已有得，去寒就温，无泄皮肤，使气亟夺"。

对这十二字应当如何理解呢？宜助气机生长、升发，而不宜伐伤；宜给予、补养正气，而不宜损伤正气；宜帮助、鼓舞正气生发，而不是抑制之。生、予、赏都是要调节神气以顺应春天阳气的生发特性，而杀、罚、夺则是正好相反。《素问经注节解》说："顺承天时，以养生生之气。"这个"生生之气"就是春季养生的关键。如果伐伤了生生之气，就会伤肝气。春不能生，夏就不能长，阳气生发不足，故为寒变。"寒变"是一个病名，泛指所有因寒邪伤人而导致的病变。

夏三月，天地阳气极盛，所以气化特征就是"蕃秀"。"蕃"，茂盛之意；"秀"，华美之意。夏天气机升散到极点，天地阴阳之气的交通也到达一个极点，所以万物化生而繁盛。"万物华实"中，"华"是开花，"实"是结果。但所谓"春华秋实"，夏季花开最盛，并开始成实结果，但既非花之初开，亦非果实成熟，正是花实相间、累累而华的时候。

当此之时，人应当如何顺应这个华实在外的气机特点呢？要晚卧早起，不要嫌白天的时间太长，不要老是发怒，要让人的神气像草木一样充盛于外，让阳气都能疏泄于外，腠理疏通，气机通畅，神气外发而不潜藏。这样就能顺应天地阳气浮散的特点，使阳气生长壮大，充分表现它的功能。所以如果要锻炼身体，户外出游，或者减肥降脂，最合适的季节就是夏天了。

不仅白天时间长，而且可以尽情地活动肢体，痛快地出汗，有助于阳气的生长壮大。相反，如果在这个季节仍然坐在寒冷的室内，也不出去运动，腠理闭塞而不通，就容易得病。得的病，要不就是阳气在外而久受其寒，结果中阳受伤；要不就是时气内蕴而腠理不开，热气不泄，闭塞于内，而成热毒之证。当然也可能形成寒热往来的疟疾，这个我们在《阴阳应象大论》中已经充分论述过了。

夏日之气，与心相应，所以逆"夏长"之道，则伤心。如果夏天阳气没有得到充分生长，到了秋天，就没有收敛和下降的余地，则"奉收者少"。"冬至重病"四个字，其他三段都没有类似文字，于文义也不通，《素问识》认为是衍文，应该删掉。

秋天的特点是"容平"。"容"是受盛，"平"是平定。"容平"是平淡之意。"天气以急，地气以明"是说秋天风气劲急而万物萧条。这是天地之气由极盛而转为收敛的表现，所以人亦应之，要早卧早起。"与鸡俱兴"，是说作息时间和鸡保持同步，就是早休息，早起床。秋天气机肃杀，所以要调神气以安志意，得秋之容平，而避其肃杀。"无外其志"是收敛神气的意思，《黄帝内经素问集注》曰："皆所以顺秋收之气，而使肺金清净也。"

如果秋季没能顺应收敛之气，那么到了冬天就无以收藏精气，导致脾肾阳气不足，而发为飧泄。

冬季的特点是"闭藏"，阳气闭拒，精气收藏。天地气机收藏，就表现为天气寒冷，水结冰了，地也冻结了。这个时候，我们就要顺其收藏之性，躲避寒凉之气。具体来说，要早点睡，晚点起，一定要等到太阳升起来才起身，以免寒伤阳气。

与夏季"若所爱在外"相反，冬季就得"自私"点儿，把神气藏起来以应闭藏之气。"无泄皮肤，使气亟夺"就是不要出汗，以免疏松腠理，致阳气外泄。所有这些行为，其实都是在顺应冬季的闭藏特点。只有冬天能收藏，春天才有精气以供生发。所以说"逆之伤肾，春为痿厥，奉生者少"。

这就是四时养生的基本原则。这里关于违反四季养生原则而得病的例证，与《阴阳应象大论》有所不同。这个不同，恰好说明这只是举例，并非一定如此。

3. 逆四时则生病

逆春气，则少阳不生，肝气内变。逆夏气，则太阳不长，心气内洞。逆秋气，则太阴不收，肺气焦满。逆冬气，则少阴不藏，肾气独沉。

夫四时阴阳者，万物之根本也，所以圣人春夏养阳，秋冬养阴，以从其根，故与万物沉浮于生长之门。逆其根，则伐其本，坏其真矣。故阴阳四时者，万物之终始也，死生之本也，逆之灾害生，从之则苛疾不起，是谓得道。道者，圣人行之，愚者佩之。从阴阳则生，逆之则死，从之则治，逆之则乱，反顺为逆，是谓内格。(《素问·四气调神大论》)

这段文字呢，还是在讲顺应四时阴阳以养生的道理。不过是从正反两方面来说的。先是讲不顺应四时阴阳有什么后果，然后再着重强调顺四时以养生的重要性。

还是先看需要校勘的地方。"逆秋气，则太阴不收……"，按《素问识》的意见，"太阴"可以校改成"少阴"。同理，"逆冬气，则少阴不藏……"，其"少阴"亦应该改成"太阴"。其实"少阴"也好，"太阴"也好，所指的五脏是比较明确的，逆秋气会引起肺气不收，逆冬气会引起肾气不藏。问题在于，为什么肺是少阴，肾是太阴呢？这就得结合前面春、夏二季的经文来看了。"逆春气，则少阳不生""逆夏气，则太阳不长"，以少阳指肝，太阳指心，显然不是我们熟悉的经脉代指，因为我们熟知肝是足厥阴，心是手少阴那么，这个阴阳三分以指五脏是从哪里来的呢？这是根据五脏位置与四时相应而分的阴阳，在《内经》中很多地方都有记载。比如《素问·六节脏象论》记载："心者……为阳中之太阳，……肺者……为阳中之太阴，……肾者……为阴中之少阴，……肝者……为阳中之少阳，……"读了这段经文，我们就很容易理解这个校勘的理由了。

这段文字整体都比较好懂，历代医家争论比较多的其实就是一句话："春夏养阳，秋冬养阴。"是不是很眼熟？现在只要是与养生有关的场合，几乎都可以看到用各种字体写出来的这句话，端端正正地挂在墙上。其实呢，它真实的意思可能没有太多人搞得清楚。

从前后文来看，这句话的前半句是强调顺应四时阴阳的重要性，"夫四时阴阳者，万物之根本也"，所以"春夏养阳，秋冬养阴"的含义也就很明显，春夏为阳，人就应该顺应天地之规律以养阳；秋冬为阴，人就应该顺应天地之规律以养阴。但由于对"养"字的理解不同，所以历代医家对这句话的认识差别比较大。

首先是对"养"字的理解，我们首先肯定想到的是补养、调养。不错，这也是一些古代医家的观点，比如张志聪就是这么认为的。但是这种观点其实并不是主流。王冰认为这个"养"就是"制"的意思，"春夏养阳"，就是春宜食凉，夏宜食寒，以制其阳；"秋冬养阴"，就是秋宜食温，冬宜食热，以制其阴。这个解释其实更合常理。我们当然是在春夏吃冷东西多一点，秋冬吃热东西多一点。但是把这个常识现象同"春夏养阳，秋冬养阴"联系在一起，就不是所有人都能接受了。

杨上善的《黄帝内经太素》认为这个"养"是顺其性以养之，"圣人与万物俱浮，即春夏养阳也；与万物俱沉，即秋冬养阴也"。这个观点被很多人接受，像马莳、高士宗、张介宾都同意这个观点。马莳的《黄帝内经素问注证发微》说得更直白一些："圣人于春夏而有养生、养长之道者，养阳气也；秋冬而有养收、养藏之道者，养阴气也。"应该说这个观点已经逐渐成为主流观点了。当然，张介宾的观点与其他几位略有不同。他虽然也同意春夏要顺应阳气的特点以养阳，秋冬要顺应秋冬的特点以养阴，但是同时还强调春夏养阳之目的是使秋冬之阴有生化之源；秋冬养阴之目的是让春夏之阳有化生之根。他更强调阴阳互生在这里的重要性。

那么具体怎样去养呢？既然是顺其性以养之，那么春夏就要顺应阳气升、散的特点，食用有发散作用的食物，从事舒展、升发阳气的运动。同时呢，就要注意避免损伤阳气的行为，比为春天当风而立，夏天贪凉饮冷。这些行为在春夏损伤了人体的阳气，到了秋冬，就没有阳气可资敛降、收藏了。

秋冬为阴，就要顺应阴气的敛、藏的特性，食用有肃降、潜藏作用的食物，从事内敛、收藏阴精的活动。同时还要避免损伤阴精的行为，比如纵欲、熬夜，嗜食辛辣炙煿等等。这些行为在秋冬损伤了人体的阴精，到了春夏，就没有阴精可以供阳气升发，也不能制约体内的阳热之气，因而发病。

上面讲的这些是总纲，具体的应用就太多了。比如大家非常熟悉的冬病夏治，不就是顺应春夏之阳以养人身阳气的典型例证吗？而冬令膏方则是顺应秋冬敛藏之气以养人身阴精的典型案例。

（四）圣人不治已病治未病

是故圣人不治已病治未病，不治已乱治未乱，此之谓也。夫病已成而后药之，乱已成而后治之，譬犹渴而穿井，斗而铸锥，不亦晚乎？（《素问·四气调神大论》）

这段文字是承接上面一段经文来的。在从正、反两个方面论述了顺应四时阴阳以养生的重要性之后，给出了这段话，作为总结。所以这里的"不治已病治未病，不治已乱治未乱"是针对顺应四时阴阳变化来说的。

明白了这一点，就很容易理解"治未病"的原义。这里的"治"，其实是治理、管理的意思。会养生的人，在没有得病的时候，就知道顺应天地变化，以治理、管理一身阴阳气机，这样就不会得病。如果平时不晓得顺天时以管理自身，那么就容易得病。得了病，再来用药治疗，那就晚了。这就好比治国，功夫在平时，平时治理好了，就不会有动乱。如果已经有动乱了，才想到去治理国家，那怎么来得及呢？

这是"治未病"的本义，但是后世就逐渐把这个概念给扩大化了，把在疾病过程中所有提前采取的干预措施都称为"治未病"，而"治"的含义也就由"治理"变成了"治疗"。这就是我们现在耳熟能详的"未病先防，已病防变，瘥后防复"。这个实际上是对"治未病"思想的发展，但是也带来了一些困扰。比如很多人，尤其是不懂中医的人，就会疑惑，没有病，为什么要治疗呢？这个治疗的对象和目的是什么呢？好像多少有点没事找事的感觉。其实这就是对"治"字理解错误引起的必然后果。我们告诉他，"治"是"治理"的意思。没有得病的时候，我们也要学会管理自己的阴阳气血，维护我们的"一身正气"，比如作息规律，饮食有节，心情舒畅，适度运动等。这样他们就很容易明白了。

这段话最重要的是告诉了我们"治未病"的思想，并且暗藏了一句潜台词，"治未病"的核心就是顺应天地阴阳的变化。明白了这个，具体如何去做就简单了。现在流行的方法也非常多，我们可以在这个基本原则下，根据实际情况来选用。

（五）七损八益

帝曰：调此二者奈何？岐伯曰：能知七损八益，则二者可调，不知用此，则早衰之节也。（《素问·阴阳应象大论》）

对于这里"七损八益"的含义，一直以来就有各种不同的解释，但始终没有得出一致的结论。1973年底，长沙马王堆三号汉墓出土了大批帛书及部分竹木简，其中就包含了大量医书，在经过马王堆汉墓帛书整理小组整理之后，确定为10种11部。这些医书中包括了著名的《足臂十一脉灸经》《五十二病方》，当然，还有大名鼎鼎的《天下至道谈》。《天下至道谈》明确记述了"七损八益"的内容，其文曰："气有八益，有（又）有七孙（损），不能用八益去七孙（损），则行年四十而阴气自半也，五十而起居衰，六十而耳目不葱（聪）明，七十下枯上涚（脱），阴气不用，溧泣留（流）出。令之复壮有道，去七孙（损）以振其病，用八益以贰其气，是故老者复壮，壮者不衰……八益：一曰治气，二曰致沫，三曰智（知）时，四曰畜气，五曰和沫，六曰窃（积）气，七曰寺（待）赢，八曰定顷（倾）。七孙（损）：一曰闭，二曰泄，三曰渴（竭），四曰勿，五曰烦，六曰绝，七曰费。"丹波康赖《医心方》所引《玉房秘诀》之文与该文近似。可见"七损八益"指古代房中之术，即八种有益于人体的行为和七种有损于人体的行为。因为《天下至道谈》成书当在《内经》之前，而且其理论与《内经》基本一致，故而，自此以后，学界皆以房中术为"七损八益"正解。

那么，争论千年的"七损八益"果然只是房中之术吗？其实亦不尽然。

首先，看看《天下至道谈》中"七损八益"到底是什么意思吧。八益包括八种有益人体的性行为方式：

一曰治气，清晨起床打坐，伸直脊背，放松臀部，收敛肛门，导气下行至阴部。

二曰致沫，呼吸新鲜空气，吞服舌下津液，蹲马步状，伸直脊背，收敛肛门，通其精气，促使阴液不断产生。

三曰知时，是指性交前，男女应相互爱抚嬉戏，使情绪轻松，精神愉快，待到双方都产生了强烈的性欲时再性交。

四曰蓄气，性交时放松脊背，收敛肛门，导气下行。

五曰和沫，性交时不要急迫粗暴。

六曰积气，卧床性交时，不要贪欢恋欲。

七曰待赢，当性交快要结束时，纳气运行于脊背，停止性交动作。

八曰定倾，当性交结束时，应将余精射尽，清洗阴部。

七损则是指七种不适当的性行为方式：

一曰闭，是指性交时阴茎或阴户疼痛，精道不通，甚至无精可泄。

二曰泄，是指性交时大汗淋漓不止。

三曰竭，是指性生活无节制，而致精气耗竭。

四曰勿，是指性交时阳痿不举。

五曰烦，是指性交时气息喘促，心慌意乱。

六曰绝，是当女方毫无性欲时，男方强行性交，则有害于女性的身心健康。

七曰费，是指性交时过于急速图快，浪费精力。

不难看到，这七损八益所指非常具体，只与房事相关，而在《素问·阴阳应象大论》中，上下文所讨论的并不是房室之事。所以，按《天下至道谈》的意思来解释，确实只是"七损八益"的理解方式之一，而应该不是《素问》所指之意。那么，其他注家还有什么其他看法呢？

一是杨上善的"阴阳为纲论"，认为"阳胜八益为实，阴胜七损为虚"，八益是指"阳胜"之身热、腠理闭、喘粗、俯仰、汗不出而热、齿干、烦冤、腹满死等八个症状，七损是指"阴胜"之身寒、汗出、身常清、数栗、寒、厥、腹满死等七个症状。杨氏之说以阴阳为纲，将疾病症状进行了分类，强调阴阳是分析、认识疾病的关键，当然不错，也很符合上下文的含义。但是总归有强凑七、八两个数的嫌疑。感兴趣的话，可以自己再数一下。

二是王冰的"精血损益论"，认为"然阴七可损，则海满而血自下；阳八宜益，交会而泄精。由此则七损八益，理可知矣"。意思是说，女子以七用事，经血按月而泄为损；男子以八用事，肾精宜谨藏为益。对这个观点，张介宾表示不服，他提出了第三种观点。

三是张介宾的"阴阳术数论"，认为"七为少阳之数，八为少阴之数。七损者言阳消之渐，八益者言阴长之由也。夫阴阳者，生杀之本始也，生从乎阳，阳不宜消也；死从乎阴，阴不宜长也"。意思是说，按术数来说，七、八分别为少阳、少阴之数。阴进阳退，七为阳，故当退而损之；八为阴，故当进而益之。这主要是强调养生必须遵从阴阳之道。

这些观点应该说都有自己的道理，也更符合《阴阳应象大论》里的总体文义。所以，不能因为有了《天下至道谈》，就只把"七损八益"理解为房中术。

（六）人之天年

年四十，而阴气自半也，起居衰矣。年五十，体重，耳目不聪明矣。年六十，阴痿，气大衰，九窍不利，下虚上实，涕泣俱出矣。故曰：知之则强，不知则老，故同出而名异耳。智者察同，愚者察异，愚者不足，智者有余。有余则耳目聪明，身体轻强，老者复壮，壮者益治。是以圣人为无为之事，乐恬愉之能，从欲快志于虚无之守，故寿命无穷，与天地终，此圣人之治身也。（《素问·阴阳应象大论》）

这段文字主要是讲了人体衰老的大致过程。《内经》中讲人体生、长、壮、老、已的过程，主要有三处。第一处，是《素问·上古天真论》中讲"七七、八八"的生长规律那一段；第二处，是《灵枢·天年》以十年为期讲述人从出生到百岁的生理变化特点；第三处，就是这里了，从四十岁人体开始衰老讲起，到六十岁已经明显衰老为止，主要是讲人体衰老的过程。我们知道养生的目的就是却老而全形，延缓衰老是养生的最重要目的之一。所以这段经文对于养生来说，就非常重要。

为什么要从四十岁开始讲起？因为衰老就是从四十岁开始的，"年四十，而阴气自半也，起成衰矣"。四十岁，不是正当壮年吗？怎么就衰老了呢？不错，四十岁正是一生之中脏腑之气最旺盛的时候，但盛极必衰，所以同时也是衰老的开始。《灵枢·天年》说"四十岁，五脏六腑十二经脉，皆大盛以平定"，但是同时又说"腠理始疏，荣华颓落，发颇斑白"。气色开始差起来了，头发也开始白了，这不就是开始衰老的外在表现吗？

这些衰老的外在表现，反映了脏腑之气已经开始衰老的事实。"阴气自半"，这个"阴气"是指五脏之气。五脏在内为阴，主藏精气而不泻。现在五脏精气已经衰减了一半，人当然要开始衰老了。

"阴气自半"的另一种解释是，将"阴气"理解为肾气。《类经》注曰："阴，真阴也。四十之后，精气日衰，阴减其半矣。"因为肾藏精，主生长、发育、生殖，《上古天真论》也以肾中精气的充盛与否作为生长、衰老的重要依据，所以这种理解也是合理的。但是不能将"阴气"由"真阴"泛化为阴津、阴液，认为人年四十之后就有阴虚，那就去原义甚远了。

"阴气自半"的后果是什么？除了《天年》提到的"腠理始疏，荣华颓落，发颇斑白"之外，起居也不是那么精神了，日常生活和工作的精力也不是那么充沛了，这就是"起居衰矣"的表现。

衰老进一步进展，到五十岁，就会出现"体重，耳目不聪明"。《黄帝内经太素》注曰："人年五十，脾气衰，故体重；肝气衰，故目不明；肾气衰，故听不聪也。"这是承接四十岁的阴气自半而来的。五脏精气渐衰，逐渐表现出各自的特点，虽然文中只举了脾、肝、肾为例，我们也可以推知，心、肺精气必然也是衰减不足的，也可能有相应的症状。比如心中精血不足，就容易心烦而健忘，是不是有点像现在的更年期综合征？或者表现为妇人脏燥。肺中阳气不足，就容易受邪为病，出现鼻塞、咳喘等病症。但毕竟精气尚未大虚，这些"体重""耳目不聪明"，健忘，易病的表现还不是特别明显。

随时年龄的增大，五脏精气渐减，则不足之症就会更加明显，表现为"阴痿，气大衰，九窍不利，下虚上实，涕泣俱出"。"阴痿"，是阴事痿弱，包括性欲、勃起功能、射精功能和生育功能的全方位减退，类似于现在的阳痿之病。这是肾气大虚的表现。《黄帝内经素问集注》说，六十岁这个年龄，"已逾七八之期，天癸竭，肾气大衰，而阴事痿矣"。

"气大衰"，可以理解为一身之气尽衰，也可以理解为经脉之气大衰，实际意思都差不多。气虚则不能上养九窍，所以九窍不利，不但耳目不聪明，还会出现"涕泣俱出"的症状。正常情况下，清气上养清窍，则目能视，耳能听，口能言，鼻能嗅。现在气虚而不能化，在下则精微不能化为清气，不能养上；在上则浊气不能化为清气以肃敛，于是以涕、泪、痰、涎的方式积于九窍而为病，表现为"涕泣俱出"。同时，在下则精气不足，所以说是"下虚"；在上则浊邪不化，所以说有"上实"。

这个时候，应当如何治疗？医者就不能一味地想着祛除在上之浊邪。这个浊邪是由于下虚引起的，治疗就是要益元阳，养五脏，助气化，则浊邪得散，涕泣的症状自然就好了。

到了六十岁，这种"气大衰""涕泣俱出"的样子，已经是很明显的衰老了，所以书里就不再继续往下讲了，总之，人是一天天地老下去。原文转而将重点放在如何预防衰老上。第一种方法当然就是这段经文前面紧挨着的"七损八益"了。能遵守七损八益的道理，就不容易衰老；如果不能遵守，那可能就是要加快衰老的节奏了。所以说"知之则强，不知则老"。这里的"知之"与"不知"，都是针对"七损八益"而言的。

"智者察同，愚者察异"，是说会养生的人，在大家一样年轻体壮、都还没有差别、都没有衰老的时候，就开始考虑延缓衰老的问题了；而不会养生的人，却要等到大家都已经不再年轻，有人衰老，有人却老而不衰的时候，才幡然醒悟，想起来要养生，要想办法延缓衰老。这个时候，不就晚了吗？当然了，只要想清楚了道理，任何时候开始养生都不算最晚。

除了七损八益，在这里又提出一条"新"的养生原则。其实也不新，因为我们在《上古天真论》里就读到过类似的话："为无为之事，乐恬愉之能。"虽然文字表达略有不同，但含义是完全一样的。能做到这一点，也可以达到延年益寿的目的。

（七）五味所伤

阴之所生，本在五味，阴之五宫，伤在五味。是故味过于酸，肝气以津，脾气乃绝。味过于咸，大骨气劳，短肌，心气抑。味过于甘，心气喘满，色黑，肾气不衡。味过于苦，脾气不濡，胃气乃厚。味过于辛，筋脉沮驰，精神乃央。是故谨和五味，骨正筋柔，气血以流，腠理以密，如是则骨气以精。谨道如法，长有天命。（《素问·生气通天论》）

这段文字主要是在讲五味对人的作用，既包括好的作用，也包括不好的作用。中间有两个小的校勘，我们讲到那个地方的时候再说。

"阴之所生，本在五味。""五味"当然就是代指水谷了。这个"阴"是泛指五脏六腑、四肢百骸、气血津液，人体所有有形的部分，所以我们也可以把它理解为整个人体。人体的任何一个部分，当然都是由水谷五味化生而来的，所以说"阴之所生，本在五味"。

"宫"，意指居处之地。"阴之五宫"，这个"阴"是承接上句之意，所有这些有形之阴，精华所在，无非是人身之精气。五脏藏精气而不泻，人身的精气都藏于五脏，所以"阴之五宫"其实就是指五脏。水谷化生精气，藏于五脏以养之，但是五味太过，则气化太过，反伤五脏，这就是"阴之五宫，伤于五味"的意思。那么具体来说，五味是怎样伤及五脏的呢？接下来就分别讲了五味伤五脏的规律。按《内经》的一贯行文特点，还是用举例的方法。

我们先来看一下这里论述五味伤五脏的顺序，它是按酸木、咸水、苦火、甘土、辛金的顺序来的。为什么是这个排列顺序，历代注家似乎都没有给出一个说法。但是看一下内容，似乎这么排列又有些道理。

首先是酸木之味，"味过于酸，肝气以津，脾气乃绝"。以，就是"乃"的意思。"津"，此处有太过之意。酸入肝，味过于酸，则肝气太过。肝木之气有余，则克己所胜之脾土，所以"脾气乃绝"。当然，这里的"绝"，不能理解为竭绝，而是衰减的意思。酸味伤五脏的特点，为我们揭示了五味伤人的最常见规律：伤所胜之脏。

再来看咸水所伤，"味过于咸，大骨气劳，短肌，心气抑"。咸水入肾，味过于咸，气化太过，反伤肾气，肾主骨，所以"大骨气劳"。脾土胜肾水，肾水太过，反侮脾土，脾合于肌肉，于是"短肌"。"短肌"就是肌肉短缩的意思。肾水克心火，肾水太过，则心火易伤，所以"心气抑"。用脏腑病机来解释，还会出现水气凌心一类的病证。咸水伤五脏的特点，为我们揭示了五味伤人的大规律：一味太过，则伤五脏。这里唯一没伤的就是肾水所生之肝木。那我们想一想，肾水太过，能不能伤肝木呢？当然可以，肾水生肝木，肾水太过，则肝木无制，肝阳易亢。临床上有没有可以印证的病证？久食咸而肝气旺的例子应该还是比较好找的吧。

所以酸、咸二味放在最前面，分别是举例说明了五味伤人的最常见现象和基本规律。后面三味，只是要验证这二味所揭示的规律而已。

比如"味过于甘，心气喘满，色黑，肾气不衡"。这里有个校勘："味过于甘"，据《黄帝内经太素》可以改为"味过于苦"。那么下文的"味过于苦"，就相应地改成"味过于甘"。

苦为心火之味，味过于苦，则心气太过，先伤本脏，故见"心气喘满"。这个"满"通"懑"，是烦闷的意思。不仅如此，太过之心气还能反侮肾水。黑为水色，所以可见"色黑，肾气不衡"。"衡"就是平衡的意思，"肾气不衡"就是肾气不平而病。过食苦而伤肾，出现肾病而色黑，这个黑色应该在哪些部位最明显呢？心气太过而伤肾，所以应当是肾色见于肾位，甚至心色见于肾位。那么这个黑色就应该见于颧、颔角、下颌、腰骶和肾经所过之处。

"味过于甘，脾气不濡，胃气乃厚。"甘为脾土之味，太过则反伤本脏，所以"脾气不濡"。脾胃互为表里，以膜相连，所以还可以见到"胃气乃厚"。《素问经注节解》说："脾不濡则肠脏干燥，胃气厚则消谷善饥也。""濡"即湿润之意，"脾气不濡"是说脾不能为胃行其津液以养五脏，尤其津液不能下行大肠而出现大肠燥结。这个不就是脾约证吗？"厚"，是厚实不通之意，这里是指胀满、厌食等症状。甘味伤人，又出现了一个新的规律，那就是伤与其相表里之腑。

"味过于辛，筋脉沮弛，精神乃央。"辛为肺金之味，味过于辛，则肺金之气太过，伤其所胜之肝木之气，反侮所不胜之心火之气。肝合筋，心合脉，所以"筋脉沮弛"。"沮"，音举。《类经》注曰："沮，坏也。弛，纵也。央，'殃'同。辛入肺，过于辛则肺气乘肝，肝主筋，故筋脉沮弛。辛散气则精神耗伤，故曰'乃央'。"实际上，精神为心所主，味过于辛既然能伤心，那么精神耗伤也在意料之中。

通过以上的举例和分析，我们就明白了五味伤人的几个规律：五味太过，先伤本脏，亦可伤其余四脏和与其相表里的腑。五味太过，伤其余四脏，以相克关系最常见，尤其是伤所胜之脏，最是典型。而原文中的例子，当然也不是信手而为，这些五味伤人的例子，都是临床最为常见的现象。所以我们在不明白规律的情况下，哪怕只是硬记下这些例子，也颇堪一用了。

这段经文给出了一个五味养生的基本原则："谨和五味，骨正筋柔，气血以流，凑理以密，如是则骨气以精。谨道如法，长有天命。"这里也有两个地方要解释一下。一是这里的"凑"，通"腠"。二是"骨气以精"的"骨"，有人认为当为"谷"，因为同音，所以不小心写错了。这种说法是有道理的，因为这段经文一直就是在讲五谷之味嘛。

既然五味能养人，也能伤人，所以我们在饮食之时，就必须调和五味，不能让五味有太过、不及。这样，五脏之气得养而不太过，筋骨、气血都能正常化生，循行如常。五谷精微也可以正常地充养五脏。"谨道如法"的"道"作"行"解，就是施行的意思。严格地按五味均衡与调和这个基本原则来，就自然可以养生，而得尽其天年。这就是五味养生的意义所在。